AF475598

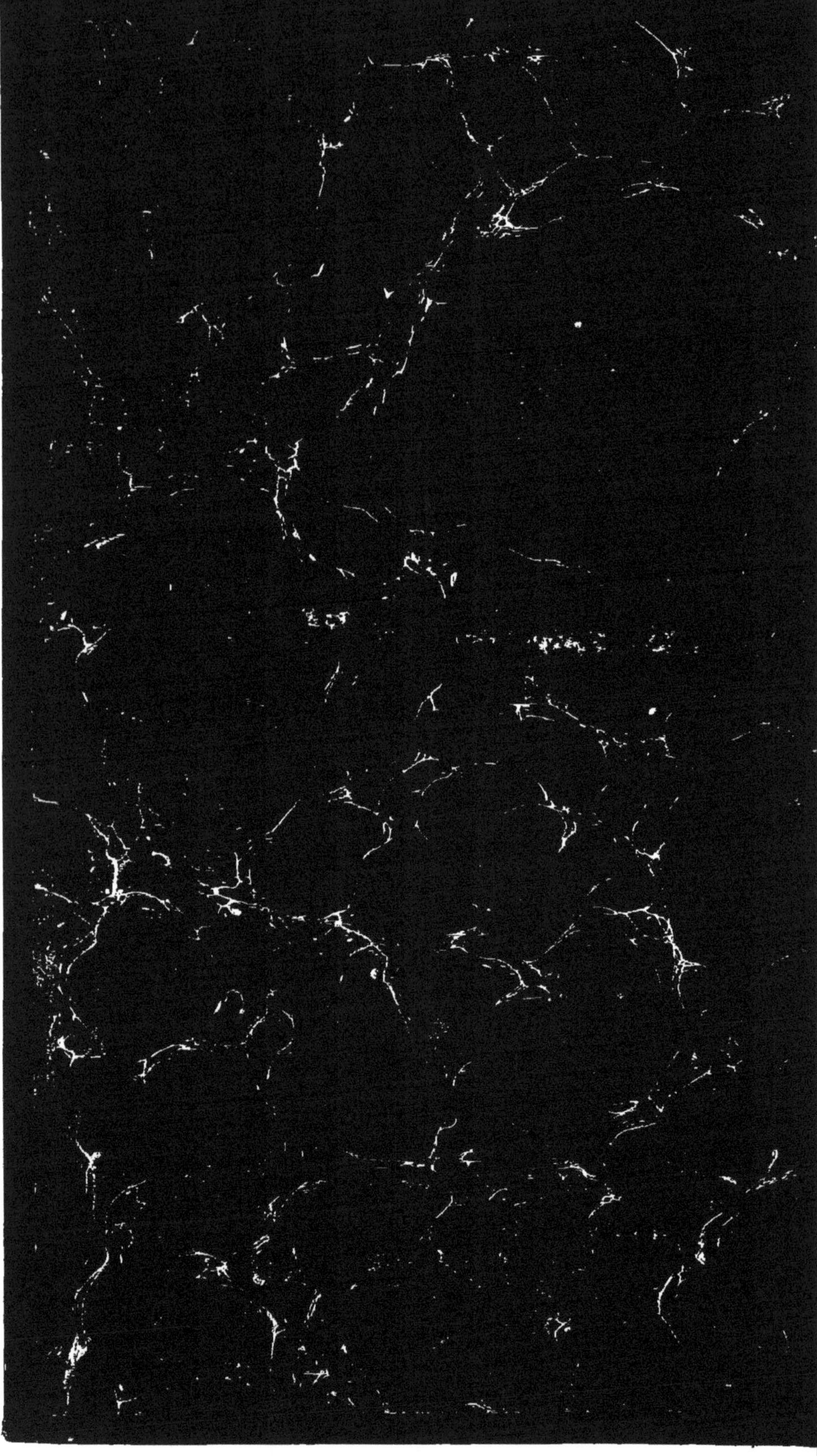

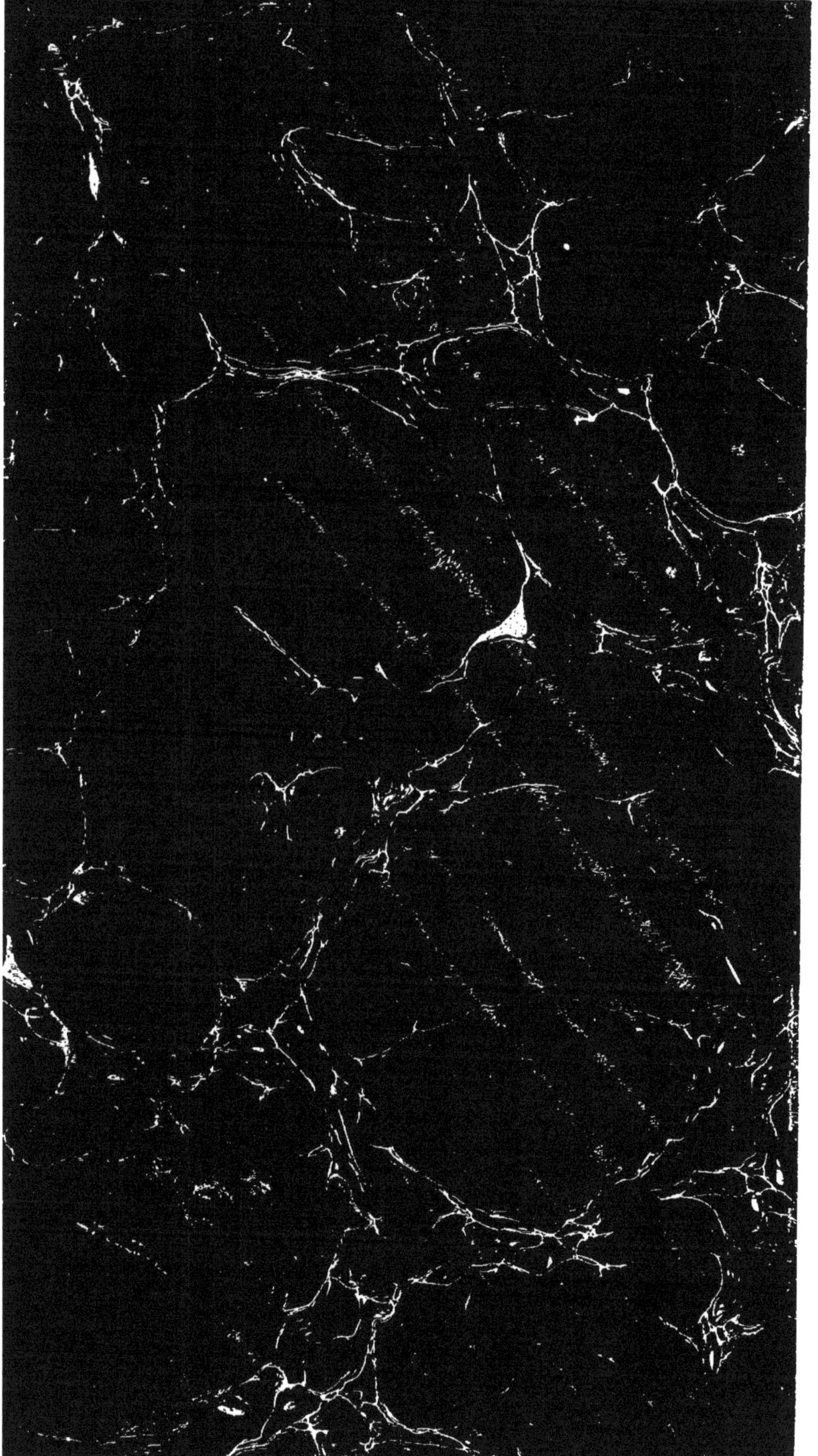

PRÉCIS

Historico-Physique

D'HYGIÈNE NAVALE.

DE L'IMPRIMERIE DE PILLET AINÉ
rue des Grands-Augustins, n 7.

PRÉCIS

Historico-Physique

D'HYGIÈNE NAVALE,

SUIVI D'UN

RECUEIL ANALYTIQUE

des meilleurs écrits

PUBLIÉS SUR LES QUATRE MALADIES LES PLUS REDOUTABLES AUX NAVIGATEURS EUROPÉENS EN AMÉRIQUE ET AUX INDES,

LE SCORBUT, LE TÉTANOS,
LE CHOLÉRA-MORBUS ET LA FIÈVRE JAUNE.

PAR M. DA-OLMI,

PROFESSEUR DE PHYSIQUE, MEMBRE DE PLUSIEURS SOCIÉTÉS SAVANTES.

Nunquam autem invenietur si contenti fuerimus inventis.

SÉNÈQUE.

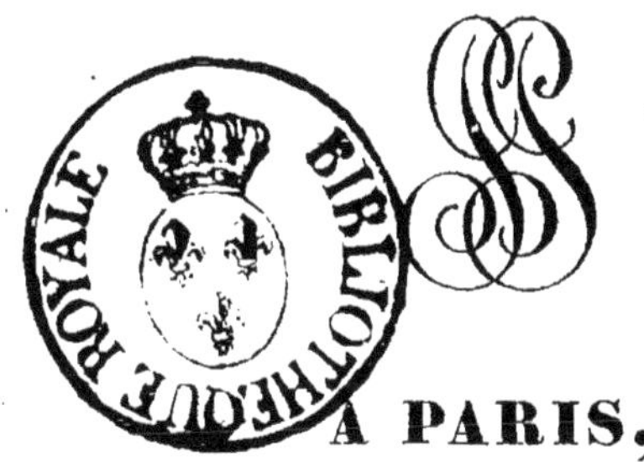

A PARIS,

CHEZ PILLET AINÉ, IMPRIMEUR-LIBRAIRE,

ÉDITEUR DU VOYAGE AUTOUR DU MONDE,

De la collection des Mœurs françaises, anglaises, italiennes, etc.,

RUE DES GRANDS-AUGUSTINS, N° 7.

1828.

AVIS DE L'ÉDITEUR.

L'AUTEUR de cet ouvrage commence par donner un Précis historique de tout ce qui a été fait jusqu'à nos jours dans l'hygiène navale, relativement aux principaux agens qui peuvent porter atteinte à la santé des gens de mer, tels que l'air, les alimens, la boisson et l'habillement; car, nul doute que ces quatre indispensables besoins de la vie ne deviennent, dans certains cas, autant de sources de maladies, et ne soient, par conséquent, les objets qui embrassent la partie la plus essentielle de la prophylactique navale. Aussi, a-t-il rendu un éminent service à toutes les nations maritimes en indiquant, par le moyen d'un Précis historique, ce qui reste encore à faire dans l'hygiène navale, concernant les causes les plus directes des affections morbides qui règnent chez les marins.

Des observations savantes et remarquables sur différens sujets de chimie, de physique et d'histoire naturelle, enrichissent en plusieurs endroits ce Précis, et en font un livre dont la lecture est agréable et instructive en même tems.

Au travail intéressant que l'on vient d'annoncer, le même auteur a joint un recueil de connaissances importantes touchant les maladies ordinairement funestes aux navigateurs européens dans les climats torrides, raison pour laquelle l'ouvrage qu'il publie comprend, dans un seul volume, et ce qui a rapport à l'histoire abrégée de l'hygiène navale, et un nombre de Mémoires choisis où l'on trouve le détail des méthodes pratiques reconnues pour efficaces dans le traitement du Scorbut, du Tétanos, du Choléra-Morbus et de la Fièvre jaune.

Tous les Mémoires rapportés sont suivis d'analyses qui leur servent de commentaires, et qui, en réunissant les trois grandes divisions de la médecine curative, la *diagnostique*, la *thérapeutique* et la *prophylactique*, offrent des tableaux bien ordonnés, dans lesquels on saisit, d'un seul coup d'œil, l'ensemble de la partie médicale correspondant à chacune des quatre redoutables maladies dont il est question.

Ainsi, cet ouvrage ayant pour but le perfectionnement de l'état sanitaire à bord des vaisseaux, et l'indication des vrais secours de la médecine contre les quatre maladies les plus à craindre sur terre et sur mer, ne peut qu'être nécessaire aux gens de l'art, précieux aux marins, et, en général, utile à la science et à l'humanité.

PRÉCIS

HISTORICO-PHYSIQUE

D'HYGIÈNE NAVALE.

DE L'ÉTAT MORAL

DE L'HOMME DE MER A BORD DES VAISSEAUX.

L'AGE où les hommes sont le plus fréquemment et le plus utilement employés sur les navires, est depuis douze ans jusqu'à cinquante ; rarement trouve-t-on quelque exception à cette règle générale.

Dans le premier cas, il est aisé de concevoir qu'indépendamment de la frayeur inspirée par l'aspect de la mer à ceux qui la voient ou qui naviguent pour la première fois, tous les objets qui entourent le jeune marin, à bord d'un bâtiment, doivent frapper son imagination, et le plonger, pour ainsi dire, dans la stupeur. A cette temporaire et léthargique inaction de l'ame succèdent bientôt la crainte et le désir inquiet de mettre à l'abri du péril son existence. De là l'origine de cette maladie variable, et souvent funeste, connue sous le nom de *nostalgie*. Dans le second cas, c'est-à-dire lorsque l'homme, à l'âge mûr, est appelé au service de la marine militaire, une froide raison appréhende alors, avec plus d'intensité, les dangers, les besoins et les maux auxquels la vie est exposée; appréhension qui trouble sans cesse la tranquillité du marin, et livre son esprit à la tristesse et au découragement. L'influence de ces deux affections sur l'organisme sensible affaiblit les forces vitales, dérange l'exécution des fonctions, altère la santé et occasione diverses maladies, et particulièrement le scorbut, ce qu'on doit attribuer à l'atonie que l'abattement de l'esprit détermine dans le système vasculaire, et à l'état sédatif qu'il imprime sur les organes digestifs et sécréteurs. Plusieurs faits viennent à l'appui de ces assertions. Cook se sépare de *l'Aventure*, sa conserve, au milieu des frimas et des glaces de la mer du Sud; aussitôt il remarque que les hommes de son équipage deviennent tristes et inquiets : bientôt après se déclare parmi eux, d'une manière générale, le scorbut, qu'il ne peut plausiblement rapporter qu'à la tristesse et à la crainte dont leur ame est affectée. La nécessité de conserver son équipage commande donc à ce grand capitaine de suspendre pour le moment ses recherches et de relâcher à la Nouvelle-Islande, afin que le tems pût, après avoir détruit des influences si contraires au maintien de la santé de ses compagnons, lui permettre de continuer ses voyages.

Yves, cité par Lind, rapporte qu'une longue station de l'escadre anglaise dans la Méditerranée avait fait naître le scorbut parmi les équipages. Le nombre des malades était très-considérable à bord du vaisseau *le Dragon*: ils apprennent qu'une armée ennemie approche, et qu'on doit combattre; l'amour de leur patrie, l'espérance d'y retourner après le combat, raniment leurs forces et produisent en eux un effet tel, qu'en peu de jours, tous, à l'exception de deux, se rétablissent au point de prendre part à l'action. La suite malheureuse de cette bataille, par des affections contraires, les replongea promptement dans le même état de maladie où ils étaient auparavant.

Par un instinct qui tient à la nature de

l'homme, le marin, quoique habitué à vivre sur un élément qui est devenu son partage, ne cesse pas un instant d'être préoccupé et de flotter toujours, dans ses idées, entre l'inquiétude, la crainte, le désir et l'attente. On peut même dire que ses pensées, constamment portées vers la fragilité du lieu de son séjour, dont il cherche à prévoir les dangers qui peuvent sans cesse se renouveler sur cette mer orageuse à laquelle est confiée son existence, semblent l'occuper tout entier; d'où l'on peut assurer que son esprit, toujours tendu vers le but de sa conservation, veille uniquement à tout ce qui se passe autour de lui; et, comme le dit madame de Staël, *il est tout œil, tout oreille;* car un rien attire son attention, fixe ses regards, captive momentanément ses idées, qui, toujours avides de nouveautés, cherchent continuellement des objets de distraction (1). Or, tout ce qui peut dissiper l'ennui et procurer à l'ame une douce hilarité, tout ce qui est propre à faire naître l'espérance d'un meilleur avenir, à ranimer le courage, à inspirer l'amour de la gloire et le désir de mériter, par de nobles ex-

---

(1) *Principes d'Hygiène navale.*

ploits, l'admiration et la reconnaissance de la patrie, doit être employé comme le spécifique efficace pour combattre la nuisible influence du moral sur le physique dans le grand nombre de maladies qui affligent les gens de mer.

La musique, la danse, les jeux amusans de société, et principalement la lecture de faits historiques de nature à fixer l'attention et à exciter une curiosité mêlée d'étonnement, tels sont les moyens de distraction qui, à bord des vaisseaux, mettront à même le médecin philanthrope d'atteindre le but dont il s'agit.

DE LA MUSIQUE.

« On ne peut disconvenir que la musique n'ait un caractère particulier qui varie et qui est presque toujours relatif à celui des nations; elle peut même, jusqu'à un certain point, servir à développer les dispositions morales de l'individu soumis à ses impressions. Aussi, voit-on que les philosophes qui l'avaient fait entrer dans leurs institutions modulaient ses tons suivant le but qu'ils se proposaient. Pythagore et Platon avaient adopté le caractère dorien, dont les sons doux ramenaient l'ame à un sentiment et à des affections paisibles. Lycurgue, au contraire, prescrivit une musique guerrière, le caractère phrygien, capable d'entraîner les ames vers ce courage invincible qu'il donna à ses compatriotes, et qui fut le principal but qu'il voulut atteindre en les soumettant aux lois qu'il leur dicta. Combien donc, sous ces rapports, n'a pas été étroite l'idée de celui qui n'admet à bord des vaisseaux que l'usage d'une cornemuse, dont les sons criards et discordans affectent si désagréablement l'organe de l'ouïe et ne peuvent plaire qu'aux individus qui y sont habitués dès l'enfance, parce qu'ils ont, pour ainsi dire, fait partie de leur éducation? Serait-il réservé aux seules nations du Nord d'avoir une musique à bord de leurs vaisseaux? Les avantages qu'elle procure dans plusieurs circonstances pour récréer l'esprit du matelot, sont si précieux et si réels, qu'il faut désirer qu'elle soit aussi adoptée dans notre marine; car on conviendra sans peine qu'il y a quantité de circonstances dans la navigation où il serait bien nécessaire de faire entendre au matelot, moyennant une musique plus ou moins guerrière, des sons propres à ramener la gaîté et à dissiper le chagrin, l'ennui et la noire mélancolie, qui trop souvent viennent augmenter la somme de maux déjà si nombreux dans l'état auquel l'homme de mer a consacré son existence. »

(DALIVET, *Principes d'Hygiène navale.*)

DE LA DANSE.

Les affections tristes ou passives, qui sont malheureusement trop communes chez les marins pendant les voyages de long cours, nuisent à leur santé d'une manière aussi forte que pernicieuse, et occasionent principalement le scorbut, maladie cruelle qui décime les équipages. Le moyen de prévenir ou de diminuer promptement l'influence de telles passions par le retour de la tranquillité et de cette douce gaîté qui constituent l'état le plus heureux de la vie, c'est la danse. Nous nous bornerons à citer quelques faits qui prouvent son efficacité pour bannir les affections passives de l'ame.

M. de Bougainville nous apprend que, dans un moment où la longueur de son voyage et le défaut de vivres commençaient à se faire sentir et produisaient des passions tristes qui présageaient des conséquences dangereuses relativement à la conservation de la santé de son équipage, des danses exécutées sur son bâtiment firent renaître la gaîté et dissipèrent toute espèce d'inquiétude et de crainte de maladies.

« Peu de jours avant notre départ de Toulon, dit le docteur Dalivet, on avait, pour la seconde fois, embarqué, comme troupes d'expédition, deux régimens qui, depuis peu de tems, avaient ressenti les effets fâcheux d'une mer orageuse et d'une tempête qui forcèrent de relâcher après quatre jours de sortie. La plupart des militaires d'un des régimens étaient des conscrits du département du Gard, déjà dégoûtés de la mer par le tableau momentané qu'ils en avaient vu et par les sensations pénibles qu'elle leur avait occasionées, tourmentés d'ailleurs par le chagrin qu'ils devaient naturellement éprouver de quitter leur pays et leurs habitudes pour aller dans une contrée dont il leur était impossible de calculer l'éloignement. Tant de motifs furent sans doute l'unique cause qui donna naissance à ces sentimens d'inquiétude et de tristesse qui se manifestèrent si généralement parmi ces militaires, au moment même où ils entendirent parler d'un second embarquement. Ces idées, qui vinrent les assiéger dès l'instant du départ, ne durent ensuite que s'accroître à mesure qu'ils virent qu'on abandonnait les riantes côtes de la Méditerranée. En effet, ces affections passives furent portées au plus haut degré quand on eut dépassé les îles Açores, qu'on avait toujours regardées comme devant être le but de l'expédition; car, ne pouvant plus alors leur cacher que le vaisseau faisait route pour l'Amérique, à peine en eurent-ils connaissance qu'ils furent plongés dans une tristesse qu'il serait difficile de peindre. Il semblait que ce moment fût pour eux celui de l'abandon total de leurs parens et de tout ce qui leur était cher; aussi, à cette époque, une quantité étonnante de ces militaires entra au poste des malades; presque tous avaient peu et même point de fièvre, mais ils étaient consternés, silencieux, et ne se plaignaient que d'un violent mal de tête. Je soupçonnai donc qu'ils étaient atteints de nostalgie. Ainsi, n'ignorant plus la cause de leur maladie, je cherchai à la détruire en rendant graduellement moins puissantes les influences nuisibles des affections passives qui occupaient leurs pensées. Comme nous nous approchions du beau ciel du tropique, que les soirées étaient devenues agréables, et que la direction favorable et constante des vents alisés rendaient les manœuvres très-rares, le capitaine et moi nous donnâmes quelques légères récompenses à deux hommes de l'équipage qui jouaient du violon ; de là, tous les soirs, on exécutait des danses au son de ces instrumens. Ce moyen réussit au gré de mes désirs, car la gaîté reparut non-seulement parmi les passagers, mais encore parmi l'équipage, sur lequel l'impression des idées tristes avait déjà étendu son influence. De tous les individus qui étaient entrés au poste des malades, et auxquels j'avais administré les faibles secours d'une médecine expectante, ou plutôt de consolation, un seul fut victime des affections qui, constamment, reportaient ses pensées vers son pays, et lui rappelaient à chaque instant une mère tendrement aimée et une amante chérie, dont il ne cessa de prononcer les noms qu'en rendant le dernier souffle qui termina son existence. »

DES JEUX DE SOCIÉTÉ.

L'homme est né pour la société. Le penchant qui le porte à chercher les êtres de son espèce, d'après les lois sympatiques de l'analogie, ne se borne pas à la seule nécessité de leur secours dans les diverses circonstances de la vie, mais il exerce aussi son action sur le système moral, en faisant éprouver à l'ame le besoin de réfléchir sur la sensibilité d'autrui, moyennant le mécanisme du langage, les plaisirs et les peines dont elle est affectée. De là, l'origine de ces rassemblemens d'individus de l'un et de l'autre sexe, auxquels nous donnons pareillement le nom de sociétés. Chacun s'efforce d'y figurer suivant les ressources de son esprit, et, tandis qu'il cède aux impulsions secrètes de son amour propre en se rendant agréable aux autres, ceux-ci lui paient un égal tribut en soumettant leurs moindres actions aux usages et aux lois de l'art de plaire.

Ce rapport varié de procédés, de manières et d'expresssions toujours aimables, captive sans cesse l'attention de l'esprit, le récrée, le ramène à une douce tranquillité et y fait naître de tems en tems, et comme par inspiration, une consolante espérance.

Or, combien l'effet qu'on vient d'analyser ne devient-il pas avantageux par l'addition de ces jeux amusans, appelés, par rapport à l'objet qu'ils remplissent, jeux de société? Par eux, les heures s'écoulent sans que l'ennui ou l'impatience en retarde pour ainsi dire la marche; par eux, une gaîté franche ajoute de nouveaux charmes à la beauté du sexe, anime l'hilarité de la jeunesse, déride le front du vieillard, dont les goûts ne connaissent d'autre guide que le passé ; enfin, par eux, la paix et la joie règnent dans tous les cœurs, tout présente l'image du contentement de l'ame et du bonheur. Cela posé, le meilleur expédient qu'un capitaine de vaisseau puisse prendre pour éloigner les noirs soucis qui rendent le matelot triste, rêveur et mécontent, c'est de pratiquer à bord de son bâtiment, dans des tems convenables et pendant les voyages de long cours principalement, les jeux de société dont il est ici question. Un amusement, si facile à exécuter et si propre à interrompre agréablement la régularité trop monotone qui accompagne, en tout, la vie du marin, relèvera bientôt le courage de l'esprit abattu par le chagrin, état moral qui oppose souvent le plus grand obstacle à la conservation de la santé.

Parmi les nombreux exemples que nous pourrions alléguer pour confirmer cette vérité, nous nous contenterons de citer celui que le docteur Dalivet rapporte dans les termes suivans :

« Je fis part, dit-il, de mes réflexions aux officiers du corps embarqué sur le vaisseau où je me trouvais, afin qu'ils pussent, par leurs conseils, adoucir l'inquiétude de leurs subordonnés, et faire renaître la tranquillité et le calme dans leur esprit. A cet effet, je les invitai à les voir souvent; soit que ces officiers, tourmentés par l'idée de quitter la France pour des pays qui leur étaient inconnus, fussent peu susceptibles de transmettre et d'inspirer la tranquillité dont ils étaient loin de jouir, je ne retirai aucun avantage de cette démarche. Je m'adressai alors aux sous-officiers, hommes estimables, et les engageai à établir parmi la troupe, constamment désœuvrée, de ces jeux qui occupent les momens, et font agréablement passer le tems, afin, par les distractions qui en résulteraient, de laisser leur esprit moins en proie aux idées mélancoliques, compagnes presque inséparables de l'homme oisif. Ce moyen me réussit complètement, et j'eus la satisfaction de voir en peu de tems l'équipage en bonne santé. »

DE LA LECTURE DE L'HISTOIRE EN SOCIÉTÉ A BORD DES VAISSEAUX.

L'histoire, qui paraît être étrangère au marin, lui révèle des secrets ensevelis dans la nuit des tems; mais le plus bel avantage qu'il en puisse tirer, c'est d'y trouver des modèles et des motifs d'une généreuse émulation. Thésée, en contemplant la massue d'Hercule, résolut de purger, comme ce demi-dieu, la terre des monstres et des brigands. Nos jeunes marins, en entendant les traits héroïques des Barthes, des du Gay-Trouin, des Caffards et des Tourville, brûleront du désir de leur ressembler.

Le second avantage qu'on peut retirer de la lecture de l'histoire, consiste dans la comparaison que l'homme de mer peut faire des mœurs et des lois étrangères avec celles de son pays, de la marine royale et du commerce nautique de toutes les nations avec la nôtre. L'histoire excite l'émulation, enflamme le courage et provoque la rivalité si nécessaire pour les progrès des arts et du commerce (1).

Les grandes fautes passées servent beaucoup en tout genre, surtout dans l'art maritime. On ne saurait trop mettre sous les yeux des jeunes marins, et même des officiers avancés en grade, les crimes, les malheurs, la honte, les remords des coupables, les grandes actions, le récit des batailles sur mer, les ruses de l'art, la prudence des uns, la témérité des autres; en un mot, on peut, par la pratique louable de lire

(1) Voy. le *Précis historique de la Marine royale de France.*

aux jeunes marins l'histoire, prévenir les événemens désastreux et donner à notre marine une supériorité marquée. Tel est l'objet de la constante sollicitude du ministre éclairé qui en dirige maintenant l'administration, et dont le zèle infatigable pour la gloire de son maître et la prospérité du royaume, réclame, à juste titre, l'estime et la reconnaissance de la nation.

C'est donc à de pareils moyens qu'il faut avoir recours pour soulager l'ame du marin et l'élever au même degré de courage et de bravoure qui distinguent aujourd'hui le soldat français. D'ailleurs, tout chef jaloux de commander à des braves, voudra-t-il jamais, pourra-t-il même traiter avec une orgueilleuse insouciance les compagnons de ses travaux et de sa gloire? Heureux donc les marins dont les chefs, dans leurs continuels voyages et malgré leurs nombreuses occupations, n'ont pas négligé d'acquérir les connaissances si précieuses et nécessaires à l'homme destiné au noble emploi de les commander. Ces chefs généreux et éclairés ne méconnaissent point la bienveillance due aux intrépides défenseurs de l'état, avec lesquels ils partagent l'honneur du succès de leurs périlleuses entreprises, persuadés qu'une dureté tyrannique détruit les facultés de l'ame et énerve le courage, tandis que la bonté, la modération et les soins compatissans, raniment les forces, excitent la valeur et inspirent la confiance.

DE L'ÉTAT PHYSIQUE

DE L'HOMME DE MER,

SOUS LE RAPPORT DES PRINCIPAUX AGENS QUI PEUVENT ALTÉRER LA SANTÉ, SAVOIR :

L'AIR, LES ALIMENS, LA BOISSON ET L'HABILLEMENT.

DE L'AIR.

Deux causes produisent spécialement le mauvais air dans l'intérieur des vaisseaux. La première provient de l'humidité croupie et putréfiée que les parties inférieures du bâtiment retiennent, et qui ne peut jamais être enlevée par les pompes. La seconde tire son origine des gaz méphitiques émanés, par transpiration, du corps des matelots, de ceux surtout qui sont les plus prédisposés aux maladies contagieuses et au scorbut. Ainsi, quand les sabords et les écoutilles sont fermés, les prélarts étendus sur le vaisseau, on renferme le mauvais air, et la contagion est lutée dans l'intérieur du vaisseau. Jusqu'à présent, on n'a pas pratiqué des moyens suffisans pour renouveler, pendant le gros tems, l'air des entreponts, ou bien pour le purifier complètement. Toutes les machines destinées à cet effet sont un léger palliatif contre une aussi grande calamité. Relativement aux exhalaisons de l'humidité croupie et putréfiée, la poudre de charbon, répandue dans les endroits où les pompes ne pourraient pas être appliquées, en détruira l'exhalaison malfaisante et en empêchera le passage dans l'atmosphère, tandis qu'on obtiendra l'anéantissement des miasmes morbifères par les moyens chimiques dont nous allons nous occuper. Avant que la chimie eût fait les progrès qui ont illustré le siècle dernier, les divers procédés qu'on employait pour rendre à l'air sa naturelle pureté, étaient cependant, malgré leur inefficacité, les seuls qu'on mettait en usage sur les vaisseaux. Il était réservé à cette science de nous offrir des moyens plus certains pour atteindre le but désiré de pouvoir opérer la désinfection des lieux malsains. La gloire de cette découverte appartient exclusivement à M. Guyton-Morveau. Guidé par un esprit d'analyse et d'observation, ce chimiste saisit l'occasion que lui présentait l'infection de la cathédrale de Dijon, pour faire un heureux emploi des vapeurs du gaz acide muriatique, dont il soupçonnait la tendance particulière à se combiner avec les miasmes putrides répandus dans l'atmosphère. Des vapeurs de gaz acide muriatique, obtenues d'après le procédé de l'auteur, et mises en expansion dans cet endroit, ayant complètement fait disparaître l'influence nuisible de l'air infecté, cette expérience, par son résultat, fut une découverte qui, dès son principe, a été placée parmi celles qui sont les plus utiles et qui ont davantage honoré la chimie moderne.

Indépendamment de la propriété qu'ont les vapeurs muriatiques d'anéantir les miasmes putrides qui peuvent se trouver disséminés dans l'air, elles exercent aussi leur action puissante sur la matière contagieuse qui peut attaquer le corps animal, comme le prouve évidemment l'expérience importante dont nous allons donner le récit dans tout son détail.

A l'occasion d'une épizootie, qui eut lieu aux environs de Florence en Toscane, notre pays natal, et qui, par bonheur, n'eut pas les suites funestes que l'on craignit d'abord, nous nous transportâmes sur les lieux où la mortalité des bestiaux était devenue assez considérable. Nous attendîmes qu'un de ces animaux fût dans l'état le plus désespérant de sa maladie, et, avec soin, nous recueillîmes, sur un carreau de verre, une certaine quantité de l'humeur gluante qui coulait abondamment des yeux et des naseaux de l'animal, la laissant entièrement sécher à l'air libre. Elle laissa sur la surface du verre, en séchant, une légère couche, ou, pour mieux dire, un enduit très-mince qu'on pouvait détacher avec le tranchant des ongles, ce qui arrive à tous les liquides glutineux dans leur desséchement sur la surface d'un corps quelconque. A l'aide d'un couteau, nous raclâmes toute la matière séchée qui se divisait en petites lames très-friables. Nous étant proposé de faire avec cette matière, pour le bien de la société, plusieurs observations intéressantes sur l'épizootie, nous la réduisîmes en poudre impalpable entre deux papiers, partageant la quantité en deux moitiés que nous gardâmes, bien bouchées, dans des petits flacons séparément. Peu de jours après, nous partîmes, et nous passâmes dans une région diamétralement opposée à celle où régnait l'épizootie. Ce fut dans une contrée septentrionale du même pays. Là, nous achetâmes deux jeunes génisses très vigoureuses et très-saines, puisque cette contrée était, à la même époque, entièrement exempte de ce malheur. Nous les fîmes conduire dans une montagne isolée, où il n'y avait aucune espèce de bétail, et placer dans une écurie d'un garde-champêtre qui voulut bien se prêter à nos désirs. Cela fait, le jour de notre première opération nous introduisîmes dans un des flacons qui contenaient la matière morbifique, un courant de gaz acide muriatique oxigéné, le bouchant promptement. Quelques minutes après, nous inoculâmes, avec une portion de cette poudre, les deux animaux. Nous n'obtînmes le moindre effet. Après l'espace de vingt jours, nous renouvelâmes l'opération; le résultat fut le même. Nous séparâmes alors les deux animaux, et nous fîmes conduire l'un d'eux dans une métairie éloignée de trois lieues de la montagne où nous étions, soumettant celui qui était resté à une troisième inoculation, exécutée avec la poudre qui n'avait pas été exposée au contact du gaz acide muriatique oxigéné, et qui, par conséquent, se trouvait dans son état naturel. Le soir du quatrième jour, l'animal refusa la nourriture et manifesta les premiers symptômes de la maladie. Le second jour, la toux survint avec un écoulement abondant d'humeur des yeux et des naseaux, de sorte que, ne pouvant plus douter de l'existence de la maladie épizootique que nous lui avions donnée, nous en entreprîmes le traitement, qui eut un heureux succès. Il est bon d'avertir que l'autre génisse, tenue éloignée, ne fit jamais apercevoir la moindre disposition à contracter la maladie dont il s'agit.

De quelle autre preuve aura-t-on besoin maintenant pour démontrer l'effet salutaire des fumigations muriatiques sur les miasmes malfaisans qui sont la cause de l'épizootie, de la peste et de toute autre contagion? On a donc pratiqué jusques à présent, et avec un avantage réel, ces fumigations sur les vaisseaux, ayant reconnu qu'elles seules pouvaient mettre la santé des marins à l'abri des maux occasionés par l'inspiration et par le contact d'un air vicié et délétère; d'autant plus que la manière de procéder, pour obtenir le gaz bienfaisant dont elles portent le nom, ne saurait être ni plus prompte ni plus facile.

On a un petit fourneau portatif allumé, sur lequel on place une couche de sable, et, sur cette couche, une capsule de verre ou de grès. On prend :

Muriate de soude (sel de cuisine). . . .	7 onc. et 3 gr.
Manganèse	1 onc.
Eau.	4 onc.
Acide sulfurique à 66 degrés.	4 onc.

On mêle l'oxide de manganèse avec le sel; on verse sur le mélange l'acide par petites portions, et on promène, dans l'endroit où l'on opère, le petit réchaud qui porte la capsule contenant le sel marin, après avoir fermé toutes les ouvertures par lesquelles l'air pourrait sortir, et étalé les matelas, les couvertures, les vêtemens et tous les tissus de laine. On laisse le local ainsi fermé pendant quelques heures; on y entre ensuite et l'on donne un libre accès à l'air extérieur; il s'établit alors un courant qui emporte les restes du gaz muriatique et l'endroit est purifié. En prenant la précaution de verser l'acide sulfurique par pepetites portions sur le mélange du sel et de l'oxide de manganèse, le gaz acide muriatique oxigéné se dégage successivement et lentement, de sorte que les personnes qui se trouvent dans le local qu'on purifie ne sont nullement incommodées.

On reproche au gaz acide muriatique oxigéné d'être offensif pour la respiration. Ce reproche (a dit l'Institut) nous paraît mal fondé.

L'un de nous peut attester que l'on faisait tous les jours des fumigations d'acide muriatique oxigéné dans le vaisseau qui transportait Bonaparte en Égypte, et personne ne se plaignait de la moindre incommodité. Toute la flotte, soumise au même régime, fit la traversée presque sans avoir de malades, quoique elle fût encombrée de combattans. Il en fut de même des frégates qui ramenèrent le premier consul.

Cependant la découverte la plus remarquable dans ce genre, et qui certainement fait époque dans l'histoire des sciences, est celle qui appartient à M. Labarraque, pharmacien de Paris. Cet habile chimiste, recommandable par sa probité, sa philanthropie et ses talens, n'a épargné ni soins, ni peines, ni dépenses, pour atteindre le but qu'il s'était proposé. On peut même dire qu'il a eu le courage d'exposer plusieurs fois sa vie aux dangereux effets occasionés par l'inspiration des miasmes putrides et le maniement des matières les plus infectes.

Expériences qui prouvent l'étonnante action de la liqueur chlorurée désinfectante de Labarraque sur les substances animales passées au dernier degré de putréfaction.

En août 1822, on a vu M. Labarraque, dans le village de Clichy, désinfecter, en présence des commissaires envoyés par le conseil de salubrité et la société d'encouragement pour l'industrie nationale, plus de mille ventres de bœuf entassés dans des tonneaux, et dans un état de putréfaction très-avancée.

Le 1er août 1823, à la requête de M. le procureur du roi, M. le professeur Orfila, et MM. Lesueur, Genty et Labarraque, se rendirent au cimetière du Père Lachaise pour y faire l'examen du corps du nommé B***, mort depuis un mois. A sept heures et demie du matin, on procède à l'exhumation du cadavre : il exhale une odeur infecte. Il reste jusqu'à dix heures et demie sur la terre, et hors de son cercueil, les personnes qui devaient en constater l'identité n'étant pas encore arrivées. La température est de dix-sept à dix-huit degrés du thermomètre centigrade. Alors le corps est transporté dans un endroit vaste et bien aéré, pour qu'on puisse en faire l'examen aussi commodément et aussi salubrement que possible.

L'odeur est devenue plus insupportable encore, et le cadavre s'est gonflé d'une manière très-manifeste depuis l'exhumation. Il est donc important, dans un cas semblable, d'en faire l'examen promptement. On commence par faire des aspersions sur le sujet avec le chlorure de chaux dissous dans l'eau. Cette liqueur produit un effet merveilleux, car, à peine a-t-on fait quelques aspersions, que l'odeur infecte est instantanément détruite, et qu'il devient possible de commencer l'opération.

En raison de ces faits vraiment dignes d'inspirer le plus haut intérêt, M. le préfet de police s'empressa de prendre l'arrêté suivant :

« Nous, conseiller d'état, préfet de police,

» Vu le rapport du conseil de salubrité, duquel il résulte que les expériences multipliées, faites successivement dans diverses localités, et notamment à la Morgue, ont démontré l'efficacité de l'emploi du chlorure de chaux comme moyen de désinfection, d'après les procédés du sieur Labarraque, pharmacien à Paris, avons arrêté ce qui suit :

» Il sera établi des appareils désinfectans de l'invention du sieur Labarraque, à la Morgue et chez chacun des commissaires de police ci-après désignés, etc., etc., etc. »

Manière d'employer les chlorures de sodium et de chaux pour obtenir la désinfection d'un endroit quelconque.

(1) Si l'on veut désinfecter un lieu spacieux rempli d'émanations putrides, provenant de quelque substance animale en décomposition par la privation de la vie, on verse un demi-kilogramme, ou une livre et demie environ, de chlorure de chaux sur vingt-quatre litres d'eau de fontaine ou de puits, et l'on agite le mélange; on fait ensuite des arrosages avec cette eau chlorurée sur le sol : on se sert d'un drap trempé dans cette eau, ou d'un linge, qu'on étend sur le corps en putréfaction, et l'odeur disparaît à l'instant. Au lieu de l'application d'un drap ou d'un linge, on peut n'avoir recours, selon les circonstances, qu'à des aspersions réitérées, faites, au moyen d'une éponge, sur le corps à désinfecter. Lorsqu'on veut procéder à la désinfection des latrines, baquets à urine et plombs, on verse deux onces de chlorure de chaux sur quatre pintes d'eau, on agite le tout et on répand la solution sur et

(1) Voyez le *Guide sanitaire pour les gouvernemens européens.*

dans les latrines, baquets à urine et plombs. On réitère l'opération si l'odeur n'est pas promptement détruite. On sent de quelle utilité peut être ce moyen désinfectant, aussi facile et aussi économique, dans les salles de spectacle et dans les maisons particulières.

C'est une pratique très-utile de laisser de l'eau chlorurée sur une assiette, ou dans des plats évasés, dans les deux cas précédens, ainsi que dans les chambres des malades et dans les hôpitaux; l'évaporation permanente qui a lieu alors, dispense de la multiplicité des arrosages. Il en doit être de même pour les prisons, les casernes, les dortoirs et les salles d'étude dans les pensionnats.

Les médecins, les prêtres, les notaires, les gardes-malades et tous les individus qui approchent des malades atteints de maladies contagieuses, retireront un grand avantage du chlorure liquide de sodium, si, à l'attention de le respirer et d'en mouiller leurs mains, ils joignent celle d'en faire répandre sur le sol et principalement autour des lits.

Guidée par ces vues d'utilité publique, la commission chargée de faire des expériences sur l'emploi de chlorures d'oxide de sodium et de chaux dans le lazaret de Marseille, ayant porté son attention sur les moyens qu'on emploie à bord des bâtimens de commerce pour maintenir la salubrité et détruire toutes les émanations malsaines qui peuvent s'élever d'endroits aussi resserrés, a proposé de substituer aux fumigations guyttoniennes des arrosemens, des aspersions et même des flaçons de chlorure, en donnant les instructions nécessaires pour les employer. La commission, persuadée que nulle considération ne peut être dans le cas d'empêcher l'emploi de ce moyen désinfectant, puisqu'il n'est nullement incommode, très-économique, plus sûr et plus actif que les fumigations, a décidé que l'intendance sanitaire serait invitée à transmettre à son excellence le ministre de la marine le vœu émis par la commission, pour remplacer, à bord des bâtimens de guerre et de commerce qui sont en mer, les fumigations guyttoniennes par l'évaporation permanente et les arrosages des dissolutions chlorurées. Par ce moyen, toutes les émanations malsaines qui doivent nécessairement s'élever dans les bâtimens, seront à l'instant neutralisées, et ne compromettront plus la santé de l'équipage, qui se trouvera ainsi garanti des maladies typhodes, auxquelles il se trouve si souvent exposé, puisqu'elles naissent toujours dans les lieux peu aérés, et où sont réunis plusieurs individus.

La commission a de même proposé de soumettre à l'action d'un bain chloruré toutes les personnes faisant partie de l'équipage d'un bâtiment contagié, ou avec patente brute, et, pour que la tête et le visage n'échappent pas à son action, on les fera laver avec une éponge. Ce bain devra être prescrit après le débarquement des marchandises qui auront déjà subi l'action du préservatif, et renouvelé avant la sortie de quarantaine.

Les hardes des passagers et de tous les individus qui composent l'équipage seront également purifiées en les exposant à la vapeur d'une dissolution faite avec une partie de chlorure de chaux sur trente parties d'eau.

Comme il y avait à craindre que ces hardes, faites avec des étoffes de diverses couleurs, soumises à l'évaporation des eaux chlorurées, ne fussent attaquées dans leur couleur ou leur tissu, plusieurs habiles chimistes se sont chargés de faire des expériences à ce sujet, et ils ont reconnu que des échantillons d'étoffes de laine, de coton et de soie, diversement colorées, exposées pendant quinze jours à l'évaporation, à froid, d'une dissolution d'une partie de chlorure de chaux sur trente parties d'eau, et même sur quinze parties d'eau, n'ont présenté aucune altération dans leur tissu ou leur couleur, quoiqu'elles ne fussent placées qu'au dessus d'un demi-mètre du baquet contenant la dissolution chlorurée, et que l'expérience ait été faite en un lieu humide, pour favoriser l'évaporation du chlorure et faciliter son action.

Pour ce qui regarde les navires, on ne saurait assez recommander la pratique salutaire d'en laver l'intérieur, ou d'y faire des arrosages, avec une dissolution de chlorure de chaux, si ils sont suspects ou atteints de contagion, au lieu de faire ces opérations avec l'eau de chaux. Les capitaines en ordonneront l'exécution, lors de l'ouverture des écoutilles surtout. Dans ce cas, le liquide chloruré sera composé d'une partie de chlorure de chaux et de quinze parties d'eau.

N'étant plus permis aujourd'hui de révoquer en doute la propriété désinfectante des oxides de sodium et de chaux, nous ne pouvons qu'en recommander l'usage, comme moyen désinfectant et prophylactique, à tous ceux qui habitent dans le voisinage des marais, à ceux qui vident les égoûts et remuent les boues infectes, ou qui travaillent au creusement des canaux, dans des terrains anciennement submergés et abandonnés par des lacs, ou dans des terrains desséchés. Ils se préserveront par là des fièvres intermittentes, simples ou pernicieuses. Pour faire usage des chlorures avec succès, ils n'ont besoin que de se laver les mains ou les bras de tems en tems dans les baquets remplis d'eau chlorurée, et de la respirer. C'est un moyen d'hygiène publique que l'autorité doit signaler à ses administrés, ainsi que pour assainir et désinfecter les bergeries, les étables, les écuries qui auront été habitées par des animaux atteints de quelque maladie épizootique, qui est toujours de la nature du typhus, ou affection charbonneuse. La bénédiction du peuple ne tardera pas à devenir la juste récompense d'une sollicitude paternelle en pareil cas.

Des Fumigations guyttoniennes comparées avec les chlorures de sodium et de chaux.

Quoique nous ayons avancé plus haut, d'après l'avis de l'Institut, que les fumigations guyttoniennes n'étaient nullement offensives pour la respiration, nous sommes néanmoins contraints d'avouer, avec le savant auteur du

Guide sanitaire pour les gouvernemens européens, ouvrage précieux, et auquel nous avons emprunté la plupart des articles précédens, que les fumigations dont il s'agit font toujours mal par rapport aux incommodités qu'elles occasionent à ceux qui y sont exposés, car le chlore gazeux est un des corps qui agissent sur l'organe respiratoire de la manière la plus désagréable et souvent la plus nuisible, ce qui est cause que toujours ces fumigations se font mal, et que souvent on ne les fait pas du tout, tandis que les arrosemens ou les aspersions d'eau chlorurée ont beaucoup plus d'efficacité que les premières, puisque la substance active des unes et des autres est la même, et que tout fait présumer, au contraire, que son effet est plus prompt de la manière dont l'emploie M. Labarraque, et n'a pas d'inconvéniens, car les chlorures d'oxide de sodium et de chaux n'exercent aucune action désagréable et nuisible sur l'organe respiratoire. Un autre avantage qu'ils ont sur les fumigations guyttoniennes, c'est que les métaux les plus polis, tels que le cuivre, le fer et l'acier, ne sont nullement attaqués. Chacun sait que les vapeurs du chlore, quelque disséminées qu'elles soient, attaquent et détruisent tous les métaux usuels.

Ainsi, la découverte de M. Labarraque est supérieure à celle de Guytton-Morveau, comme étant d'un emploi beaucoup plus facile, plus économique, et pouvant être mise en pratique dans les lieux habités, sans provoquer ces toux convulsives cent fois pires, pour certains malades, que le miasme que l'on cherchait à détruire.

C'est parce que le procédé nouveau a pour base le même agent désinfecteur que celui du célèbre chimiste de Dijon, qu'il a été adopté dans les hôpitaux de Paris, et qu'il doit l'être également dans tous ceux de la province, ainsi que dans les prisons, dans les salles de dissection, dans tous les établissemens publics, dans les églises, dans les théâtres, dans les halles et les marchés, dans les cafés, enfin dans les maisons particulières exposées à quelque odeur incommode.

On conçoit que les manufactures, les ateliers et les fabriques, où l'on opère sur des substances animales parfois putréfiées et infectes, réclament surtout le secours de la nouvelle méthode désinfectante.

C'est au moyen des flacons et des baquets désinfecteurs de Labarraque que les vidangeurs de Paris sont aujourd'hui à l'abri de toute asphyxie, ainsi que ceux qui curent les égouts abandonnés, et les puits, si souvent remplis de mofette. Dans tous ces différens cas de désinfection simple et extemporanée, on emploie de préférence le chlorure de chaux; mais si l'on veut désinfecter un corps et empêcher la putréfaction de renaître, si l'on veut panser des plaies de mauvaise nature, détacher la portion du tissu déjà désorganisé de celle qui jouit de ses propriétés vitales, on aura recours au chlorure d'oxide de sodium. Ce dernier est celui qui convient à l'état thérapeutique : les succès que l'on a obtenus de son emploi sont très-grands, ou, pour mieux dire, étonnans.

DES ALIMENS.

Le biscuit, les viandes fraîches, salées ou desséchées, les légumes, le riz, le fromage, la morue, etc., sont les substances qui font la nourriture des gens de mer. Nous parlerons seulement dans cet article des deux premières, comme étant les principales, pour ne pas répéter inutilement, à l'égard des autres, ce que l'on sait déjà concernant leur qualité, leur usage et leur conservation.

DU BISCUIT.

Nouveau pain nautique, et manière de le conserver à bord des vaisseaux.

Le biscuit de mer est un pain extrêmement desséché dont les marins se nourrissent habituellement. Les Grecs en faisaient un grand usage pour leur marine, et l'appelaient *arton dipuron*, pain qui a été remis dans le feu. D'après le témoignage de Pline, les Latins le connaissaient aussi sous le nom de *panis nauticus*, ce qui prouve que ce genre d'aliment est fort ancien. On croit même que c'est au moyen de cet approvisionnement portatif que les Romains exécutaient si rapidement les plus longues marches, lorsque ils allaient faire la guerre à des distances très-éloignées du siége de l'empire.

Pour les marins français, cette nourriture est d'une plus grande importance que pour les navigateurs des autres nations, parce qu'on sait que, de tous les peuples, les Français sont celui qui consomme le plus de pain.

L'objet qu'on a principalement en vue dans la confection du biscuit, c'est le desséchement le plus parfait de la pâte dont il est composé, afin de la garantir, par ce moyen, de la moisissure qui lui donnerait une mauvaise odeur, et le rendrait en même tems désagréable au goût et malsain. Voilà pourquoi, après lui avoir fait subir la première cuisson, on le laisse d'abord refroidir, et on le place ensuite dans les soutes de la boulangerie, espèces d'étuves dans lesquelles communique la chaleur des fours. Il y reste un mois ou six semaines, après quoi le biscuit est en état d'être embarqué. Il faut éviter, en le transportant à bord, qu'il puisse être mouillé par la pluie ou par l'eau de mer (1).

A la simple inspection de ce récit, on voit clairement que la pâte qui forme le biscuit, une fois amenée à cet excessif desséchement, ne peut contenir que fort peu de substance nutritive, chaque morceau de ce pain étant comparable à un fragment de bois.

Pour nous convaincre qu'on pouvait prévenir la moisissure sans pousser si loin le desséchement, nous avons fait et répété l'expérience suivante :

Une masse de pâte de la plus belle farine de froment, du poids de vingt-quatre livres, bien pétrie et bien levée, a été réduite en pains de deux livres chacun. Ces pains, cuits comme à

(1) *Dictionnaire des Sciences médicales.*

l'ordinaire et laissés refroidir, ont été partagés par moitié et remis dans le four au vingt-cinquième degré de chaleur du thermomètre de Réaumur. Une température si modérée a fait doucement vaporiser toute l'humidité adhérente à la mie qui, étant parsemée de trous comme une éponge, a pu admettre intimement le calorique et passer, par l'action nullement violente de celui-ci, à l'état de dessèchement et non pas d'ustion dans sa partie nourricière principalement.

Ayant donc enfermé dans des caisses de bois, construites comme on le verra ci-après, les douze pains dont il s'agit, aussitôt après avoir été séchés de la manière indiquée, nous les avons trouvés dans toute leur intégrité et conservant, sans le moindre défaut, le goût agréable et naturel du pain, les uns après huit, les autres après dix mois, d'où il suit que, pour empêcher la moisissure du pain, il suffit de dissiper en entier, par une légère et lente vaporisation, l'humidité qu'il contient. En effet, qu'est-ce que la moisissure, et comment se forme-t-elle? Laissons parler sur cet intéressant sujet un des plus habiles physiciens et des plus exacts naturalistes, le célèbre Senebier.

« Toutes les observations, dit-il, qui tendent

à montrer combien il est facile d'être dupe de ses sens, sont des observations précieuses pour les physiciens et pour la physique. Elles instruisent les premiers en leur rappelant la nécessité des précautions multipliées qu'ils doivent prendre pour voir la nature telle qu'elle est, et elles enrichissent la physique en la débarrassant d'un préjugé présent ou à venir.

» J'avais mis un précipité de fer, fait par l'intermède de l'alcali fixe, dans une soucoupe assez large où il était bien exposé à l'air. Au bout de quelques jours, je voulus jeter ce précipité pour me servir de la soucoupe, mais je fus bien étonné quand je le trouvai couvert de ces champignons microscopiques qu'on appelle moisissures. Averti par ce phénomène, j'observai souvent ces moisissures sur le résidu des terres calcaires dissoutes par l'acide vitriolique, et exposé à l'air. Je remarquai ensuite que la plupart des sels à base terreuse, exposés à l'air, se couvraient de ce velours végétal, et je me suis toujours assuré, par le moyen de la loupe et du microscope, que ce velours était formé par des plantes réellement existantes, dont je comptais le nombre et dont je suivais la végétation. J'ai même ensuite assisté presque à leur naissance; je les ai vues développer, passer par tous les états de leur vie, et ressembler, autant qu'il est possible, à ces moisissures qui croissent sur le pain humide, et que l'abbé Spallanzani a si habilement décrites dans le dernier de ses opuscules de physique végétale et animale. Il est vrai que l'accroissement de ces moisissures est moins rapide sur ces sels métalliques calcaires ou alcalins que sur nos fruits, nos confitures et notre pain mouillé. J'ai lu ensuite qu'un chimiste, après avoir distillé de la chaux avec l'acide vitriolique fort étendu, vit des moisissures se former sur le résidu de la distillation, et qu'il ne s'en forma point sur un résidu de chaux distillé avec l'eau seule. »

Si l'on rapproche à présent ces faits des idées qu'on a sur la végétation, on est singulièrement étonné. On sait que les métaux n'ont jamais fécondé aucun végétal; que les acides violens les détruisent; que la chaux, aiguisée par un acide, produit le même effet; cependant tous les faits déjà cités prouvent que les métaux, les acides les plus développés, la chaux, peuvent devenir des prairies fertiles. Ici les hypothèses se présentent en foule à l'esprit du physicien. Je ne dissimule pas que j'en ai imaginé plusieurs, mais je me trompais, parce que je fabriquais la nature au lieu de la lire. Je ne connaissais pas encore le phénomène que je voulais expliquer, quoiqu'il me semblât que je n'eusse plus rien à connaître ; mais un peu d'attention arrêta mon imagination et me fit voir la vérité.

Ayant multiplié les expériences que je faisais sur les moisissures pour découvrir leur origine, j'observai ce qui se passait sur les corps où elles se forment, dans un cabinet que j'occupe habituellement, et dans une autre chambre destinée à faire des expériences de physique, dans laquelle il n'entre que peu de monde. J'observai constamment que ces corps étaient toujours couverts d'une plus grande quantité de moisissures dans le cabinet où je travaillais que dans l'autre chambre, et qu'elles y croissaient beaucoup plus tôt, quoique la chambre fût plus aérée que le cabinet, et qu'il s'y évaporât beaucoup d'eau hors de plusieurs vases qui en étaient remplis. Je cherchai à rassembler toutes les circonstances communes, afin de saisir mieux les différences. Je tins les deux cabinets également ouverts ; j'y entretenais le même degré d'humidité dans l'air ; j'eus soin d'offrir ces corps à l'air avec la même étendue de surface, mais les différences subsistèrent toujours les mêmes. Enfin, je crus apercevoir une différence certaine dans les deux cabinets.

1° Celui où je travaillais était plus exposé à la poussière, parce qu'il était plus habité, et qu'il y entrait un plus grand nombre de personnes;

2° Parce qu'on le balaie beaucoup plus souvent;

3° Parce qu'il n'a pas de plafond, et qu'il est placé sous un cabinet habité.

Quand j'eus fait ces réflexions, je crus voir la poussière couvrir mes métaux et mes chaux, emprisonner mes acides, s'humecter de l'humidité qu'ils attirent, et faire ainsi, par ce léger engrais, un champ fertile sur le sol le plus ingrat, et voici ce que l'expérience m'a appris. Quand je transportai mes campagnes de moisissures du cabinet le moins habité dans celui que je quitte rarement, je vis bientôt paraître des moisissures dans les places où il n'y en avait point, et se presser dans celles où il y en avait peu. J'eus occasion de remarquer que les creux garantis de la poussière par les voûtes, ou recouverts par quelque éminence, étaient entièrement arides; mais, craignant que cette observation ne fût un jeu du hasard, je fabriquai des grottes accessibles à l'air, mais garanties de la poussière; dès lors on ne put y observer aucune moisissure, ou du moins le nombre en était infiniment petit. Ayant placé dans un vase une portion de précipité de fer, des sels à base terreuse, et du pain humide, le premier et les seconds seulement enveloppés d'une gaze fine, je fis communiquer tout cela avec l'air extérieur par le moyen de quelques ouvertures faites au bas du vase, et j'eus le plaisir de voir le pain humide couvert de moisissures, tandis qu'il n'y en avait point sur les deux autres matières. Je ne doutai plus alors de la cause de ces moisissures, et je fus sûr de l'explication du phénomène. L'acide dont ces corps sont imprégnés attire l'humidité de l'air; elle y colle la poussière qui y tombe et qui s'humecte elle-même, et c'est sur ces brins déliés de la poussière la plus tenue que croissent les moisissures que j'ai observées. Il ne me reste aucun scrupule sur la réalité de ce fait, parce que dans le même vase j'ai vu les moisissures croître sur une partie du précipité de fer que j'avais légèrement saupoudrée d'une poussière extrêmement fine, quoiqu'il n'en parût aucune sur la partie du même précipité qui n'avait pas été saupoudrée.

Ces observations, du plus grand intérêt pour

les naturalistes, nous font bien connaître l'origine de la moisissure pour ce qui regarde les moyens propres à développer cette production végétale. Ces moyens sont, comme on l'a vu, l'humidité et la poussière. Mais doit-on attribuer à la réunion de l'une et de l'autre la cause primordiale de l'organisation de ce cryptogame? Tâchons de résoudre une telle question.

Nous n'avons certainement aucune donnée pour croire que l'humidité et la poussière jouissent de l'étonnante faculté de former un être organique et vivant. Cela posé, il faut nécessairement penser que sa préexistence inapparente n'avait besoin que du concours des deux moyens sus-indiqués pour devenir sensible. Conséquemment nous dirons:

1° Que les germes de pareilles végétations se trouvent dans l'air;

2° Que celui-ci les dépose sur tous les corps exposés à son contact;

3° Que l'ensemble des rudimens organiques de ces germes produit une plante toutes les fois qu'il rencontre, dans certains corps, les conditions nécessaires à son développement. En effet, nul doute que la nature n'ait distribué des germes féconds dans presque toutes les parties des végétaux. Le détritus de ces parties, extrêmement subtil et volatil, vague dans l'air, mêlé avec une infinité d'autres corpuscules détachés de la surface des matières terrestres. Ainsi, là où l'air pénètre, chaque molécule de ce détritus qui y est chairé avec des atômes de poussière, obéit, à l'aide de l'humidité, à sa faculté germinative, et finit par se tranformer en peu de tems en un brin végétal.

Or, si la moisissure ne peut avoir lieu sans les germes végétaux répandus dans l'air et l'influence de l'humidité sur leur organisation, il s'ensuit qu'en détruisant les premiers, ou en faisant disparaître entièrement la seconde, tout corps deviendra inhabile à donner naissance à ce genre de production. La mie de pain ne sera donc plus susceptible de moisir lorsque, par une douce chaleur, on aura dissipé jusqu'à la dernière molécule l'eau qu'elle contenait. Le pain ordinaire, bien séché, pourra alors remplacer le biscuit de mer, pourvu qu'on prenne la précaution de le tenir constamment garanti de l'humidité. En effet, dans l'origine, le biscuit n'était que des tranches de pain que l'on desséchait en le repassant au four. C'est ainsi qu'on le préparait pour les galères d'Espagne; les Russes en font de semblable dans certaines circonstances.

La société de médecine (année 1784), consultée par le ministre de la marine, le maréchal de Castries, imagina de faire sécher du pain, de le réduire en poudre, et de le pétrir ensuite de nouveau pour en faire des galettes. Ce procédé a été essayé à Brest. Il n'a pas été possible de lier la pâte, et l'on n'a obtenu qu'un pain noir, sans saveur, et qui ne contenait plus rien de propre à la nourriture.

D'après ce que l'on vient de faire observer, il est aisé de concevoir que le biscuit dont on fait usage sur les vaisseaux, aliment très-aride, difficile à digérer, et presque sans goût, peut être remplacé, comme nous l'avons dit ci-dessus, par le meilleur pain entièrement privé d'humidité, et réduit aux mêmes dimensions et à la même forme que le premier pour la commodité de l'embarquement. L'adoption de ce projet produira l'effet le plus utile à la santé des marins.

Ainsi, pour atteindre ce but important, on aura soin de mettre à l'abri de l'humidité et des insectes le nouveau pain nautique que l'on propose. Il suffira pour cela de le tenir dans des caisses de sapin enduites à l'extérieur de goudron, et doublées intérieurement de toile cirée bien collée à de la feuille d'étain. La toile cirée garantit de l'humidité et éloigne en même tems les insectes, à cause de la térébenthine qui entre dans sa composition. Il en est de même par rapport à l'étain. Le célèbre Franklin ayant conseillé à l'amirauté de faire doubler en étain les tonneaux dans lesquels on embarque le biscuit et les farines, le capitaine King, qui ramena en Angleterre les vaisseaux de Cook, assura que cet essai avait parfaitement réussi.

Un aliment céréal très-salutaire, et qu'on pourrait également substituer, en grande partie, au biscuit, est cette sorte de bouillie de farine de maïs que les habitans du midi de la France regardent généralement comme le meilleur pain de ménage. Aux environs de Médoc et de Bordeaux, elle est connue sous le nom de *cruchade*, et dans les deux Languedoc, sous celui de *milhos*.

Voici de quelle manière on opère pour l'obtenir:

On fait chauffer de l'eau dans un vase dont l'ouverture soit plus large que le fond (ordinairement on se sert d'un poêlon), avec une quantité de sel proportionnée au goût de ceux qui doivent faire usage de la *cruchade*. Au moment où l'eau est prête à entrer en ébullition, état qu'on a soin de maintenir, on prend de la main gauche ce qu'elle peut contenir de farine, que l'on fait tomber dans l'eau petit à petit par un léger froissement des doigts, et l'on en incorpore de cette manière une quantité suffisante pour donner quelque consistance à cette bouillie, que l'on remue constamment depuis le moment où la première pincée de farine tombe dans l'eau, jusqu'à la cuisson entière, que l'on connaît facilement, parce qu'alors la pâte n'adhère plus à la spatule avec laquelle on l'agite.

Alors on retire cette bouillie et on la renverse en masse sur une serviette. On coupe ensuite cette masse par morceaux toutes les fois que l'on veut en faire usage. Les laboureurs, les scieurs de bois, les charpentiers, tous ceux, en un mot, qui gagnent leur vie par un travail pénible et assidu, ne se servent, à leurs repas, d'autre pain que du *milhos*.

Les femmes en préparent, une fois par semaine, la quantité nécessaire au besoin de la famille, et gardent, dans un endroit convenable de la maison, sous une nappe ou sous des serviettes, ce qui reste journellement.

Les enfans surtout le préfèrent au pain, et le demandent avec instance.

Or, n'est-il pas à désirer qu'on introduise sur les vaisseaux la pratique éminemment utile de distribuer aux matelots, chaque jour, et dans la quantité suffisante pour leurs repas, une ration de cette matière alimentaire, à l'effet de mieux satisfaire leur goût, de soulager leur estomac, de leur procurer une nourriture incomparablement plus salutaire que le biscuit?

Pour peu qu'on réfléchisse, on connaîtra facilement que la réalité de ces avantages mérite de fixer toute l'attention, tant sous le rapport de l'économie, que sous celui de la vigilance hygiénique nécessaire à la santé des gens de mer.

DES VIANDES FRAICHES, SALÉES OU DESSÉCHÉES.

La viande fraîche serait, sans contredit, le meilleur et le plus agréable aliment pour les marins, si la difficulté insurmontable de la conserver dans cet état à bord des vaisseaux, ne s'opposait pas à ce que l'on pût en faire un approvisionnement relatif au besoin des équipages. Cependant, voici le moyen que nous croyons devoir mettre en vue pour obtenir, autant que possible, un tel résultat :

De même que l'on conserve dans l'huile le

poisson, qui se corrompt beaucoup plus promptement que les autres substances animales, de même on peut conserver, par le moyen de ce liquide, la viande, sans qu'elle perde sa fraîcheur ou qu'elle contracte un mauvais goût. A cet effet, nous avons répété les expériences citées dans le journal de physique de l'abbé Rozier, et qui appartiennent à un ancien capitaine d'infanterie. Nous avons entrepris ce travail avec d'autant plus d'empressement, qu'il est reconnu que les maladies des gens de mer proviennent presque toutes de la privation des viandes fraîches. Ainsi, donner aux armateurs et aux marins le moyen de s'en approvisionner au même prix, ou à peu de choses près, qu'ils paieraient le bœuf salé qu'ils achètent des Irlandais, c'est leur faire un présent inappréciable; c'est rendre un éminent service à l'état, puisqu'il est constant que, dans les traversées de long cours, l'état perd un grand nombre d'hommes à cause des maladies occasionées par les alimens salés. Voici en quoi consistent les expériences dont il s'agit; nous n'hésitons plus à les faire connaître de nouveau aux amis de l'humanité, après en avoir constaté nous-mêmes le succès.

« J'ai pris, dit leur auteur, six livres d'un

bœuf bien saigné et fumant encore; je les ai divisées en trois parties égales. La première partie fut jetée dans un pot de faïence vernissé en dehors et en dedans. Ce vase, d'une forme conique, fut rempli d'huile d'olive très-fine, très-limpide et sans mélange. L'orifice du vaisseau était fermé par un bouchon de liége, surmonté par une croûte de la pâte, ou mastic, dont on se sert pour les bouteilles de liqueur, et cette croûte fut enveloppée d'un parchemin trempé dans le vinaigre. La seconde partie fut jetée dans un vase de terre, et la troisième, dans un bocal de verre, avec les mêmes précautions. Le premier pot, après avoir séjourné dans un endroit frais, mais sans humidité, fut ouvert après un mois de chaleur extraordinaire. La viande qui en sortit, fraîche et bien colorée, fut aussitôt plongée, pressée et battue à diverses reprises, dans un volume d'eau égal à celui qui est nécessaire à un pot au feu de deux livres. L'huile attachée encore au parois de la viande en fut détachée par le procédé indiqué, et surnagea en forme de gouttes; l'action du feu acheva de séparer toutes les parties hétérogènes au bœuf. Cette viande flatta autant le goût que l'odorat. La quantité d'huile contenue dans ce premier vase n'a perdu ni sa limpidité, ni sa douceur; elle perdit seulement un sixième de son poids. Le second pot de terre vernissé fut brisé par un accident au bout de quarante jours, et son contenu se trouva aussi parfait que les deux livres de bœuf du premier vase. Quant à la troisième division, lutée dans un bocal de verre, elle fut embarquée sur un vaisseau faisant la traite des Nègres, et fut ouverte au départ de la côte de Guinée pour les Antilles, après cinquante jours de traversée, et non loin de l'Equateur; elle se trouva fraîche, de belle couleur et de la plus grande bonté. L'huile de ce bocal fut donnée aux matelots, qui en accommodèrent leurs légumes, et ils la trouvèrent délicieuse. »

Nos essais ont été encore plus convaincans : ayant placé un morceau de viande de veau, du poids de dix livres, dans une jarre de terre, remplie d'une très-bonne huile, et d'une grandeur convenable pour qu'il fût plongé dans le liquide, sans toucher les parois latérales du récipient, ce morceau de viande s'est parfaitement conservé après le long espace de six mois, c'est-à-dire depuis le 1er octobre jusqu'au 1er avril an 1823. Il en a été de même à l'égard d'un autre morceau d'égal poids, tenu dans l'huile comme précédemment, depuis le 1er avril jusqu'au 1er octobre. Chaque morceau, soumis à la cuisson, après avoir été bien lavé avec de l'eau chaude, n'a manifesté aucun défaut dans la saveur, raison pour laquelle on a pu faire, avec leur bouillon, une soupe excellente.

D'après ces observations, il est certain que l'on conservera pendant long-tems une provision de viande fraîche, en s'assurant toutefois que l'huile d'olive employée à cet usage sera de bonne qualité et sans mélange. Il faudra aussi être assuré que le bœuf sera bien saigné, et surtout avoir soin de le plonger promptement dans l'huile, qui doit surnager de beaucoup, c'est-à-dire que le bœuf, aussitôt qu'il sera tué, doit être découpé sur le moment même, et ses différentes parties noyées dans le pot ou jarre, afin qu'elles ne restent à l'air que le moins qu'il sera possible. Ainsi, en prenant les précautions nécessaires pour avoir de l'huile naturelle, et en lutant parfaitement les vaisseaux, on peut être assuré de conserver la viande fraîche et bonne pendant les voyages de long cours, sans craindre la rancidité, ni donner à l'huile aucune mauvaise qualité. On emploiera pour le service de mer des jarres fortes et vernissées intérieurement, dans lesquelles on rangera les viandes fraîches, lit par lit. Ces jarres, toutes de la même grandeur et grosseur, seront encaissées dans des paniers ou loges, séparées par des cloisons bridées dans les angles; en un mot, on les arrangera de manière qu'elles n'auront rien à craindre des différens mouvemens du vaisseau. L'endroit du navire où les roulis, le tangage et les coups de barre, se font le moins sentir, étant aux carlingues, près du grand mât, ce sera dans cet endroit qu'il faudra déposer et fixer les jarres. Quant à l'huile qui restera après qu'on aura retiré la viande, elle servira de pacotille pour les colonies, ou bien elle sera distribuée en ration aux matelots, pour l'accommodage du poisson frais et sec, légumes, etc.

On objectera peut-être que cette sorte d'approvisionnement exigerait, pour tous les vaisseaux de la marine française, des sommes immenses, le prix de l'huile d'olive étant fort élevé. Nous répondons à cela :

1° Que la vie des hommes est au dessus de tout prix, et qu'elle ne s'évalue point par celui de l'or ;

2° Que la dépense dont on croit le montant excessif, n'est pas pourtant telle qu'on le pense, si, d'un côté, l'on tient en compte la consommation bien moindre des alimens salés, et de l'autre, le profit qu'on retire de l'huile, qui a déjà servi à la conservation du nouveau comestible;

3° Enfin, que le gouvernement français peut avoir à sa disposition, en peu d'années, un succédané bien plus économique, mais aussi efficace que l'huile d'olive pour conserver les viandes fraîches, et ce succédané est l'huile de faine. En effet, cette huile est équivalente à la première; elle a même sur celle-ci l'avantage que, plus elle est gardée, plus elle acquiert de qualité. L'huile d'olive, comme il est démontré par l'expérience, commence à dégénérer après dix-huit mois. A cette époque, elle perd par degrés une partie de sa vertu. L'huile de faine, au contraire, se bonifie en vieillissant. Fabriquée dans un tems propre et avec de la bonne graine, elle peut se manger un mois après sa fabrication. Une seule année suffit pour lui donner le même degré de bonté qu'à l'huile d'olive. Elle est même supérieure après deux ans, et conserve toute sa force pendant dix années; aussi, peut-on s'en servir, sans crainte de détérioration, dans les voyages de long cours. De plus, elle est rafraîchissante, salutaire, et contribue efficacement à faciliter la digestion. C'est le témoignage de plusieurs personnes valétudinaires et d'un tempérament échauffé qui en font usage habituellement. Elle est d'ailleurs aussi agréable et aussi onctueuse que celle d'olive, raison pour laquelle la consommation en est égale. Elle est même plus douce, plus blanche, plus limpide.

Entre Compiègne et Verberie, sur la petite rivière d'Autonne, il y a plusieurs moulins à huile où l'on prépare la faine très-bien. Nombre d'épiciers de Paris s'y sont approvisionnés à différentes époques, et les essais qu'ils ont multipliés dans la capitale ont surpassé leurs espérances.

Ces considérations engageront, sans doute, le gouvernement français à prendre les mesures convenables pour introduire, dans les lieux où le bois de hètre abonde, ce genre important d'exploitation, ce que l'on obtiendra facilement, si l'on accorde des récompenses honorables aux propriétaires ruraux les plus zélés, si les autorités administratives excitent, par leur empressement et leur voix, cette noble émulation qui tend toujours à perfectionner les inventions utiles; enfin, si les sociétés agraires, par des écrits instructifs et bien rédigés, font connaître le profit que l'intérêt particulier peut retirer de la nouvelle branche d'industrie qu'on propose, l'emploi lucratif de son produit chez les marins, pour la conservation des viandes fraîches ; son avantage pour l'agriculture et le commerce, les deux sources premières de la prospérité des états.

DES VIANDES SALÉES.

Les deux espèces de viandes le plus en usage sur les vaisseaux, sont celles de bœuf et de cochon. La première éprouve, par la salaison, de grands changemens de ce qu'elle était dans son état naturel, et après sa coction, presque toujours, elle n'offre plus qu'une matière fibreuse, dure, difficile à digérer, et peu susceptible d'assimilation. La seconde, en raison de la quantité du tissu cellulaire graisseux, naturelle à cette espèce d'animaux, n'est pas autant sujette, dans la salaison, à se dessécher que le bœuf, mais aussi passe-t-elle plus facilement à l'état rance. Néanmoins, comme le cochon salé se conserve, sans altération, assez long-tems, il est presque toujours un aliment plus sain que le bœuf, d'où il doit lui être préféré. Le lard a cependant l'inconvénient, par un usage habituel et trop prolongé, de fatiguer l'estomac et de rendre les digestions pénibles.

Dans ce cas, il convient de ne le distribuer qu'en quantité suffisante pour que, en le faisant cuire avec les légumes secs auxquels on le mêlera, il puisse seulement leur servir d'assaisonnement; c'est de cette manière que les Hollandais le distribuent ordinairement à leurs matelots. L'avantage qu'ils retirent de cette méthode est prouvé par la bonne santé dont, en général, jouissent leurs équipages (1).

Au sujet des viandes salées, Hippocrate a judicieusement observé que celles qui, depuis long-tems, sont soumises à la salaison, ont éprouvé de grands changemens dans leur substance : elles ont perdu de leur propriété nutritive ; elles font maigrir et dessèchent le corps, quoique on les digère assez facilement; elles occasionent aussi des ardeurs d'estomac et empêchent de dormir ; à toutes ces considérations, il faut ajouter que la matière saline, combinée avec ces viandes, a de tout tems fait regarder cette nourriture comme une des puissantes causes qui prédisposent au scorbut. Plusieurs médecins ne sont pas encore éloignés de croire que, par l'usage de ces alimens salés, les humeurs du corps humain acquièrent un

(1) DALIVET, *Principes d'Hygiène navale.*

certain degré d'acrimonie, d'où, suivant leur opinion, il résulte que les maladies qui attaquent les marins doivent, en général, toutes choses égales d'ailleurs, être plus graves et plus opiniâtres que les mêmes affections morbides ne le seraient chez d'autres individus qui auraient usé d'un régime différent. Aussi, importe-t-il, avant tout, d'éviter la mauvaise qualité des salaisons, car les viandes mal salées se gâtent et se détruisent en peu de tems. Cet aliment est alors non-seulement très-nuisible à la santé, mais il devient encore un foyer d'émanations septiques dans l'intérieur du vaisseau. Il est donc de toute nécessité de ne rien négliger pour obtenir la parfaite salaison des viandes destinées à la nourriture habituelle des marins. Le sel doit être, par conséquent, le premier objet de l'attention des fabricans de ce comestible. Les marais salans de Portugal donnent le sel de meilleure qualité; il est en gros grains presque transparens. On le préfère en Irlande pour la salaison du bœuf, dont on fait un commerce immense. Les sels les plus estimés, après celui-ci, sont ceux de Sicile, de Sardaigne et d'Espagne. Les sels de France sont appropriés à d'autres usages et notamment à la salaison du poisson. Il faut convenir que nous sommes encore bien peu avancés dans la manière de préparer les salaisons, et que les Anglais nous ont de beaucoup surpassés dans cette partie de l'économie, de laquelle ils retirent des avantages inappréciables dans leur navigation. Ils salent le bœuf, dit d'Irlande, de manière à lui conserver cette belle couleur rouge qui le rend également agréable au goût et à l'œil. Les chimistes français pensent que c'est le sel de nitre, dont on se sert pour cela, qui empêche que cette viande perde la saveur et la couleur qu'elle possède, lorsque elle est toute fraîche. Il faut, malgré cette opinion, avouer que les essais assez répétés que l'on a faits en France à ce sujet, n'ont pas encore obtenu un résultat bien favorable. Le bœuf n'est pas la seule viande que les Anglais savent très-bien préparer. On mange du mouton d'un goût excellent, et qui, salé à leur manière depuis plusieurs mois, n'a, dans cette préparation, acquis aucune autre saveur que celle qui lui est naturelle. Il faut espérer que de nouvelles expériences, par un succès plus heureux que les premières, mettront les marins français à même de jouir des avantages de pareilles salaisons.

De la conservation des viandes salées.

La précaution qu'il faut prendre pour conserver les viandes salées, c'est de les tenir toujours couvertes de saumure; si elles n'en sont pas constamment humectées, et qu'elles soient exposées au contact de l'air, elles prennent promptement une saveur et une odeur rances, souvent même elles se putréfient. Dans cet état, elles sont désagréables au goût et deviennent nuisibles à la santé, surtout si l'usage est continu.

Pour obvier à cet inconvénient d'une manière bien plus efficace que par l'emploi de la saumure, pourquoi ne pas saupoudrer de charbon réduit en poussière la surface de chaque pièce de viande après la salaison, puisque il est reconnu que ce combustible est éminemment propre à retarder la corruption dans toutes les matières putrescibles, et à désinfecter même celles qui manifestent sensiblement leur putridité? Nous proposons, sans avoir la moindre incertitude sur le succès, la poudre de charbon, plutôt que de laisser tremper dans l'eau, pendant quelque tems, la viande salée, lorsque elle commence à sentir mauvais, en la suspendant dans un filet traînant après le vaisseau. Cet expédient, assez généralement suivi par les marins, n'est rien moins qu'avantageux, car l'eau dans laquelle cette viande reste suspendue emporte toutes les parties nourricières. Elles seraient sans doute conservées, si la viande demeurait sous la poudre de charbon qu'on enlèverait ensuite facilement par le lavage.

Avant de terminer cet article, nous croyons nécessaire de faire remarquer que, pour mitiger et détruire ce que l'usage continuel des viandes salées a de contraire à la santé, on a, depuis quelques années, introduit dans la marine anglaise une précaution qu'on ne peut s'empêcher d'approuver. Elle est même tellement avantageuse qu'elle devrait être adoptée par toutes les autres puissances maritimes. Cette précaution qui démontre jusque à quel point le gouvernement anglais prend soin de ses marins, et combien il s'intéresse à cette classe d'hommes qui coopère si puissamment à sa prospérité, consiste à accorder tous les jours à chaque marin, pendant le tems de la campagne, un citron qui lui sert à assaisonner sa viande. Si, par la nature du voyage ou de la station, il est impossible de distribuer ce fruit aux équipages, on y supplée par du suc de limon, préparé avec tant de soin et conservé avec tant de précaution, que rarement il est susceptible de passer à la fermentation, ni de subir aucune espèce d'altération. A cet effet, ce suc, fabriqué en Angleterre, est renfermé dans de forts flacons de verre marqués au chiffre du roi, qui sont uniquement destinés à le contenir, et la quantité qui en est embarquée sur les bâtimens de guerre, est toujours proportionnée aux besoins présumés, et est presque toujours suffisante pour en fournir aux marins, même à discrétion, durant le cours de leur navigation. D'après les propriétés antiseptiques bien constatées de tous les acides végétaux, et particulièrement de l'acide citrique, peut-on se dispenser d'avouer que cette sage précaution assure les effets les plus salutaires dans le traitement du scorbut; et ne doit-on pas désirer qu'une telle pratique soit introduite dans la marine française?

DES VIANDES DESSÉCHÉES.

On peut regarder les viandes desséchées comme un aliment qui tient le milieu entre les viandes fraîches et les viandes salées, mais dont l'usage est bien plus convenable à la santé des marins que celui de ces dernières. C'est dans cette vue que M. Casalet, de Bordeaux, avait imaginé un moyen de conserver la viande qui devait servir de nourriture aux gens de mer, sans être salée. Il faisait sécher, par une chaleur douce dans une étuve, les muscles légèrement comprimés; il les vernissait ensuite avec une colle de gélatine, et les conservait plusieurs années dans toute leur intégrité et leur saveur.

Aujourd'hui, le procédé qui, sous le rapport de l'économie, de la simplicité et du succès, mérite d'être préféré à tout autre de ce genre, est, sans contredit, celui dont on doit à M. Appert la précieuse invention. Nous renvoyons, pour le détail, à l'ouvrage déjà publié par cet estimable auteur.

Une découverte importante a été encore celle de bonifier la viande corrompue, de manière à lui faire reprendre la consistance, la couleur et le goût qu'elle possédait dans son état naturel. Le succès de cette invention peut être de la plus grande utilité aux marins en plusieurs cas; aussi, sommes-nous bien aises de leur faire connaître les moyens d'en profiter, en rapportant ici l'extrait d'une lettre des membres du conseil de santé de la marine de Brest, en date du 17 septembre 1784, et dans laquelle on lit : « Instruit, par le *Journal d'économie rurale et domestique*, qu'un procédé fort simple pour ramener à leur premier état de fraîcheur des substances animales parvenues à ce degré de corruption qui ne nous permet plus d'en faire notre aliment, venait de paraître avec avantage entre les mains de M. Cadet de Vaux, le conseil de santé de la marine de Brest a jugé utile de constater, par de nouvelles expériences, l'efficacité de ce procédé, et de publier le résultat satisfaisant qu'il a obtenu. »

Six livres de belle viande de bœuf ont été soumises, pendant plusieurs jours, par ordre du conseil, à toutes les causes qui pouvaient en déterminer et en favoriser la décomposition, c'est-à-dire, qu'abreuvée de ses sucs, elle a été, pendant ce tems, mise en contact avec l'air atmosphérique, la température étant de vingt-un degrés. Après ce délai, la viande était d'une couleur bleue et verdâtre ; elle renfermait une grande quantité de vers, et exhalait une odeur fétide, nauséabonde, en un mot, une puanteur si insupportable, qu'on fut obligé de parfumer l'appartement où elle était déposée.

Telle le conseil la désirait pour se bien convaincre de la toute puissance du moyen de désinfection qu'il se proposait d'éprouver, et que voici : on commença par laver cette viande dans l'eau bouillante pour en détacher les vers et la moisissure qui la recouvrait. Deux livres de charbon de bois avaient été préparées, c'est-à-dire, concassées, passées au crible et lavées. La viande en fut enveloppée, mise dans un sac de toile, puis dans un pot de terre vernissé qu'on remplit d'eau, en y ajoutant quelques poignées de charbon. Le vase était de la contenance de dix pintes. Après avoir bouilli pendant deux heures, la viande en fut retirée et lavée pour la *décharbonner*. On acheva de la faire cuire dans de nouvelle eau avec les assaisonnemens convenables.

Alors, elle était ferme, d'une belle couleur, et elle avait cette odeur suave particulière au bon bœuf. Elle fut goûtée, ainsi que le bouillon dans lequel on avait mis quelques tranches de pain, par tous les membres du conseil et par plusieurs personnes présentes à l'expérience, et d'une voix unanime, la soupe et le bouilli furent trouvés excellens.

La durée de l'ébullition et la quantité du charbon ont été ici, comme elles doivent être toujours, en raison de l'altération de la viande; moins gâtée, sa désinfection serait plus prompte, et on l'obtiendrait avec une moindre dose de charbon.

DE LA BOISSON.

Les liquides fermentés et alcooliques dont on peut faire usage sur les vaisseaux, tels que le vin, la bière, le cidre, l'eau-de-vie, le rum, etc., ne constituent pas, comme on le sait, la boisson proprement dite. L'eau est la seule liqueur qui, sous tous les points de vue, satisfait constamment à cet indispensable besoin de la vie. Aussi aurons-nous le soin de présenter, dans cet article, tout ce qui nous a paru avoir rapport à sa salubrité, à ses qualités médicinales et à sa conservation.

DE LA MEILLEURE EAU POTABLE.

« L'eau est tellement abondante sur la terre, qu'elle s'altérerait et se corromprait bientôt, dit le célèbre Parmentier, si l'auteur de la nature, dont les bienfaits sont toujours infinis, ne s'était pas servi du mouvement pour maintenir ce liquide dans un état propre à donner de la fraîcheur et de l'humidité à l'air, à fournir une boisson salutaire aux hommes et aux animaux, aux végétaux leur aliment principal, à la terre sa fécondité. »

Quoique l'eau ne paraisse pas se combiner avec beaucoup de corps, c'est cependant le plus grand dissolvant de la nature. Elle dissout toutes les terres, tous les sels, tous les métaux. C'est elle qui a formé les montagnes, qui opère toutes les cristallisations, qui allume les volcans en se décomposant. Nécessaire à presque tous les arts, elle entre si souvent, et de tant de manières, dans les besoins et les commodités de la vie; elle concourt si visiblement à la reproduction constante des substances des trois règnes, qu'il ne faut pas s'étonner que la plupart des anciens aient regardé l'eau comme l'agent universel, le seul élément, le principe de toute chose. Aussi l'homme, contraint d'obéir aux lois de son économie vitale, a-t-il été naturellement porté à se procurer, dans un pays quelconque, l'eau la plus salubre. Conséquemment, guidé dans ses recherches par l'observation et l'expérience, est-il parvenu à déterminer d'abord les qualités qui constituent la meilleure eau, et, par la suite, celles qui distinguent toutes les autres eaux d'usage ordinaire, telles que l'eau de source, de fontaine, de puits, de mare et de rivière.

EAU DE SOURCE.

L'eau de source est l'eau vive qui sort de terre en quantité plus ou moins grande, et qui donne naissance aux fontaines et aux rivières.

L'origine des sources a été un long sujet de dispute entre les savans. L'un des systèmes qui a fait plus de fortune est celui de Descartes. Il supposait que les eaux de la mer se rendaient par des conduits secrets dans des réservoirs placés sous les montagnes; que là elles étaient réduites en vapeurs par le feu central, et que ces vapeurs, élevées dans l'intérieur des montagnes, se condensaient en eau contre leurs parois, et que cette eau s'écoulait par les fentes des rochers comme l'eau distillée coule par le bec de l'alambic.

Les physiciens modernes pensent autrement, et voici comme ils représentent l'opération de la nature dans la formation des sources.

Lorsque l'air, disent-ils, est d'une température chaude, il se charge de vapeurs aqueuses qui s'élèvent de la surface des eaux. Ces vapeurs montent dans l'atmosphère, où elles s'étendent de tous les côtés; et lorsqu'elles rencontrent le sommet des montagnes, elles se condensent aussitôt par le contact de ces corps froids, se convertissent en eau et coulent le long des rochers. Cette eau pénètre dans les feuillets presques verticaux dont ils sont composés, et s'y fraie des routes qui s'élargissent avec le tems. Peu à peu les feuillets de la roche se détachent et tombent; voilà le commencement d'un petit ravin qui s'approfondit insensiblement. Les eaux qui proviennent des rochers voisins s'y rendent, pénètrent dans les fissures verticales qui sont au fond du ravin, et, après être descendues à des profondeurs plus ou moins considérables, finissent par paraître sur le flanc, ou vers la base de la montagne.

Quant à la recherche des sources cachées dans le sein de la terre, si l'on est sur un sol primitif composé de roches feuilletées, on est presque sûr de trouver partout au moins quelques petits filets d'eau. Si l'on est dans un pays secondaire dont le sol est composé de couches d'argile, là où l'on en découvre, on est assuré de trouver une nappe d'eau dans toute l'étendue de cette couche. Si le terrain était graveleux ou sablonneux jusqu'à la profondeur des puits ordinaires, il serait inutile d'y chercher de l'eau.

Ces connaissances peuvent être de la plus grande importance pour les navigateurs que la tempête a jetés sur une terre inconnue ; car, comme le dit très-bien Virgile dans le sixième livre de *l'Enéide*, les trois premiers objets de leurs recherches, en pareil cas, sont le feu, le bois et l'eau (1).

Les sources proviennent donc des vapeurs qui, converties en eau, ou s'insinuent dans les feuillets perpendiculaires de la substance pierreuse dont les montagnes primitives sont en partie formées, ou s'infiltrent à travers les couches de nature différente des montagnes secondaires, et découlent ensuite au dehors. La substance pierreuse à plans droits ou cour-

---

(1) . . . . . . *Juvenum manus emicat ardens*
Littus in Hesperium, quærit pars semina flammæ
Abstrusa in venis silicis, pars densa ferarum
Tecta rapit sylvas, inventaque flumina monstrat.

Soudain avec transport mille jeunes Troyens
Touchent d'un saut léger aux bords ausoniens ;
Leurs soins sont partagés ; du roc qui le recèle
L'un d'un feu pétillant fait jaillir l'étincelle ;
L'autre parcourt les bois, ou des fleuves nouveaux
Va d'un œil curieux reconnaître les eaux.

Trad. de DELILLE.

bés, très-fréquente dans les terrains primitifs, est ce qu'on appelle en minéralogie *schiste*, du verbe grec *schiso*, fendre, pierre fendue, ou pierre feuilletée.

Les schistes assez tendres pour se laisser rayer par le cuivre, et dont la rayure est toujours grise, ne font jamais pâte avec l'eau.

On ne peut rien dire d'exact sur leur composition. En général, ils résultent d'un mélange intime de silice, d'alumine et de fer, auquel se joignent quelquefois de la chaux, de la magnésie, de la manganèse et du bitume.

Ceux qui font partie des terrains primitifs sont :

1° Le schiste luisant ;

2° Le schiste argileux, existant tantôt dans les terrains primitifs, tantôt dans les terrains secondaires ;

3° L'ardoise, qu'on trouve aussi dans les terrains secondaires ;

4° Le schiste coticule ;

5° Les schistes homogènes, disposés en couches continues fort étendues, d'une épaisseur très-variable, et presque jamais horizontales. Ils forment à eux seuls des montagnes entières, et même des chaînes de montagnes. Leurs couches, interposées entre des pierres ou roches de diverse nature, recouvrent toujours le granit.

Le premier et le second appartiennent, comme nous l'avons déjà dit, aux terrains primitifs (1).

Le troisième est très-abondant, et se présente en couches puissantes, mélangées de cuivre et de fer pyriteux. On y observe très-souvent des empreintes de plantes, et surtout des empreintes de poissons.

En considérant les matières solides les plus répandues sur la surface de la terre, on peut dire que les schistes forment une grande partie de la croûte du globe. Les montagnes schisteuses bordent en effet celles de granit, de gneisse, de micaschiste, et ont une forme arrondie qui les fait aisément reconnaître. Elles offrent ordinairement les pâturages les plus unis, les plus étendus et les plus beaux. Les schistes marneux solides, à feuillets épais, forment assez souvent des collines élevées et roides qui resserrent entre elles des vallées étroites.

D'après ces indications, le premier soin du navigateur sera celui de préférer à toute autre l'eau de source qu'il aura pu découvrir sur un

---

(1) BROGNART, *Traité de Minéralogie.*

sol primitif; car, étant comparable, par rapport à son origine, à l'eau distillée, et se chargeant, dans son passage à travers les plans verticaux des pierres feuilletées, ou schistes, de très-peu de matière terreuse, et nullement de particules métalliques, calcaires ou salines, puisque les surfaces extérieures de ces pierres n'en contiennent pas un atome, il s'ensuit qu'elle sort du flanc de la montagne avec toutes les qualités caractéristiques de l'eau la plus salubre.

Il n'en est pas de même pour l'eau qui existe dans les terrains secondaires. Ceux-ci, s'étendant par couches horizontales très-épaisses, mais assez tendres, et comme spongieuses, permettent à l'eau qui s'infiltre à travers leurs masses de pénétrer à de grandes profondeurs, et d'entraîner par conséquent ou dissoudre les matières métalliques pyriteuses, salines et bitumineuses, ou bien les substances calcaires et argileuses qui entrent dans la composition de chaque couche.

Dans les quatre premiers cas, l'eau a de l'odeur et de la saveur, et ne peut pas être employée comme l'eau potable : dans les deux autres, quoique souvent très-limpide, elle ne possède pas pourtant la pureté et la légèreté de l'eau vraiment saine; d'où l'on voit que l'eau de terrains secondaires, autant belle que puisse être son apparence, est toujours inférieure en qualité à celle des terrains primitifs.

EAU DE FONTAINE.

Les fontaines que l'on trouve, tant dans les terrains primitifs que dans les terrains secondaires, tirent aussi leur origine des vapeurs qui, condensées à la hauteur du sommet des montagnes, se convertissent en rosée, pluie, brouillard ou neige.

Selon quelques physiciens, les eaux de la mer, poussées par l'action du flux, s'introduisent dans les terres par une multitude de fissures, où elles éprouvent une filtration qui leur enlève le sel. Ces canaux, dont les communications s'étendent de toutes parts, les conduisent ainsi jusqu'aux endroits où elles forment des fontaines par leur réunion. En appréciant cette hypothèse d'après les idées d'une saine physique, on conçoit aisément que, admettre dans la nature ces alambics et ces filtres, c'est lui prêter les moyens de notre art, et vouloir l'astreindre à le copier, elle qui est souvent pour lui un modèle inimitable. On a donc conjecturé qu'il ne fallait point chercher aux fontaines une autre origine que celle indiquée ci-dessus ; et voici ce que l'observation et la raison nous dictent également sur cet objet :

L'eau s'élève de toute part dans l'atmosphère par l'évaporation. Celle de la mer dépose son sel à mesure que ses molécules en abandonnent la surface pour se mêler avec l'air. Une partie des rosées et des pluies qui proviennent de ces eaux tombent sur le sommet des montagnes ; ces sommets paraissent même agir par affinité sur les nuages et les fixer. On a observé qu'un nuage qui rencontrait un pic sur son passage, s'effacait à mesure que les différentes parties s'approchaient du contact. Les eaux provenant de l'atmosphère s'infiltrent donc dans les terres qui recouvrent les montagnes jusqu'à ce qu'elles rencontrent un lit imperméable pour elles, et de là, elles vont aux différens endroits de la pente ou du pied de la montagne. Mais, dira-t-on, n'est-ce pas trop accorder à l'évaporation, que de supposer qu'elle pût fournir, seule, cette immense quantité d'eau nécessaire à l'entretien de tant de sources, surtout en y joignant celle qui est perdue par les fleuves et les rivières, et qui sert de boisson aux animaux, ou est absorbée par les plantes? Mariotte, dans son traité du mouvement des eaux, a discuté cette question avec son exactitude ordinaire, en comparant la quantité d'eau de pluie qui tombe, à Paris et aux environs, pendant le tems d'une année moyenne, avec celle qui passe dans le même tems sous le Pont-Royal; et il résulte de ses observations et de ses calculs, que ce qui tombe d'eau excède tellement la quantité qui suffit pour entretenir le cours des rivières et pour remplir les étangs, qu'il faut supposer que le reste soit employé, avec une profusion pour ainsi dire excessive, aux besoins de la végétation et aux autres dépenses particulières. L'explication qu'on vient de donner ramène ainsi la nature à sa simplicité ordinaire. L'air atmosphérique, par une seule action, donne sans cesse un libre accès entre ses molécules à celles des eaux répandues sur la surface du globe, et après leur avoir servi de véhicule, il les laisse tomber çà et là, et les rend à tout ce qui les redemande : aux plaines, aux prairies qu'elles désaltèrent, aux sources des fleuves qu'elles alimentent, et à l'Océan, dont elles réparent les pertes.

De tout cela, on peut conclure que la bonne qualité de l'eau des fontaines dépend de la nature du terrain dans lequel elle s'infiltre. Aussi, par les raisons données ci-dessus, celle que fournissent les fontaines des terrains primitifs est-elle préférable à tout autre qui jaillit, et même en plus grande abondance, des terrains secondaires.

EAU DE PUITS.

Les puits sont des excavations plus ou moins profondes, à parois circulaires, bâties en briques ou en pierre de taille, et dans lesquels se rend l'eau qui provient des terrains secondaires. Les puits de la plupart des villes ne reçoivent donc que cette espèce d'eau, parce que c'est celle qui descend, comme nous l'avons fait observer, jusqu'aux endroits les plus bas, en chariant ou en dissolvant les matières assez tendres dont sont composées les couches horizontales du terrain qui la recèle. Or, on sait que, parmi ces matières, la substance calcaire abonde le plus ; aussi domine-t-elle également sur tous les autres principes hétérogènes contenus dans l'eau de puits. A Paris, par exemple, cette eau est tellement séléniteuse, saline ou terreuse, qu'on ne peut s'en servir ni pour la boisson, ni pour préparer les alimens.

En général, c'est la sélénite qu'on trouve abondamment dissoute dans l'eau de puits, comme la silice dans celle de quelques sources. En effet, quoique l'acide fluorique, agent d'une force étonnante, soit jusqu'ici reconnu pour le seul dissolvant de cette terre, la nature cependant ne la dissout pas moins dans l'eau; car, en Islande, la fameuse fontaine de Geyser, qui s'élance en bouillonnant jusqu'à quatre-vingt-dix pieds, contient une quantité considérable de silice en dissolution, qu'elle dépose en se refroidissant. Quant à l'air, si nécessaire à l'eau pour être saine et propre à nos usages, l'illustre Parmentier, déjà cité, s'exprime ainsi :

« Les eaux des puits dont la surface a peu de diamètre, et qui sont presque à l'abri de l'air extérieur, ne pouvant recevoir d'autre mouvement que celui des seaux, ces eaux ne deviennent potables qu'à force de réitérer ce mouvement. Aussi l'expérience journalière nous apprend-t-elle que plus on tire de l'eau d'un puits, meilleure elle devient. On se tromperait, sans doute, en attribuant cette amélioration au renouvellement de l'eau, puisque c'est au mouvement seul qui a mis en combinaison le fluide élastique, pour former de l'air, qu'il faut en rapporter la cause.

» Les chevaux, ordinairement très-délicats sur le choix de l'eau, savent très-bien connaître une eau de puits qui n'a pas été battue, ou celle qui n'a pas été exposée à l'air pour acquérir de la bonté. C'est pour cet effet qu'on a la précaution de placer à côté d'un puits une grande pierre, dans laquelle l'eau qui en provient séjourne quelques heures et absorbe de l'air. Ceux qui n'ont pas cette ressource y suppléent en passant la main dans le seau sortant du puits, et ce simple mouvement suffit pour enlever à l'eau la crudité qu'on lui reproche avec raison.

» Les jardiniers instruits se gardent bien d'employer l'eau de puits que, au préalable, ils ne l'aient laissée exposée à l'air, autrement ils mettraient en danger leur culture. »

Le manque d'air est donc la cause de la crudité des eaux des puits, lesquelles, par cette mauvaise qualité, occasionent quelquefois des coliques d'estomac et d'entrailles assez violentes. Pour améliorer ces eaux, il faut, comme on l'a dit, les tenir exposées, l'espace de quelques heures, au grand air.

Le moyen, cependant, le plus efficace pour avoir constamment claire et bonne à boire l'eau des puits, c'est de les construire de la manière suivante :

Voulant, par exemple, un puits de cinq pieds de diamètre, l'excavation doit être de douze à quinze pieds, et à parois revêtues de pierre de taille, parce que la brique communique à l'eau une qualité alumineuse; on fait ensuite un faux puits, auquel on donne dix à douze pieds de diamètre. Au milieu de ce grand puits, on construit le véritable puits sur un diamètre de cinq pieds, mais de manière à ce que les pierres mal jointes laissent filtrer l'eau à travers; après quoi, on remplit de sable et de cailloux le faux puits, afin que l'eau ne puisse arriver dans le véritable puits qu'après avoir filtré à travers le sable et les cailloux. On est sûr alors d'avoir une eau parfaitement claire et bonne à boire.

Ainsi, dans les lieux où les navigateurs pourront relâcher pour faire de l'eau, et où l'on ne trouverait ni sources, ni fontaines, il serait important d'y construire des puits tels que ceux que nous venons de décrire. Ces puits porteraient le nom de *puits pour le service de la marine.*

EAU DE CITERNE.

C'est dans les pays maritimes principalement, où les eaux des puits et celles des rivières sont trop chargées de matières salines pour être potables, qu'on creuse des citernes, mot dérivé de *cis-terram*, sous la terre, c'est-à-dire réservoirs en maçonnerie au dessous de la surface de la terre, destinés à recueillir et à garder l'eau de pluie et de neige. La première s'approche plus que tout autre eau de l'état de pureté. Chaptal a observé que l'eau de pluie d'orage est plus mélangée que celle d'une pluie douce, et que cette dernière devient plus pure pendant la durée de la pluie. La seconde, savoir l'eau de neige, étant, en grande partie, privée d'air, donne des coliques, des dévoiemens, des dyssenteries, et entre, d'après l'avis de plusieurs habiles praticiens, parmi les causes qui produisent ce gonflement à la partie antérieure du cou, connu sous le nom de *goître*.

La plus belle citerne qu'il y ait au monde, est à Constantinople. Les voûtes portent sur deux rangs de deux cent douze piliers chacun. Ces piliers, qui ont deux pieds de diamètre, sont plantés circulairement et en rayons, qui tendent à celui placé au milieu. En Hollande, où l'on remplace l'eau des fontaines et des rivières par celle des pluies, on construit les citernes avec le plus grand soin. Cette eau perd cependant l'air qui la rend bonne à boire à mesure qu'elle reste enfermée et sans mouvement; aussi les eaux de citerne sont-elles, dans ce pays, fades, mauvaises et presque fétides, vers le mois de septembre surtout, parce qu'alors il ne pleut que rarement. Dans les endroits donc où les navigateurs ne pourront trouver que de l'eau de citerne, la précaution qu'ils n'omettront pas de prendre, sera de la tenir exposée au grand air, de l'agiter violemment et de la faire tomber, à l'aide d'un seau, d'une certaine hauteur dans un récipient de grandeur convenable. Par ce moyen, l'eau dont il s'agit reprend, en peu de tems, toutes les bonnes qualités de l'eau potable.

EAU DE MARE.

Ces eaux sont dangereuses, non-seulement pour les hommes, mais encore pour les animaux. C'est en effet dans les endroits marécageux qu'on voit fréquemment régner les maladies épizootiques des bestiaux; malheur qui arrive surtout lorsque les mares, après avoir été long-tems à sec, viennent à se remplir d'eau, parce que toutes les circonstances, pendant la sécheresse, avaient concouru pour la destruction des insectes et la fermentation des matières putrides. L'eau délaie toutes ces substances et devient par là très-malfaisante.

On corrigeait autrefois les eaux qui avaient

contracté une mauvaise odeur pour avoir croupi en les faisant chauffer, en les exposant à l'air libre pendant deux ou trois jours, ou bien en les filtrant dans des fontaines sablées. Ces moyens étaient insuffisans quand l'eau était passée à un état de corruption trop considérable.

Smith et Couchet ont les premiers présenté au public des fontaines à filtres, qui purifient complètement les eaux, quel que soit le degré de putridité qu'elles aient atteint. Cette découverte, qu'on peut regarder comme un bienfait de la chimie moderne, est maintenant du plus grand avantage pour clarifier, et bonifier en même tems, l'eau potable à bord des vaisseaux. Si les navigateurs débarquent donc dans une contrée où l'on ne trouve que de l'eau de mare, ils choisiront d'abord celle de la mare la moins vaseuse, et, après en avoir rempli plusieurs tonneaux, ils la tiendront dans ces récipiens en repos, exposée à l'air atmosphérique pendant vingt-quatre heures; alors cette eau commencera à déposer les molécules terreuses qui troublaient sa transparence. Ils ouvriront ensuite un petit orifice à trois pouces environ de distance du fond de chaque tonneau, et feront passer l'eau qui y est retenue dans d'autres tonneaux d'égale capacité, et où ils la tiendront pareillement en repos autant que la première fois ; ils réitéreront cette opération jusqu'à ce qu'ils aperçoivent du sédiment limoneux au fond des derniers tonneaux ; après quoi ils feront bouillir, l'espace de quinze ou vingt minutes, l'eau clarifiée de cette manière, et agiront sur elle comme on l'a indiqué pour l'eau de citerne. Moyennant tous ces procédés, l'eau des mares sera assez bonifiée et propre à servir de boisson aux équipages pendant quelque tems.

EAU DE RIVIÈRE.

Les eaux de rivière varient non-seulement par rapport à la nature première de l'élément aqueux qui les constituent, mais encore à cause du mouvement que les rivières elles-mêmes doivent à leur étendue, à leur inclinaison, aux corps sur lesquels elles coulent, aux matières qui s'y décomposent, aux bateaux qui en couvrent la surface, aux obstacles qu'elles rencontrent dans leur cours. L'eau dont le courant est lent et tranquille diffère de celle qui coule avec rapidité. Aussi remarque-t-on que le Rhin et le Rhône, qui prennent leurs sources dans les montagnes des Grisons, fournissent des eaux plus légères et meilleures que celles des autres fleuves. Ceux qui ont descendu le Mein ont observé que, pour entrer dans le Rhin, les barques s'enfoncent beaucoup plus, phénomène dû à la légèreté de ses eaux. Les bateliers, en entrant à Paris par Charenton, aperçoivent à peu près la même chose.

L'eau qui coule sur du sable ou du gravier est en général excellente, et plus elle a d'étendue, plus elle est salubre et potable. Aussi voit-on que les petites rivières, dont l'eau a souvent un goût marécageux, perdent bientôt ce goût dès qu'elles se sont associées à une rivière plus grande ; c'est ce qui fait que l'Yonne, le Loing, la Marne, l'Eure, et plusieurs autres rivières peu considérables que la Seine reçoit dans son lit avant de se jeter dans l'Océan, perdent les mauvaises qualités qu'elles avaient séparément, et fournissent de l'eau potable. C'est ce qui fait encore que l'eau des grandes rivières diminue en bonté pendant les sécheresses, parce qu'elle reste alors long-tems basse. Cette eau ne serait elle-même ni plus pure, ni plus saine que l'eau des mares, si le mouvement qui la brise sans cesse ne prévenait pas sa corruption, et si son renouvellement perpétuel ne divisait et ne raréfiait les matières étrangères qu'on y jette ; si de ces matières étrangères il ne résultait pas de nouveaux êtres propres à constituer la salubrité de l'eau de rivière.

Cela posé, on voit maintenant par quelle cause les immenses masses de l'eau de la mer ne passent pas à la corruption, sans quoi l'atmosphère serait si infecté sur la terre, qu'aucun être vivant ne pourrait y exister. Le sel que ces masses aqueuses contiennent ne suffit point pour les rendre incorruptibles, car l'eau de mer se corrompt aussi bien que l'eau douce, quoique plus lentement, à dire la vérité, que cette dernière. Il faut donc que la nature ait employé un agent bien plus efficace pour obvier à ce grand inconvénient. Cet agent n'est que le mouvement. Les tempêtes agitent et renversent du fond à la surface ces eaux, dont les vagues s'entrechoquent les unes les autres, et se rompent même contre les rochers. Leurs molécules éparpillées laissent échapper les gaz délétères qui auraient été les germes de la putréfaction. Aussi l'eau de la mer est-elle, par ce moyen, perpétuellement ramenée à l'état de sa primitive existence.

Nous recommandons donc aux navigateurs qui auront pris terre dans un pays traversé par des courans d'eau, de ne pas perdre de vue nos observations sur les eaux de rivière. Elles leur serviront de guide, lorsque, parmi ces eaux, ils devront choisir de préférence celle dont le ruisseau ou la rivière offriront les conditions nécessaires pour fournir l'eau la plus limpide et la meilleure à boire.

Signes auxquels les marins peuvent reconnaître la bonté de l'eau potable, et profiter de ses qualités médicinales.

Toutes les espèces d'eau ne jouissent pas du même degré de pureté et de légèreté ; toutes ne sont pas également salutaires.

Puisque l'eau influe d'une manière si immédiate sur la santé, il est important de connaître l'eau réellement bonne à boire.

L'eau est potable lorsqu'elle offre les caractères suivans :

1° Elle doit être fraîche, vive, limpide, inodore et aérée ;

2° Elle doit dissoudre le savon sans former des grumeaux, et bien cuire les légumes ;

3° Elle ne doit se troubler que très-légèrement par le muriate d'argent, sel qu'on trouve facilement chez les chimistes et les pharmaciens.

Les marins peuvent aussi juger favorablement de l'eau du pays où ils se trouvent :

1° Si les habitans conservent les yeux bien sains et les dents bien blanches ;

2° S'ils sont peu sujets aux maladies de la peau ;

3° Si sur les rives de la fontaine, du ruisseau, de la rivière d'où ils tireront l'eau, il ne croît ni joncs, ni mousse, ni aucune plante aquatique ;

4° Si l'eau court sur du sable ou sur du cailloutage.

A ce sujet, il n'est pas moins nécessaire de les avertir que les eaux hétérogènes, qu'on croit pourtant bonnes à boire, se distinguent en eaux argileuses, gypseuses et calcaires.

Les eaux argileuses, chargées de particules d'argile, sont trop pesantes pour être saines, et ont un goût désagréable qui les accuse.

Les eaux gypseuses, c'est-à-dire qui contiennent une grande quantité de molécules de gypse ou de sélénite, sont extrêmement dangereuses, pouvant causer beaucoup de maux. La dissolution de la barite, autrefois terre pesante, aujourd'hui protoxide de barium, trouble ces eaux ; le précipité qui en résulte est insoluble dans l'acide nitrique pur, ce qui décèle leur nature.

Enfin, les eaux calcaires, quoique limpides, tiennent cependant en dissolution assez de terre calcaire pour former des concrétions, des pétrifications, des stalactites. On les reconnaît à la propriété qu'a leur sédiment, après l'évaporation, de faire effervescence avec l'acide sulfurique étendu d'eau.

Ces eaux ne sont nullement bonnes à boire.

Toutes ces remarques méritent de fixer encore davantage l'attention des gens de mer, s'ils ont égard aux qualités médicinales dont l'eau jouit, même dans son état naturel.

« De tout tems, dit le célèbre Parmentier, l'eau fraîche a été regardée comme un très-bon médicament, et employé pour renouveler l'air et le purifier. On connaît cette pratique populaire si usitée chez les Orientaux, qui consistait, certains jours de l'année, à se jeter dans les rues de l'eau au visage, en sorte que les passans se trouvaient arrosés d'une manière religieuse. »

On sait combien les cérémonies hydrophoriques sont anciennes et célèbres chez les Egyptiens, les Chinois, les Japonais. Dans les pays situés aux environs de la zone torride, les rayons du soleil agissent sur nous ou sur l'air avec tant de violence, que si l'on ne baignait d'eau froide ceux qui y passent, ils courraient le risque de périr. C'est peut-être à cette précaution que l'on doit l'usage de plonger dans l'eau fraîche les suffoqués et les personnes qui ont eu le malheur d'être surprises par quelques vapeurs méphitiques. Voilà pourquoi le célèbre Van-Sviéten, dans ses commentaires sur les *Aphorismes* de Boërhaave, propose l'eau froide pour les suffoqués par la vapeur du charbon. Il cite à ce sujet l'exemple d'un homme qui, étant tombé dans un chaufour, fut réputé pour mort. Une demi-heure après sa chute, le chirurgien auquel on eut recours le saigna, lui jeta de l'eau froide et le rappela à la vie. C'est aussi par l'eau fraîche qu'on arrête ordinairement les hémorragies, et que l'on traite avec succès les contusions. Il faut, dans ce cas, appliquer à l'instant même des compresses sur la partie blessée, et les renouveler dès qu'elles s'échauffent. Par ce moyen on prévient l'enflure, le sang extravasé et les suites dangereuses de la faiblesse.

Quant à la propriété qu'a la vapeur aqueuse de bonifier l'air, les voyageurs nous apprennent que, dans les parties septentrionales de l'Asie et de l'Europe, on a coutume de mettre des écuelles ou des seaux d'eau fraîche sur les poêles qu'on allume la première fois, pour corriger l'effet des exhalaisons du combustible.

M. Morand, dans sa description des étuves chinoises chauffées avec le charbon de terre, rapporte que c'est par la même raison que les Chinois tiennent toujours dans les appartemens de grands vases remplis d'eau qu'ils renouvellent de tems en tems, et qui, au moyen de poissons dorés qu'on y fait vivre, se trouve être continuellement en mouvement; il ajoute que les pauvres gens tirent encore un autre parti de l'eau en plaçant entre les briques de l'étuve un vaisseau de cuivre ou de fer qui leur fournit l'eau chaude pour le thé. Cette eau, pendant la nuit, humecte l'air et absorbe le gaz acide carbonique, qui serait très-nuisible.

Le fait suivant prouve combien l'eau, réduite en vapeur, est efficace pour purifier l'air des émanations malfaisantes du charbon.

Un artisan peu fortuné fut trouvé dans son lit sans connaissance. Pendant qu'on essayait de le rappeler à la vie, une personne, occupée à chercher dans le triste réduit de ce malheureux quelle pouvait être la cause de son accident, crut l'apercevoir dans un petit réchaud cassé qui se trouvait au pied du lit. Lorsque cet homme eut repris l'usage de ses sens, on lui recommanda très-expressément de ne se chauffer jamais plus à un pareil feu, mais il avoua tout bonnement que depuis quinze ans il n'avait d'autre moyen pour éviter les rigueurs du froid ; qu'à la vérité il avait coutume de mettre sur son fourneau un petit poêlon de terre rempli d'eau, ce qu'il avait oublié cette fois-là seulement.

D'après tout ce que l'on vient de dire, il est hors de doute que les marins ne soient entièrement convaincus de l'impérieuse nécessité d'embarquer l'eau la plus pure, non-seulement pour suppléer par elle au besoin indispensable d'une boisson également agréable et saine, mais aussi pour profiter en plusieurs occasions des propriétés salutaires dont ce liquide bienfaisant est doué.

Moyens par lesquels on a essayé de conserver l'eau douce, ou bien de rendre potable celle de la mer à l'aide de la distillation.

L'observation constante que l'eau douce, embarquée dans les vaisseaux pour le service des officiers et des équipages, se corrompait trois ou quatre fois de suite, et qu'il s'y engendrait même une infinité de vers, avait fait chercher d'abord le moyen de la ramener à son état naturel; mais n'ayant jamais pu parvenir à cet heureux résultat, on a pensé par la suite à y suppléer en rendant potable l'eau de la mer, à l'aide de la distillation.

Pour corriger l'eau corrompue, on a proposé la ventilation, et on l'a pratiquée pendant long-tems. L'eau, ainsi traitée, ne perd pas cependant, malgré la volatilisation d'une partie de ses molécules infectes, ni son odeur fétide, ni son mauvais goût. Il en a été de même de plusieurs substances employées comme anti-septiques, telles que la chaux vive, par Forster, l'alun, par Lind, le nitrate d'argent, par Hahnemann, la terre argileuse, par Beckman, professeur à Gottingen. Après toutes ces tentatives sans succès, il ne restait qu'à essayer de convertir l'eau de la mer en eau bonne à boire, d'autant plus que, dans les *Homélies* de saint Basile, il est dit : « Quand les gens de mer se trouvent jetés dans quelque île déserte où il n'y a point de sources ni de fontaines, voilà à quoi ils ont recours. Ils remplissent une chaudière d'eau de mer et la mettent sur un grand feu; quand cette eau commence à bouillir, ils en reçoivent la vapeur dans des éponges qu'ils tiennent au dessus de sa surface. Les éponges étant bien imbibées, on les presse dans une seconde chaudière qui est toute préparée, et lorsqu'elle se trouve remplie, on la met sur le feu : on retire la vapeur de cette seconde chaudière avec de nouvelles éponges, qu'on va porter dans une troisième, et de là dans une quatrième, et puis dans une cinquième, après quoi l'eau se trouve parfaitement dessalée, et on en peut boire sans crainte. » On voit que cette opération consiste dans un essai de chimie grossière, et tel qu'un besoin pressant avait pu l'apprendre aux hommes dans un tems où les Grecs et les Romains n'avaient point l'usage des alambics, qui ont été inventés par les Arabes, aussi bien que les autres vaisseaux et instrumens qu'on continue d'employer dans les laboratoires, et dont parle le roi Gebert, auteur le plus ancien.

L'espérance de parvenir à remplacer par l'eau de mer celle de nos sources et de nos fontaines fit donc paraître à Londres, sous le règne de Charles II, une compagnie de physiciens, qui promettait des choses extraordinaires, comme de donner, pour moins de cent écus, une machine à dessaler l'eau de la mer, de composer cette machine avec tant d'art, qu'elle n'aurait que trente-trois pouces de diamètre; enfin, de préparer certains ingrédiens avec lesquels on pourrait distiller, en moins de vingt-quatre heures, jusqu'à trois cent-soixante pintes d'eau douce. Le projet de cette compagnie fut publié en France avec l'approbation du fameux Boyle et du docteur King, président du collége de médecine de Londres. Mais toutes ces promesses n'eurent aucun succès ; et à peine les Anglais s'en souviennent-ils aujourd'hui, eux qui n'épargnent rien pour perfectionner leur marine.

Depuis cette époque, il s'est présenté un grand nombre de curieux qui ont proposé des machines pour rendre douce l'eau de la mer. Plusieurs de ces machines ont été examinées, et quoique l'on fût convaincu qu'elles ne pouvaient être d'aucune utilité, on a cependant tâché de procurer aux inventeurs des récompenses proportionnées à leur bonne volonté.

Le ministre Colbert disait sensément qu'il fallait payer avec usure toutes les nouveautés, toutes les découvertes qu'on apportait. Une seule qui réussit, ajoutait-il, en récompense vingt qui paraissent chimériques ou qui sont inutiles.

En 1765, M. Hoffman inventa un alambic d'une nouvelle construction et un ingrédient secret; mais cette machine ayant sept pieds cinq pouces de long, sur cinq pieds huit pouces de large, et six pieds sept pouces de hauteur, occupait, avec son appareil, un grand espace, ce qui la rendait très-incommode, et comme elle était d'une forme peu profonde, il était impossible de s'en servir lorsque le vaisseau éprouvait quelques roulis considérables. L'eau qu'on en tirait avait également toutes les mauvaises qualités reprochées à celle des méthodes précédentes.

M. Poissonier, médecin de Paris, introduisit aussi dans la marine de France un alambic de trois pieds six pouces de long, de deux pieds de large et de dix-huit pouces de profondeur. Une partie de la cheminée de la cuisine du vaisseau passait à travers la partie supérieure de l'alambic, à peu près comme dans celui de M. Hoffmann. On a cru par là épargner du bois et du charbon. L'orifice de l'alambic de M. Poissonier avait un pouce de large, et l'on plaçait dessus une plaque d'étain criblée par trente-sept trous de six lignes de diamètre chacun : on adaptait à ces trous des tuyaux d'étain dont l'orifice avait le même diamètre. Ces tuyaux étaient longs de sept pouces et aboutissaient au chapiteau de l'alambic; ils empêchaient que l'eau de celui-ci ne passât dans le serpentin, lorsque le vaisseau éprouvait un roulis assez fort. En évitant ce défaut, on en rencontrait un autre plus essentiel en distillation ; car, au moyen des trous des tuyaux, la vapeur trouvait plus de résistance pour s'élever, ce qui retardait excessivement les progrès de la distillation et augmentait l'empyreuma.

Il résulte des expériences dont on vient de parler, que les méthodes proposées, pendant le laps d'un siècle, pour dessaler l'eau de la mer et la convertir en eau potable, ont toutes des inconvéniens qui les rendent à peine susceptibles de quelque avantage.

Cependant, il faut avouer que, parmi ces méthodes, celle que fit connaître en dernier lieu le docteur Irwing est la plus remarquable, non-seulement par la simplicité et la commodité de l'appareil distillatoire, mais encore par la quantité de l'eau dessalée qu'on pouvait obtenir. Aussi, la marine royale de Londres l'adopta-t-elle avec confiance, et l'on assure même que le capitaine Phipps en reconnut l'utilité pendant son voyage au pôle boréal. Or, puisqu'on n'a plus entendu parler de cette précieuse invention, et que les Anglais eux-mêmes n'en profitent point sur leurs vaisseaux, il faut nécessairement croire qu'ils ont rencontré, par la suite, assez de difficultés dans sa pratique, pour empêcher qu'elle continuât d'être en vogue plus long-tems.

Enfin, c'est à l'illustre chimiste Bertholet que nous devons le vrai moyen de conserver inodore, et sans mauvais goût, l'eau potable. Son procédé est fondé sur la vertu absorbante et purificative du charbon. Il consiste à tenir l'eau dans un tonneau fortement charbonné, c'est-à-dire dans un tonneau où l'on a brûlé des copeaux de manière à réduire en charbon sa surface interne jusqu'à l'épaisseur de quelques lignes. M. Bertholet présenta, en 1803, à l'Institut national, deux tonneaux remplis, depuis quatre mois, d'une même eau. Un des deux avait été charbonné dans l'intérieur, et l'eau s'y était conservée claire et inodore, tandis que, dans l'autre, sa couleur, son odeur et son goût, indiquaient manifestement la putridité qu'elle avait éprouvée. Un voyageur russe, l'amiral Krusenestern, a constaté depuis, dans une traversée de long cours, la vérité du fait annoncé par le chimiste français.

L'heureuse application du charbon, dont on vient de parler, n'a été cependant qu'un résultat des nombreuses et belles expériences faites par M. Lowitz sur les propriétés de ce combustible. Il reconnut en effet le premier, que non-seulement le charbon était le décolorateur de plusieurs substances, mais qu'il jouissait aussi de la propriété de leur enlever l'odeur.

« Pour ce qui regarde l'eau, il me vint dans l'idée, dit-il, d'employer le charbon pour améliorer l'eau putréfiée. Je fis mes premiers essais en 1789, et ces essais eurent un succès complet. La manière, ajoute-t-il, de purifier l'eau putride par la poudre de charbon est si peu compliquée et si peu coûteuse, que je ne connais rien qui puisse en empêcher l'emploi, même dans les voyages sur mer. Dans tous mes essais concernant ce sujet, je n'ai fait que mêler cette poudre avec l'eau en secouant le mélange pendant quelques minutes. La quantité nécessaire de la poudre de charbon dépend de la plus ou moins grande quantité des parties putrides que l'eau recèle. En employant la juste dose de cette poudre, l'odeur putride est presque entièrement enlevée après le mélange. La séparation de la poudre de charbon de l'eau ne présente presque aucune difficulté, et l'exécution en sera tout aussi facile, même en grand. Je crois, par cette raison, que de toutes les méthodes proposées jusqu'ici pour corriger l'eau corrompue, celle-ci mérite la préférence. Elle est plus sûre et beaucoup moins embarrassante que plusieurs autres, dont le succès n'a pas toujours été tel qu'on avait droit de l'espérer. »

Il reste maintenant à connaître par quelle raison les navigateurs ne pratiquent ni l'une ni l'autre méthode. En examinant la première, on voit d'abord que les marins, contraints de charbonner le nombre considérable de barriques destinées à garder l'eau nécessaire à leurs besoins, ont apparemment trouvé une telle opération ou trop longue ou trop inusitée, de sorte qu'ils en ont bientôt abandonné la pratique. D'ailleurs, la dégradation des futailles est assez prompte à cause de la carbonisation qu'il faut renouveler de tems en tems dans leur intérieur, afin d'expulser les gaz méphitiques de l'eau retenus dans les pores des couches ligneuses primitivement charbonnées. Chaque tonneau, chaque barrique devient alors inutile, ne pouvant, dans cet état, servir à aucun usage. Ainsi, quelle perte n'occasionerait pas la fréquente destruction de l'immense quantité des récipiens en bois propres à embarquer l'eau douce sur les vaisseaux? La méthode dont il s'agit ne saurait donc être adoptée que dans quelques cas particuliers, celui, par exemple, d'un long voyage sur des mers inconnues.

A l'égard de la seconde méthode imaginée par M. Lowitz, et qui consiste à mêler la poudre de charbon avec l'eau putride, et à secouer pendant quelques minutes le mélange, en extrayant ensuite les molécules charbonneuses qui terniraient la limpidité du liquide, on conçoit aisément qu'un pareil procédé facile, à dire vrai, et assez prompt dans nos laboratoires, devient cependant aussi long que pénible, et par cela même impraticable sur les vaisseaux, villes flottantes au milieu des mers, et où par conséquent la consommation journalière de l'eau douce est très-considérable.

A cette occasion, nous croyons devoir répéter avec la même assurance ce que nous avons eu l'honneur d'avancer dans notre ouvrage sur la panification des pommes de terre présenté à son excellence le ministre de l'intérieur : savoir, qu'une méthode manufacturière quelconque tombe bientôt dans l'oubli, malgré toutes les apparences séduisantes des avantages qu'elle promettait, quand ceux-ci ne résultent point de vrais élémens qui en constituent la réalité. Ces élémens sont : La facilité de l'exécution, la brièveté du tems, la modicité de la dépense, la certitude du succès. Un de ces élémens qui manque décèle d'abord l'imperfection du procédé dont il s'agissait; on finit par l'abandonner. En peu de tems, il n'en est pas plus question que si on ne l'eût jamais proposé. Le génie invente, le talent perfectionne; mais l'expérience et la pratique sont, elles seules, la véritable pierre de touche de l'utilité des inventions.

Nous avons démontré jusqu'ici l'insuffisance de tous les procédés regardés comme très-efficaces, soit pour garantir l'eau de la putréfaction, soit pour la bonifier lorsqu'elle était passée à cet état, soit enfin pour rendre potable l'eau de la mer à l'aide de la distillation. Par quel moyen donc conserve-t-on aujourd'hui l'eau douce sur les vaisseaux? Le voici : on a, depuis peu, introduit dans la marine royale de France des caisses en fer battu qui sont les réservoirs où l'on garde toute l'eau nécessaire aux besoins des équipages. Dans ces caisses, l'eau se conserve long-tems sans perdre sa limpidité, et sans contracter la moindre mauvaise odeur, ce qu'on doit attribuer à deux causes qui dépendent uniquement de la nature du fer : savoir, sa porosité et son oxidation par le contact de l'eau.

A Paris on a une preuve convaincante de la porosité du fer. Dans une pompe hydraulique, dont le cylindre où devait se mouvoir le piston était creusé dans une masse de fonte, lorsqu'on voulut faire agir la machine, l'eau s'échappa de toutes parts à travers les pores du métal, et on fut obligé, pour parer à cet inconvénient, de doubler l'intérieur du cylindre en cuivre, métal qui se trouve assez compact pour retenir l'eau soumise à une forte pression.

D'après les beaux travaux de M. Théodore de Saussure, tous les corps poreux ont la propriété d'absorber une quantité plus ou moins grande d'un gaz quelconque selon la température, la pression, la nature du gaz, la nature du corps absorbant, le nombre et le diamètre des pores. Ainsi, par la multiplicité de ceux-ci, le fer agit en premier lieu sur les gaz méphitiques de l'eau comme tous les autres corps absorbans.

Quant à l'oxidation, voici de quelle manière il faut raisonner pour démontrer que cette opération chimique est la principale cause de la parfaite conservation du liquide. Nul doute que l'eau ne soit composée d'oxigène et d'hydrogène. Puis donc que le fer s'oxide par le contact de l'eau, il s'ensuit qu'elle se décompose en cédant à la substance métallique le premier des deux gaz, qui seul, comme on le sait, peut produire, dans ce cas, un tel effet. Ainsi, la substraction continuelle du principe acidifiant, pendant le mouvement putride auquel passe l'eau lorsqu'elle est stationnaire, et dans des récipiens hermétiquement fermés, empêche la formation de tout acide qui nuirait essentiellement à la nature de l'eau. Mais que devient l'hydrogène, demandera-t-on, une fois séparé de l'oxigène, second élément constitutif du liquide? L'expérience répond à cette question par le langage des faits.

Si l'on enduit d'un mastic insoluble et propre à contracter une forte adhérence, les parois intérieures d'un récipient en fer, et qu'on le ferme de manière à ce que l'air atmosphérique ne puisse nullement y pénétrer, l'eau se corrompt entièrement en peu de tems, et à l'ouverture du couvercle du récipient, un torrent de gaz hydrogène sulfuré affecte violemment l'organe de l'odorat, et bien plus encore celui du goût, si l'on procède à la dégustation.

Qu'on laisse les parois du même récipient dans leur état naturel, pour que le fer soit en contact immédiat avec l'eau, celle-ci se conserve alors parfaitement et il n'existe plus un seul atome de gaz hydrogène sulfuré dans l'espace qui se trouve entre le couvercle du récipient et la surface supérieure du liquide. Ce gaz délétère est donc substrait à mesure qu'il se dégage, raison pour laquelle la masse de l'eau qui reste est constamment à l'abri de son infection. Aussi, est-il évident qu'il se combine dans cette circonstance avec le métal du récipient, seul corps exposé au contact de l'eau, et forme, par degrés et proportionnellement à son développement, un hydro-sulfure de fer qui n'a aucune action sur le liquide. Les vases de bois, tels que les barriques et les tonneaux, charbonnés intérieurement, d'après le procédé du célèbre Bertholet, cité plus haut, conservent de même aussi bien et aussi long-tems l'eau potable que les caisses en fer. La seule différence qu'on remarque dans le mode d'agir du charbon et du fer en pareil cas, c'est que l'effet du premier dépend de sa propriété absorbante uniquement, tandis que le second s'oxide et devient fer hydro-sulfuré, comme on l'a déjà dit.

Parmi les inventions qui ont été reconnues pour éminemment utiles à la santé des marins, celle de garder l'eau potable dans des caisses en fer tient, sans contredit, le premier rang.

Tous les navigateurs doivent bien se rappeler qu'avant cette heureuse pratique, ils se trouvaient dans la dure nécessité de boire l'eau douce, souvent parvenue à un tel point de corruption, qu'ils étaient obligés de la passer au travers d'un linge pour la débarrasser des vers dont elle fourmillait. Aussi, l'usage presque continuel, à bord des vaisseaux, d'une eau plus ou moins putride, occasionait-il une foule de maladies également fréquentes et dangereuses, pendant les voyages de long cours principalement. Cette assertion ne saurait acquérir un plus grand degré de certitude que par l'observation des gaz délétères que l'eau recèle, et qui se dégagent même de sa masse, après avoir demeuré enfermée plusieurs jours dans des récipiens de bois sans le contact de l'air. En effet, les *Transactions anglicanes* nous apprennent que, si on débouche avec précipitation une barrique contenant de l'eau douce, et qui ait été gardée trois ou quatre mois, en approchant une lumière bien près de la bonde, la couche gazeuse, qui s'étend sur toute la surface du liquide, prend feu aussitôt. Un tel phénomène est dû évidemment à l'hydrogène sulfuré et phosphoré, qui proviennent spécialement de la décomposition de la substance animale dissoute par l'eau, et qui s'enflamment au contact d'un corps en combustion.

Le gaz hydrogène phosphoré s'allume même à la température un peu élevée de l'atmosphère, et produit alors ces petites flammes extrêmement légères et mobiles, appelées *feux follets*, lesquelles paraissent souvent sur les crevasses des cimetières humides, ou voltigent sur l'eau des marais et les amas des matières en putréfaction.

Les fontainiers observent quelquefois que, quand il leur crève un tuyau, surtout de ceux que les lieux souterrains renferment, il en sort une flamme rapide qui a beaucoup d'ardeur et d'éclat.

Mais est-il vraiment démontré qu'il existe de la substance animale dans l'eau? Les belles observations du célèbre docteur Ingen-Hontz sur la matière verte qui s'attache aux parois et au fond des vases de verre remplis d'eau, et que l'on tient exposés à la lumière solaire, soit ouverts, soit fermés, en donnent la preuve la plus convaincante. Suivons à la lettre les propres expressions de cet habile physicien. « J'ai examiné journellement, dit-il, depuis plus de trois ans, cette matière, et l'ayant suivie, dès ses premiers principes, par tous les changemens qui lui arrivent dans différentes circonstances, je crois être en état de pouvoir en donner une description assez claire pour ne plus se tromper sur sa nature.

» Pour éviter tout danger de prendre une substance pour l'autre, la prudence exige que nous produisions la matière verte sous nos yeux, de la même manière que M. Priestley l'a produite, c'est-à-dire, dans des vases de verre bien transparens, remplis d'eau de source et exposés au soleil.

» Afin de voir plus à mon aise ce qui arrive au fond de ces vases et à leurs parois, sans déranger ni l'appareil ni la matière verte, je place quelques morceaux de verre plat au fond, et j'en suspends quelques autres au milieu de l'eau, attachés à des morceaux de liége par le moyen de fils. Lorsque, après quelques jours, on aura observé une bonne quantité de bulles d'air monter continuellement dans l'eau, on trouvera les parois du vase intérieurement parsemées de corpuscules ronds, ovales, ou approchant de cette figure et d'une couleur verdâtre. Le nombre de ces corpuscules augmente journellement, et devient, au bout de quelques semaines, une croûte dont la verdure est plus ou moins foncée, en raison du tems que l'eau a été exposée au soleil et du nombre des corpuscules qui s'y sont accumulés. La plupart de ces corpuscules s'attachent ordinairement vers le fond du vase; quelquefois, cependant, on en trouve la plus grande quantité vers la partie la plus haute. Quoique on puisse voir assez bien la forme de ces corpuscules en appliquant un microscope à l'extérieur du vase pendant que le soleil éclaire l'eau, on peut cependant les observer infiniment mieux, en mettant au foyer d'un microscope, surtout d'un microscope composé, un des morceaux de verre placés au fond du vase, ou suspendus au milieu de l'eau. On trouvera que ces corpuscules sont d'une forme régulière entre eux, extrêmement petits, enveloppés dans une matière muqueuse. On les reconnaîtra bientôt pour de véritables insectes, qui cessent de se mouvoir, lorsque ils se trouvent embarrassés dans cette couche glaireuse. On s'en convaincra aisément, dès qu'on en trouvera encore quelques-uns nageant à travers l'eau qui adhère au morceau de verre.

Parmi ces insectes attachés au verre, on trouve communément une grande quantité de corps durs, transparens, angulaires, qui paraissent être des sels ou plutôt des cristaux pierreux. Ces cristaux sont, en général, beaucoup plus volumineux que les insectes, et se trouvent en plus ou moins grand nombre, selon la nature particulière de l'eau qu'on a employée.

Lorsque cette croûte verte est devenue, après quelque tems, d'une certaine épaisseur et d'une verdure foncée par l'accumulation des insectes verts qui continuent de s'y attacher, on ne distingue plus si aisément ces corpuscules, ou insectes verts, parce qu'étant extrêmement petits et entassés les uns sur les autres, ils se trouvent tellement confondus avec la croûte muqueuse (qui elle-même est ordinairement sans couleur), que le tout paraît être une masse glaireuse verte, sans aucune apparence manifeste d'organisation; elle ressemble alors parfaitement à ce que M. Priestley l'a trouvée être, une décomposition glaireuse de l'eau, devenue verte au soleil *a filmy matter*.

Si on examine cette croûte dans un état encore plus avancé, on trouvera qu'elle a acquis encore plus de consistance, et que les corpuscules, ou insectes verts, se sont encore plus intimement incorporés avec la matière muqueuse; de façon qu'on n'en saurait à peine connaître les traces, lorsque on regarde une petite masse de cette substance; mais, si on l'éparpille en très-petits lambeaux, on observe que ses bords déchirés sont tous hérissés de fibres transparentes sans aucune couleur, ressemblant à des tubes de verre. On observera ces fibres douées d'un mouvement manifeste : elles se plient en tout sens, s'approchent, s'entrelacent et se tortillent de nouveau. Ce mouvement, qui ressemble à celui de certains animalcules aquatiques qui ont la forme des anguilles, se fait par intervalles très-irrréguliers. L'abbé Fontana m'a montré, il y a plusieurs années, des fibres semblables, mais vertes, douées d'un tel mouvement. Il les prit pour des animaux-plantes, et les crut des êtres intermédiaires entre ceux du règne animal et végétal.

Dans les lambeaux déchirés de cette croûte muqueuse, on remarque çà et là des débris des insectes verts qui constituaient le commencement de la croûte, et on reconnaît distinctement que ce n'est pas la croûte muqueuse qui est verte elle-même, mais qu'elle doit sa verdure aux insectes verts qui s'y trouvent accumulés.

Puisque toute eau claire, exposée au soleil dans des vases de verre ouverts, ou fermés, produit cette matière insectifère, on ne peut plus révoquer en doute, qu'en général, l'eau ne renferme de la substance animale, car les insectes extrêmement petits de couleur verte, si bien décrits par notre observateur, et qui paraissent les premiers, doivent avoir existé auparavant dans des ovules invisibles, renfermant chacun un insecte vert dont l'organisation, comparable à celle de l'embrion végétal, attendait l'action vivifiante de la lumière solaire pour commencer sa carrière vitale. L'histoire naturelle nous apprend que plusieurs autres animaux confient de même à l'astre du jour le soin bienfaisant de faire éclore des œufs leurs semblables.

Or, si l'eau contient, dans son état naturel, une quantité considérable d'insectes qui échappent à la vue, la corruption de ces corpuscules putrescibles doit nécessairement produire tous les gaz délétères qui manifestent sa putridité. En nous résumant, nous dirons, avec vérité, qu'indépendamment du bienfait signalé que les caisses en fer rendent aux navigateurs, sous le rapport de la santé, en conservant l'eau potable dans toute sa salubrité, elles servent en même tems de lest au vaisseau sur lequel elles sont embarquées, et y ménagent, par leur forme, l'espace plus que tout autre récipient. Aussi, en considération de ces avantages inappréciables, son excellence le ministre de la marine, digne émule du grand Colbert, en tout ce qui peut avoir trait au bien-être et à la gloire de son département, a-t-il donné l'ordre de faire les recherches convenables pour trouver un moyen propre à garantir de l'oxide, et par conséquent de la destruction, ces réservoirs, dont le renouvellement, assez fréquent, occasione au trésor de la marine royale une dépense très-considérable.

Les résultats de premières expériences qui ont été déjà exécutées sous les yeux d'une commission chargée d'en suivre les procédés, justifient l'empressement qu'on a mis à les continuer, par l'espérance qu'ils ont fait naître de pouvoir obtenir bientôt le succès désiré.

DE L'HABILLEMENT DES MARINS.

M. Keraudren, médecin en chef des armées navales, et auquel la marine française doit un grand nombre d'améliorations importantes, concernant le service sanitaire à bord des vaisseaux du Roi, a traité d'une manière si lumineuse et si profitable le sujet dont il s'agit, que nous croyons nécessaire de rapporter fidèlement le développement qu'il en donne dans son excellent *Mémoire sur les causes des maladies des marins, et les soins à prendre pour conserver leur santé dans les ports et à la mer*.

« Les vêtemens, dit ce savant médecin, ont pour objet de garantir l'enveloppe cutanée de l'impression nuisible des agens extérieurs, et de s'opposer à la trop grande déperdition du calorique ; mais ils ont en même tems l'inconvénient de retenir à la surface du corps la matière de la transpiration, qui est un véritable excrément dont les qualités deviennent de plus en plus nuisibles. Cette simple observation fait bien sentir la nécessité de changer souvent de linge, et même d'habit ; de faire un usage plus ou moins fréquent des bains, selon le climat, la saison et l'état de la température ; en un mot, de ne négliger ni sur soi, ni autour de soi, les précautions qu'exige la propreté. Je crois qu'en général les Européens se couvrent trop légèrement dans les climats chauds, et notamment dans les Antilles. Les ouragans, les météores aqueux, les brises, la fraîcheur humide du matin et du soir, suffisent pour rendre inconstante et variable la température de ces climats, et pour donner lieu aux rhumatismes, aux pneumonies, aux dyssenteries, etc.

On conçoit que des vêtemens minces et légers sont bien peu propres à défendre de ces révolutions subites de l'atmosphère, des hommes dont la peau est encore raréfiée et couverte de sueur par la grande chaleur qu'ils viennent d'éprouver. C'est à tort qu'on rejette les habits de drap : ils ne paraissent trop lourds que parce qu'on veut les adapter à la configuration des membres, et que, pour faire ressortir les formes, on les rend trop étroits. Ce n'est pas ainsi que s'habillent les naturels des pays chauds, tels que les Indiens, les Persans, les Turcs, etc. Leurs vêtemens sont larges et libres : ils forment des plis, des ondulations; ils se drapent élégamment autour du corps. Au reste, la fraîcheur des habits ne tient pas autant à la légèreté de leur tissu qu'à leur ampleur : ils sont très-chauds, quoique minces, s'ils exercent une pression suffisante pour gêner les mouvemens et la circulation; au contraire, on les trouve légers et frais, quoique plus épais dans leur tissu, si, par leur ampleur, ils laissent aux parties toute leur liberté, et permettent au calorique qui se dégage du corps de se répandre dans l'atmosphère.

Les marins doivent être pourvus d'une quantité d'effets suffisante pour en changer lorsqu'ils sont mouillés, et toutes les fois que le besoin l'exige. C'est surtout dans les campagnes de découvertes qu'il faut tout accorder aux moyens de protéger la santé des équipages. La température des Antilles étant très-variable, il est nécessaire que le matelot soit, autant que possible, vêtu de manière à supporter les vicissitudes de l'atmosphère. Il lui faut, à cet effet, une vareuse, ou un gilet et une culotte longue, en toile forte et serrée, qu'il porterait en surtout, et sous lesquels il pourrait avoir un vêtement plus ou moins léger, suivant l'état de l'atmosphère. La toile était autrefois une des parties essentielles de l'habillement du marin, et je vois avec peine qu'on en abandonne insensiblement l'usage. Les chaloupiers et canotiers devraient au moins être tous pourvus des objets dont je viens de parler, pour être garantis des pluies abondantes auxquelles ils sont exposés dans les trajets fréquens du vaisseau à la terre et de la terre au vaisseau. En arrivant à bord, ils quitteraient ce surtout, et le reste de leur vêtement serait sec, particulièrement si la toile était imprégnée de quelques substances propres à la rendre imperméable à l'eau, procédé maintenant très-connu. Si l'on avait sur chaque vaisseau une certaine quantité de gilets et de culottes en toile, ce serait, dans bien des cas, une ressource précieuse (1).

Le changement de climat est, pour l'homme en général, et particulièrement pour le marin, une source de maladies très-graves. Celles dont l'explosion a eu lieu dans les régions torrides, s'adoucissent et disparaissent même quelquefois aux approches de la zone tempérée. Néanmoins, le passage des pays chauds aux climats froids peut aussi faire éclore tout à coup des affections morbides plus ou moins fâcheuses, telles que des catarrhes, des fluxions de poitrine, des rhumatismes, des fièvres, le scorbut, etc. La cause et la nature de ces maladies indiquent assez combien il est utile de prémunir alors les marins contre les impres-

(1) Un chimiste de Glascow (voyez les *Annales de Physique et de Chimie*, novembre 1823, tom. XXIV) a découvert une méthode simple et efficace de rendre la toile, la laine, la soie et le coton entièrement imperméables à l'eau. Il dissout du cautchout dans l'huile retirée du goudron de charbon de terre, que l'on obtient en abondance dans les usines pour l'éclairage, et applique, au moyen d'un pinceau, cinq ou six couches de ce mélange sur un des côtés de l'étoffe : il la recouvre ensuite avec une autre pièce d'étoffe, et les passe toutes deux entre deux cylindres pour les faire adhérer. L'adhérence est en effet si complète, qu'on déchire l'étoffe plutôt que de la séparer du cautchout.

sions du froid, en leur faisant prendre de bonne heure des vêtemens plus épais et plus chauds, en diminuant la longueur des quarts de nuit, et en distribuant le matin à l'équipage quelque préparation chaude, comme du thé, du café, du gruau, etc. Si l'on devait naviguer dans des climats très-froids, il serait indispensable d'embarquer un ou deux poêles, que l'on établirait dans l'entre-pont, à moins que la cuisine, placée dans l'intérieur du vaisseau, n'y répandît, elle-même, assez de chaleur. Si le froid était assez rigoureux pour empêcher d'ouvrir les sabords, on pourrait les fermer avec des châssis, garnis d'étamine, qui offriraient le grand avantage de livrer en même tems passage à la lumière.

Dans les campagnes du Nord et dans les voyages de découvertes, il est nécessaire d'avoir à bord des hardes en magasin, pour en donner à ceux qui en seraient dépourvus. On embarquera aussi des capots, ou cabans, des bas, des gants, des bonnets de laine, ou autre coiffure analogue, et l'on donnera une paire de bottes, dont le retroussis ira jusqu'à mi-cuisse, au moins aux chaloupiers et canotiers, que leur service oblige souvent d'entrer dans la mer. Cette chaussure ne contribuera pas peu à les garantir des affections catarrhales, rhumatismales, dyssentériques, etc. Il faut empêcher que les hommes qui ont été mouillés pendant la nuit, en faisant le quart, ne se couchent en cet état, et les obliger à quitter leurs vêtemens humides et à prendre du linge, etc. Pour leur en faciliter les moyens, il est nécessaire d'allumer des fanaux dans l'entre-pont, de distance en distance. Cette opération doit être surveillée par les officiers mariniers, qui en rendent compte à l'officier commandant le quart. On peut, sur les vaisseaux français, faire sécher dans le four les effets de l'équipage qui ont été pénétrés par la pluie. Il ne serait pas sans doute impossible de donner une plus grande extension à cette ressource, soit en augmentant les dimensions du four, soit en améliorant ses dispositions : aujourd'hui surtout, que l'eau contenue dans des caisses en fer occupe, à bord, un moindre espace, et permet d'embarquer une plus grande quantité de bois, on pourrait quelquefois chauffer le four dans la seule intention que je viens de proposer. Il y aurait bien aussi quelque parti à tirer, sous ce rapport, de la chaleur des cuisines, et l'on devrait se proposer, dans leur construction, un but aussi utile. »

Du lavage des vêtemens de l'homme de mer.

Le blanchissage des vêtemens de l'homme de mer, pendant la navigation, se fait, en grande partie, à l'eau de mer; d'où il résulte que, dans cette opération, une plus ou moins grande quantité de substances salines, contenues dans l'eau de mer, reste fixée dans le tissu des habillemens. Comme ces sels attirent puissamment l'humidité de l'atmosphère, cela ne peut avoir lieu sans qu'elle soit communiquée aux vêtemens ainsi blanchis, ce qui, nécessairement, les entretient dans un état humide; aussi, au moment où l'on s'en vêt, particulièrement des chemises, éprouve-t-on un froid dont la sensation subite détermine une constriction de la peau, qui s'oppose à l'excrétion de la transpiration : il faut encore ajouter que les sels qui sont demeurés fixés dans le tissu, font que ces vêtemens, dans leur usage, occasionent assez fréquemment une irritation cutanée fort incommode.

Pour éviter ces accidens et obtenir en même tems, par l'emploi de l'eau de mer, le blanchissage parfait du linge et des autres vêtemens nécessaires aux marins, voici le procédé le plus simple et le plus économique à suivre à bord des vaisseaux.

On étendra sur l'un des fonds, à demi-ouvert, d'une grande barrique, ou tonneau, un drap de toile grossière et assez serrée, et l'on couvrira toute la surface de ce drap d'une couche de cendre commune, ayant l'épaisseur de deux ou trois pouces environ. Cela fait, on chauffera de l'eau de mer jusques à l'ébullition, et on la versera, à ce degré de chaleur, sur tous les points de la cendre. La potasse, ou alcali fixe, que cette substance mixte recèle, sera dissoute, et son affinité prédominante pour l'acide muriatique décomposera en grande partie tous les muriates à base terreuse contenus dans l'eau de mer employée, de sorte que le liquide qui découlera dans la barrique ne sera autre chose qu'une lessive très-analogue à celle que nos blanchisseuses font ordinairement.

Pour dépouiller ensuite cette lessive de ce qui n'a pas été décomposé, c'est-à-dire, pour précipiter les bases des sels terreux qui peuvent encore s'y trouver, on ajoutera quelques livres de potasse du commerce, et on laissera le tout en repos pendant deux ou trois heures, après quoi, on décantera le liquide ainsi préparé, en lui donnant issue par un petit orifice qu'on aura fait à cinq à six pouces de distance du fond fermé de la barrique, et l'on rejettera le sédiment qui sera répandu.

Ce liquide, devenu ainsi une dissolution de potasse muriatée, est éminemment propre à se combiner avec toutes les matières huileuses et graisseuses, et, par conséquent, avec l'humeur de la transpiration, qu'un simple lavage enlève ensuite complètement. Aussi, le marin pourra-t-il blanchir dorénavant très-bien ses vêtemens en pratiquant la méthode que l'on vient d'indiquer, d'autant plus que la lessive proposée dispense tout-à-fait d'avoir recours au savon, et abrége en même tems l'opération du lavage.

Cela fait voir combien il est nécessaire de ne pas négliger ce que le règlement du 1er janvier 1786 prescrit à ce sujet. Il est ainsi conçu : « Il sera établi, près de chaque bossoir, une grande baille, dans laquelle les matelots pourront laver leur linge à l'eau douce, autant que la nature de la campagne et la quantité d'eau embarquée pourront le permettre. Les capitaines de vaisseau donneront des ordres de recueillir l'eau de pluie pour l'employer à cet usage. Ces mêmes bailles, dans les pays chauds, pourront servir de baignoires. »

Comme il répugne toujours d'employer à un autre usage l'eau douce destinée à la boisson et à la préparation de la nourriture des équipages, on a fait plusieurs tentatives pour laver à bord avec l'eau de la mer elle-même. A cet effet, MM. Donavan (Jeremiah, esq.) et Church (John), savonniers, ont obtenu, en Angleterre, des lettres-patentes pour la fabrication d'un savon qu'on peut dissoudre dans l'eau de mer et dans l'eau de puits. Cependant, malgré l'utilité réelle de cette invention en bien des circonstances, nous observerons que la dépense qui résulterait de la consommation de la quantité suffisante de savon pour blanchir les vêtemens de tout un équipage serait assez considérable, d'où il suit que le nouveau blanchissage, par l'eau de mer seule, mérite d'être préféré à tout autre, en raison de la facilité du procédé, de l'épargne de l'eau douce, et, ce qui importe le plus, sous le double rapport de l'économie et du succès.

Il est bon d'avertir aussi que pour préparer la lessive dont il s'agit, on peut mettre à profit les cendres fournies journellement par la cheminée de le cuisine et par le four du bâtiment, en s'assurant d'avance si la quantité qui en serait recueillie pourrait suffire au blanchissage, qui devra être exécuté deux fois par semaine immanquablement; dans le cas contraire, on y suppléerait par celles qu'on aurait soin d'embarquer, avec une modique provision de potasse, proportionnellement à la durée de la campagne et à la force de l'équipage.

DU LIT DU MARIN.

Le lit ordinaire du marin était composé, il n'y a pas long-tems, d'un hamac et d'une couverture de laine. Le hamac était formé d'une grosse toile de chanvre qui, étant très-conductrice du calorique, occasionait toujours une sensation froide; et ce froid, dans les températures peu élevées, se communiquait d'une manière très-sensible à l'individu qui avait quitté ses habillemens avant de s'y mettre. Cette sensation désagréable que le marin ressentait particulièrement à l'instant où il se couchait, et pendant qu'il restait dans cette position, était encore augmentée par l'état de malpropreté du hamac. En effet, il n'est aucune partie de l'habillement qui soit plus susceptible de se salir, et par conséquent qui ait autant besoin d'être souvent lavée. Cette opération se fait rarement; elle est néanmoins de la plus grande utilité pour l'entretien de la propreté. On sait que le marin qui quitte le quart pendant la nuit, ou de grand matin, a presque toujours, soit par la pluie, soit par la rosée, ses habits pénétrés d'une humidité froide qui le met dans un état de malaise. Cette impression froide, dès le moment où il se mettait dans son hamac, était sans doute le motif qui le déterminait souvent à se coucher tout habillé, afin de conserver la chaleur de ses vêtemens, qu'il croyait lui être nécessaire pendant le tems de son repos. Outre les suites fâcheuses, relativement à la santé, que cette dangereuse pratique lui occasionait, il éprouvait encore d'autres incommodités. A l'instant de son réveil, il sentait qu'il avait sommeillé, sans avoir goûté les avantages qu'il devait retirer du repos. Ses membres étaient lourds; un sentiment de gêne et de lassitude l'accablait, le rendait paresseux, et lui permettait difficilement de se livrer à ses travaux ordinaires (1).

On a obvié à ces inconvéniens en adoptant sur les vaisseaux français des hamacs garnis chacun d'un matelas de laine mêlée avec du crin, comme cela était en usage dans les ma-

(1) Dalivet, *Principes d'Hygiène navale.*

rines anglaise, hollandaise, etc. La laine, et surtout le crin, sont de mauvais conducteurs du calorique, et empêchent par conséquent que le corps de la personne couchée sur un amas de ces matières perde par transmission la chaleur, dont la trop grande diminution, au moment du premier contact, fait éprouver tout à coup ce froid pénible auquel on attribue en général la répugnance du marin à quitter, en allant au lit, ses habits, quoique mouillés.

Les matelas rembourrés de laine et de crin offrent en même tems le double avantage de ne pas s'imbiber facilement d'humidité, et de pouvoir être tenus toujours propres. Il faut pour cela que leur enveloppe soit confectionnée à l'instar d'un sac, c'est-à-dire que l'un de ses bouts, laissé ouvert, puisse être fermé par des lacets distribués de distance en distance sur le bord de l'embouchure qu'il présente, afin d'extraire et de remettre sans aucun embarras la matière dont le matelas a été rempli.

Ce moyen très-simple procurera, comme on le voit clairement, la facilité :

1° De laver, à des époques déterminées, et plus souvent, tout le linge appartenant au lit du marin ;

2° D'exposer à l'air libre la laine et le crin

de chaque matelas, pour dissiper les émanations de l'humeur cutanée qui y aurait pénétré ;

3° De rendre au lit sa première souplesse en battant avec une baguette, comme le font les matelassiers, la laine et le crin mis à découvert.

Ces opérations tendent à maintenir spécialement, et d'une manière efficace, la propreté, objet de la plus haute importance pour la conservation de la santé des équipages.

Persuadé de la possibilité de réduire à une très-modique dépense la construction des lits des marins, un Anglais a proposé, dit-on, de remplacer la laine et le crin par des plantes marines bien desséchées, et l'on prétend que ses premiers essais ont parfaitement réussi. Parmi ces plantes, il existe en effet un grand nombre de fucus étalés en chevelures à filamens si déliés et si flexibles, qu'ils prennent, pour peu qu'on les comprime, la forme de pelotons d'une souplesse et d'une élasticité comparables à celles que la laine et le crin possèdent, de sorte qu'on ne saurait révoquer en doute que ces plantes, fournies par la mer avec une prodigieuse abondance, ne soient également propres à l'usage dont il s'agit. La seule objection qui paraît devoir empêcher l'adoption d'un tel projet, c'est que les plantes indiquées, en devenant, par le desséchement, très-hygrométriques, absorbent avidement l'humidité de l'atmosphère; et, une fois ramollies et imprégnées de cette humidité, elles transmettent aux corps avec lesquels elles sont en contact un liquide chargé des principes salins contenus dans leur substance; car la botanique nous apprend que ces plantes ne végètent que près du rivage de la mer, et sur les écueils, parce qu'elles y trouvent le muriate de soude ou sel marin, aliment nécessaire à leur économie vitale; aussi, peut-on retirer, par l'incinération de ces plantes, la soude, article d'un commerce très-étendu, à cause de la consommation journalière qu'on en fait en divers arts et manufactures du plus grand intérêt pour la société. Or, les principes salins qui, comme nous venons de le dire, seraient transmis au corps de la personne couchée sur un amas de ces plantes desséchées, et qui, par l'action du système inhalant cutané, passeraient dans le torrent de la circulation, augmenteraient nécessairement l'acrimonie du sang provenant de l'usage continuel de la nourriture salée chez les marins, inconvénient grave et auquel on attribue généralement les suites funestes de plusieurs maladies assez fréquentes sur les vaisseaux.

L'esprit d'invention a étendu même ses recherches jusqu'au règne minéral pour y trouver une substance qui pût être employée aussi usuellement que la laine et le crin dans le rembourrement des matelas du lit des marins. L'amiante, mis au nombre des chaînons qui unissent, suivant les naturalistes, les végétaux aux êtres organiques, puisque la nature, avant de le composer, passe, en variant par degrés le genre des asbestes, à la formation de l'asbeste ligniforme, ainsi appelé à cause de sa structure peu différente de celle du bois; l'amiante, disons-nous, a paru présenter toutes les qualités convenables à l'objet qu'on avait en vue. En effet, cette substance minérale résulte d'une réunion de filamens très-déliés qui peuvent se rouler en pelotons comme la laine, le chanvre et le lin, raison pour laquelle le célèbre minéralogiste Delomieu s'en servait pour l'emballage des produits d'histoire naturelle qu'il transportait dans son pays. Les anciens en faisaient des nappes, des serviettes et de la toile grossière qui était destinée à former les sacs incombustibles dans lesquels ils brûlaient les cadavres afin d'en recueillir la cendre séparément. On en voit encore, de nos jours, quelques-uns dans la belle collection des antiques qui existe à Rome. A la Chine, on en fait, d'après M. Sage, des feuilles de papier de six mètres de long, et des étoffes en pièces. En Italie, madame Perpenti est parvenue à fabriquer des toiles, des papiers, et même de la dentelle. Un ouvrage imprimé en entier sur du papier fabriqué par cette dame, a été présenté et déposé à l'Institut de France par M. Huzard. Des marchands de nouveautés ont ensuite étalé et mis en vente des mouchoirs et des échantillons de toile d'amiante aussi blancs, aussi fins et aussi unis que les meilleurs tissus de lin et de coton.

Or, quoique le projet des lits à matelas rembourrés d'amiante ne puisse pas échapper à la critique de ces oisifs aristarques dont le cerveau stérile ne saurait jamais vivifier le germe naissant des inventions utiles, nous dirons hardiment que si un fil à peine visible, et que la bouche d'un ver rejette, a pu devenir une source de richesse pour des populations entières (1); si un air subtil, emprisonné dans une légère enveloppe, a donné à l'homme le pouvoir de s'élever au dessus de la terre et de parcourir courageusement les régions jusqu'à

(1) Le ver à soie.

présent inaccessibles des planètes (1); si un fragment de fer, préalablement soumis au contact répété d'un autre minéral non moins connu, a été ajusté, par le talent humain, de manière à former cet appareil, également simple et merveilleux, qui dirige maintenant la marche de nos vaisseaux, et à l'aide duquel le navigateur européen a franchi, sans crainte de s'égarer, l'immense étendue des mers, et porté ses pas dans le sol riant et fertile du Nouveau-Monde (2); enfin, si avec l'amiante on peut fabriquer, comme nous l'avons déjà dit, non-seulement de la belle toile, mais encore du papier, de la dentelle, et même de la poterie, puisque dans la composition de celle-ci les potiers de l'île de Corse font entrer ce minéral singulier, afin de la rendre plus légère et moins susceptible de se casser par le choc et par l'action du feu, comment pourrait-on douter qu'il puisse servir aussi à la confection des matelas nécessaires aux lits des marins? D'ailleurs, toutes les objections qu'on serait tenté de faire n'engageront point à renoncer à une telle nou-

(1) Les globes aréostatiques.

(2) La boussole.

veauté, lorsqu'on se donnera la peine de réfléchir mûrement sur ce qui suit.

1° La partie de la Savoie que l'on nomme la *Tarantaise* fournit l'amiante flexible, dont les filamens sont les plus longs et les plus soyeux. La Corse donne cette espèce d'amiante moins belle, mais avec une abondance remarquable. Il en existe beaucoup aussi dans les Pyrénées, près de Barèges, et en général dans les fissures des roches micacées, et dans les endroits où l'on trouve en grande quantité la pierre ollaire, de laquelle il semble provenir.

Donc, l'administration de la marine aura toute la facilité de profiter de cette production indigène, à peu de frais, et autant que le besoin pourra l'exiger.

2° Un simple détirement suffit pour réduire l'amiante en filamens aussi déliés, aussi soyeux et aussi doux au toucher que ceux du coton bien cardé, ce qui le rend propre à être employé, mieux encore que la laine et le crin, au rembourrement des matelas destinés à former un bon lit.

Donc, la main-d'œuvre nécessaire à la préparation de ce minéral ne saurait être plus économique, et par conséquent plus favorable à l'exécution du projet dont il s'agit.

3° L'amiante n'étant pas hygrométrique, s'oppose à la pénétration dans ses pores de l'humeur transmise par la transpiration cutanée, et résiste au feu le plus ardent.

Donc, les matelas qui en seront rembourrés offriront le triple avantage d'être toujours secs, propres et incombustibles.

Appuyés sur ces faits, nous dirons, en nous résumant, que, sous bien des rapports, l'invention dont on vient de parler mérite d'être examinée sérieusement par tous ceux qui ont reçu l'honorable mission de veiller au bien-être de nos marins.

FIN DU PRÉCIS HISTORIQUE D'HYGIÈNE NAVALE.

RECUEIL ANALYTIQUE

DES

MEILLEURS ÉCRITS

PUBLIÉS

SUR LES QUATRE MALADIES

LES PLUS REDOUTABLES AUX NAVIGATEURS EUROPÉENS

EN AMÉRIQUE ET AUX INDES,

LE SCORBUT, LE TÉTANOS, LE CHOLERA-MORBUS

ET LA FIÈVRE JAUNE.

N° I.

DU SCORBUT,

PAR M. FODÉRÉ,

DOCTEUR EN MÉDECINE.

Dénomination et symptômes du Scorbut.

Le nom du scorbut est dérivé du mot esclavon *scorb* qui signifie maladie, ou du mot danois *scorbect;* du vieux hollandais *scorbeck*, déchirement, ulcère de la bouche; du saxon *scorbeck*, déchirement du ventre, tranchée; d'où l'on a fait le latin barbare *scorbutus.* La connaissance de cette maladie est très-ancienne. Hippocrate décrit, sous le nom de tumeurs de la rate et d'estomac, divers symptômes qui appartiennent évidemment à notre scorbut, et Pline, le naturaliste, nous dit que l'armée romaine, commandée par César Germanicus, qui était campée en Allemagne, au delà du Rhin, assez près des côtes de la mer, fut prise, au bout de deux ans, d'une maladie que les médecins appelaient stomacace et scélotyrbe, qui consistait dans la chute des dents et dans l'articulation du genou roide et paralytique, laquelle fut guérie par l'usage de l'*herba britannica* qu'on a su ensuite être le cochléaria.

Les symptômes qui caractérisent le scorbut sont : la pesanteur du corps, la lassitude spontanée, le changement de couleur du visage, la démangeaison, la douleur des gencives, leur gonflement spongieux, leur facilité à saigner, la vacillation des dents et l'haleine puante, l'enflure des jambes, les taches plombées, pourprées ou livides à ces parties du corps et autres, et la roideur du jarret, ordinairement sans fièvre et avec l'intégrité permanente des facultés intellectuelles.

Le commencement du scorbut s'annonce le plus généralement par ces symptômes, mais il se décèle aussi très-souvent par un simple symptôme local, par l'affection des gencives sans aucun symptôme général; c'est ce que j'ai observé et décrit dans un Mémoire, imprimé à Embrun à l'occasion d'une affection scorbutique de la bouche, épidémique dans l'armée des Alpes, dont j'ai traité sept à huit cents malades. J'avais hésité d'abord de qualifier cette affection du nom de scorbutique, parce que je n'observais pas, dans le commencement, tous les symptômes ordinaires du scorbut, et que j'avais eu l'occasion de bien remarquer, un an auparavant, à l'hôpital de Marseille, et parce que, avec cette affection locale, qui était extrêmement répandue, tant parmi les officiers que parmi les soldats, les uns et les autres ne laissaient pas de faire leur devoir et de combattre; mais je ne tardai pas à m'apercevoir que c'était la même maladie qui seulement présentait un aspect différent; d'ailleurs, toutes les épidémies de scorbut offrent de nombreux exemples d'affection locale et d'affection générale, et Saviard a fait déjà cette distinction dans celle qui affligea la ville de Paris en 1693. Quelques-uns de mes malades, qui n'étaient arrivés à l'hôpital qu'avec l'affection locale de la bouche, présentèrent plus tard des symptômes généraux, tels que pouls lent, dyspnée, pesanteur des jambes, taches en divers endroits du corps, douleurs articulaires, affaissement profond, hypocondres enflés, hémorragie d'un sang noir et dissous, par la bouche et le nez, qui semblait soulager, etc., etc.

Ce qu'il y avait de singulier, c'est qu'en même tems que les symptômes généraux se développaient, l'affection de la bouche restait stationnaire, et qu'elle empirait de nouveau à mesure que la santé générale s'améliorait.

Nature du Scorbut.

On peut définir le scorbut une corruption de la masse du sang, qui altère l'état naturel de plusieurs parties du corps humain.

En effet, toutes les dissections des scorbutiques,

faites en différens tems et par des auteurs différens, ont donné pour résultat la putréfaction très-prompte des cadavres, le sang n'offrant plus de coagulum, mais d'une couleur noire, et dans un état complet de dissolution, pouvant être évacué de tout le corps par la section d'une seule veine; les chairs molles et flasques, les os ramollis, altérés dans leur substance spongieuse, séparés des cartilages, jaunes, gris, raboteux à leur lame externe, de manière à ne pouvoir jamais en faire un squelette. Dans la poitrine, les poumons flétris, gorgés du même sang, d'autres fois infiltrés de pus, ou de sérosité, comprimés souvent par de fausses membranes, et d'autres corps de nouvelle création; le cœur flasque et livide, ou blanchâtre, très-dilaté dans les quatre cavités, ne contenant qu'un sang dissous; beaucoup de sérosité dans le péricarde et les diverses cavités torachiques; au bas ventre, le péritoine et ses productions couverts de grandes taches noires; la membrane gastrique et intestinale ayant les mêmes taches; le foie et la rate altérés dans leur texture et très-engorgés; les glandes du mésentère et plusieurs autres glandes lymphatiques obstruées, tuméfiées et fort souvent abcédées; le cerveau néanmoins toujours sain, d'où l'on peut expliquer, jusques à un certain point, l'intégrité des facultés intellectuelles, et autres singularités offertes, jusques à la mort, par les scorbutiques. Les dissections auxquelles je me suis livré, tant à Marseille qu'à Embrun, m'ont présenté les mêmes faits, et, quoique j'eusse pris la précaution de les commencer douze heures après la mort, l'infection était déjà telle, que tous les assistans fuyaient, et que je restais seul avec mon aide, la bouche et le nez enveloppés d'un mouchoir.

Contagion du Scorbut.

Les circonstances me fournirent une occasion favorable pour résoudre la question de la contagion du scorbut, à laquelle je ne croyais pas. Durant le premier tems de la maladie scorbutique mentionnée cidessus, le défaut d'espace m'avait obligé à laisser les scorbutiques avec les autres malades : bientôt, ceux qui les fréquentaient le plus, et qui auparavant étaient exempts de la maladie, se plaignirent de l'affection des gencives : étant parvenu à séparer les malades et à placer les scorbutiques à l'ancien collége des Jésuites, aujourd'hui maison de force d'Embrun, je n'éprouvai plus les mêmes inconvéniens, mais cela n'empêcha pas que plusieurs jeunes chirurgiens, chargés des scarifications des ulcères scorbutiques, ne gagnassent l'affection locale; c'était d'ailleurs une voix générale parmi les militaires, qu'ils avaient contracté leur mal en couchant avec des camarades qui l'avaient, en mangeant et en buvant après eux dans les mêmes vases. Ces faits, qui se sont passés sous mes yeux pendant quatre mois consécutifs, m'ont fait acquérir la certitude de la contagion des ulcères scorbutiques, quand on reçoit dans la bouche des exhalaisons fétides qui en émanent, et, de plus, de la propriété de ces ulcères des gencives et du reste de la bouche, de produire un scorbut général quand on en avale la matière; effet, d'ailleurs, déjà fréquemment observé dans les épidémies d'angines gangreneuses, où la déglutition de la matière sordide produit dans l'estomac les mêmes aphtes qu'on n'avait d'abord reconnus qu'à la bouche.

Plusieurs auteurs des siècles précédens ne se sont pas bornés à donner une extension illimitée à la possibilité de gagner le scorbut par contagion, mais ils en ont encore fait une maladie héréditaire, opinion qu'il faut examiner avant de la rejeter comme absurde et incohérente : nous ne pensons cependant pas que ce soit le cas ici, pas plus que dans tant d'autres maladies, d'admettre trop légèrement une prédisposition congéniale; car, en rapportant l'existence commune des causes du scorbut, tous les individus, indifféremment forts ou faibles, exposés à ses causes, deviendront scorbutiques; tandis que, loin de ces causes occasionelles, les sujets qui paraissent les moins disposés ne présenteront peut-être jamais le véritable scorbut.

Causes du Scorbut.

Cette maladie, qui a si souvent régné d'une manière endémique et épidémique, ne saurait être attribuée à une qualité particulière de l'air, que nous ne connaîtrons point et que nous sommes néanmoins forcés d'admettre pour la production de certaines fièvres qui attaquent tous les habitans d'une contrée indistinctement. Nous savons, par l'histoire des épidémies, que toutes les fois que le scorbut s'est répandu, il n'a pas atteint ceux que leur position a pu mettre à l'abri de certaines causes, et, en outre, qu'on peut en garantir aujourd'hui ceux qui y étaient autrefois les plus exposés, tant sur mer que sur terre, ce qui n'est pas en notre pouvoir pour certaines fièvres épidémiques.

Les circonstances dans lesquelles le scorbut a toujours pris naissance sont : l'air froid, l'air froid et humide, chaud et humide, la mauvaise nourriture, les eaux corrompues, les fatigues excessives avec privation de bons alimens, de repos, l'ennui et les affections tristes de l'ame. Nous ne pouvons révoquer en doute la puissance scorbutique de chacune de ces causes, et cependant, ni l'une ni l'autre d'entre elles ne suffit vraisemblablement pas pour produire la maladie, à elle seule.

Il a été admis, dans tous les ouvrages des médecins du Nord, qu'à cause du grand froid, le scorbut est endémique sur les côtes de la mer Baltique, en Islande, en Groënlande, dans les parties septentrionales de la Russie, dans la plupart des pays septentrionaux connus jusques à présent en Europe, depuis le soixantième degré de latitude jusques au pôle arctique; il n'y a qu'à lire le *Traité sur l'arhtritis de Musgrave* pour voir combien les écrivains de son tems étaient persuadés que le scorbut se mêlait à toutes les maladies des peuples du Nord. Cependant la connaissance actuelle que nous avons de ces peuples ne nous fournit plus les mêmes observations, quoique le climat n'ait pas changé : le scorbut pourra certainement s'y développer, et plus souvent qu'ailleurs, d'une manière sporadique, mais on ne l'y trouve plus ni endémique ni épidémique, comme l'on s'y serait attendu. Entre autres particularités que nous avons apprises par la lecture d'une Notice sur un voyage en Groënlande, d'après un séjour de sept ans entre le soixantième et le soixante-dix-septième degrés de latitude boréale, de M. Giescke, actuellement professeur de minéralogie à Dublin, datée de Copenhague, 8 décembre 1817, nous avons remarqué que, dans ces hautes latitudes où le thermomètre français descend en hiver jusques à trente-trois degrés, les habitans passent toute la mauvaise saison dans des huttes, dont l'intérieur, qui n'a guère plus de quinze pieds en carré, sert souvent de demeure à une vingtaine d'individus qui y couchent pèle-mèle; que les ouvertures de ces huttes qui tiennent lieu de fenêtres sont fermées de boyaux de chiens marins en guise de verre; qu'on n'y pénètre que par un couloir long et étroit, dans lequel un homme peut à peine se glisser courbé; qu'à l'entrée, et tout autour, on entasse les débris de chiens de mer et toutes les ordures imaginables, pour réchauffer l'air par la fermentation; qu'ils se nourrissent uniquement de cette chair qu'ils font bouillir dans des pots suspendus sur des lampes, où ils brûlent la graisse de cet animal, ce qui leur sert à la fois de foyer et de lumière, et ce qui produit dans ces tanières une chaleur étouffante, avec une odeur qui révolte; que cette peuplade est souvent exposée à la faim, faute de prévoyance; que ces hommes passent leurs longues nuits dans une torpeur irrégulière, dans laquelle ils se réveillent, mangent et se rendorment sans intervalle réglé, et sans mesure de tems, employant celui où ils sont éveillés à des contes de revenans. Cette peuplade n'a pas cependant des maladies scorbutiques; elle est sujette uniquement à de maladies cutanées, qui deviennent mortelles dans ces climats. Un semblable état des choses a été observé par les capitaines Rose et Sabine, commandans de la célèbre expédition, partie de Londres le 18 avril 1818, pour aller au pôle chercher un passage en Amérique. A l'égard des Esquimaux du nord, lesquels vivent comme les Groënlandais, et ne connaissent pas non plus le feu, puisqu'il ne vient point de bois dans ce climat glacé, il a paru à ces officiers qu'il ne régnait parmi eux aucune maladie, et ils ne virent aucun individu difforme. Une vie aussi dure, un froid aussi vif remplacé par une chaleur étouffante, au milieu de substances animales en décomposition, une malpropreté continuelle, et l'air le plus corrompu respiré dans les huttes pendant plusieurs mois, à côté de l'absence des infirmités, compagnes ordinaires de cet ordre de choses, sont des contrastes inouis pour nos idées européennes, mais ces peuplades ne sont tourmentées par personne; elles sont contentes de leur sort; l'harmonie règne parmi leurs membres, et la douceur de leur caractère ne saurait être altérée par aucune ambition; c'est du moins ce qu'ajoutent les mêmes historiens.

Toutefois, il n'est aucun doute qu'un air très-froid ne favorise le développement du scorbut, ou ne fasse empirer cette maladie, lorsque elle existe déjà, surtout chez les individus qui ne sont pas accoutumés à cette température. Ce fut certainement le froid qui occasiona cette maladie à l'armée des Alpes : les troupes avaient passé l'hiver campées sur les cols de Sestrières et de la Croix, qui sont les deux points les plus élevés. Elles n'avaient pas manqué de provisions fraîches, mais elles couchaient dans des barraques de neige qu'elles s'étaient formées, et ne buvaient que de l'eau de neige qu'elles faisaient fondre au fur et à mesure; elles s'ennuyaient fort dans cette position, où elles étaient obligées de rester sur la défensive, situation des plus désagréables au soldat français : ces bataillons, tant officiers que soldats, prirent donc des fluxions aux gencives, qui dégénérèrent bientôt en ulcères rongeans; et, de plus, la suppression de la transpiration, qui devait nécessairement accompagner ce genre de vie, et qui occasiona grand nombre de rhumatismes, ne contribua pas peu à répandre l'affection locale scorbutique. Les écrivains du nord observent que, sur les côtes de la mer Baltique, le scorbut se montre avec plus de fureur lorsque le froid y est porté à un haut degré, et qu'il s'élève de la mer une vapeur semblable à la fumée d'une cheminée, qu'ils appellent *frost-sonoak*. J'ai fait, cette année 1820, la même remarque sur un scorbutique que je traitais au collége royal de Strasbourg; ce jeune homme, qui allait déjà mieux dans les premiers jours de janvier, présenta des symptômes toujours plus graves à mesure que le thermomètre descendit jusques à trois degrés sous glace, sans que je pusse découvrir une autre cause, et son état s'améliora aussi à mesure que le thermomètre remonta. J'observai pareillement, durant ces jours d'intensité du froid, sur l'Ill glacé près des moulins de la ville, la vapeur ci-dessus, dont il n'est pas très-aisé de se rendre raison.

L'air froid et humide est une cause généralement plus puissante que le froid sec, au point que Lind a été induit à déclarer que l'humidité de l'air est la principale cause prédisposante du scorbut : cette maladie avait été, en effet, extrêmement commune en plusieurs parties des Pays-Bas, en Hollande et en Frise, dans le Brabant, la Poméranie, la Basse-Saxe, et, si elle l'est beaucoup moins aujourd'hui, c'est aux digues, aux chaussées, à l'abondance des combustibles, aux progrès de l'agriculture et de la civilisation, que ces contrées sont redevables de ce bienfait. Chacun peut remarquer d'ailleurs que les scorbutiques se trouvent généralement plus mal après des pluies abondantes, ou lorsque le tems est continuellement chargé de brouillards, surtout après des jours orageux et pluvieux, et qu'ils sont au contraire soulagés lorsque l'air devient plus sec et plus chaud. On explique, de là, facilement pourquoi cette maladie est plus fréquente dans les vaisseaux que sur terre. On sait assez que, dans les tems humides et dans les mers brumeuses, les marins sont obligés, nuit et jour, de respirer un air humide, et souvent de coucher dans des lits mouillés, à cause des écoutilles qu'on est forcé de laisser ouvertes. On sait que, dans les orages, la violence du vent élève de la mer une espèce de pluie fine qu'il fait tomber sur le vaisseau, que les secousses violentes qu'il reçoit y font entrer l'eau par plusieurs endroits, de manière que l'air humide qu'il recèle, croupissant et renfermé, devient d'autant plus nuisible et insupportable, qu'on est alors obligé de tenir les écoutilles fermées; or, on s'imagine bien que, lorsque ce tems continue pendant plusieurs jours, les pauvres matelots, excédés de fatigue, et obligés de coucher avec leurs habits mouillés sur des lits humides, sont très-exposés à tomber malades, tandis que les officiers, couchés dans leurs cabinets où l'eau n'arrive pas, mieux couverts et mieux nourris, peuvent résister beaucoup plus long-tems. Je pourrais citer plusieurs établissemens des Européens dans des contrées nouvellement découvertes de l'Amérique, qui, placés près de marécages, ou des rivières sujettes à déborder, virent périr du scorbut leurs premiers habitans; mais personne actuellement ne doute plus du danger d'un pareil voisinage.

L'air froid et humide est incomparablement plus pernicieux qu'un état contraire; néanmoins l'on ne manque pas d'exemples de scorbut dans les régions équinoxiales et sur les parages de la Méditerranée; une des meilleures descriptions que nous ayons de cette maladie régnant sur terre épidémiquement, est celle de Kramer; relativement au scorbut qui régna parmi les troupes impériales en Hongrie, en 1710, il devient évident qu'on ne pouvait l'attribuer qu'à la chaleur et à l'humidité de ce climat, qui a été toujours malsain : l'auteur, discutant l'article de la nourriture, observe, avec beaucoup de justesse, que les soldats bohémiens, qui se nourrissaient en Hongrie comme chez eux, furent affectés comme les autres, quoique jamais en Bohême ils n'eussent connu une semblable maladie. Toutefois, les soldats qui couchaient par terre ou dans les décombres, qui étaient mal vêtus, et à qui l'on ne distribuait qu'une nourriture grossière, étaient les plus malades; les cavaliers, mieux logés et mieux vêtus, le furent beaucoup moins, et les chefs ainsi que les officiers, qui logeaient dans des appartemens secs et ne manquaient d'aucune des commodités de la vie, le furent très-peu ou même pas du tout. Cette maladie, alors encore peu connue, même du collége de médecine de Vienne, occasiona de grands ravages. J'ai observé pareillement un commencement de scorbut par l'humidité seule, dans une contrée plus chaude que les Alpes, et j'ai eu le bonheur d'en prévenir les suites sans aucun frais. Etant à Entrevaux, dans l'été de 1793, j'appris que la garnison de Guillaume, éloignée de l'armée de six lieues, était infectée de l'affection scorbutique de la bouche, et de quelques autres symptômes, je m'y transportai de suite avec le général qui commandait dans la contrée; je trouvai que cette garnison avait du vin, des végétaux, qu'elle ne manquait pas d'alimens frais, mais qu'elle couchait dans les vieux décombres d'un château fort, et dans le rez-de-chaussée des maisons ruinées de ce bourg. J'engageai les chefs à procurer à la garnison de meilleurs gîtes; les plus malades vinrent à l'hôpital, et les autres, ayant quitté leurs demeures humides, furent bientôt rétablis en se gargarisant avec du vinaigre.

L'humidité fait sans doute plus d'effet chez ceux qui n'y sont pas accoutumés, et il est vraisemblable qu'elle a besoin du concours de beaucoup d'autres causes énervantes comme elle pour produire le scorbut. L'Alsace, par exemple, vallée très-humide, et surtout Strasbourg, sa capitale, place entourée de fossés toujours remplis d'eau stagnante, a été placée parmi les contrées scorbutiques par les premiers écrivains; aujourd'hui, cependant, cette maladie n'y est pas plus commune qu'ailleurs, mais les habitans sont bien vêtus, bien logés et chauffés, mangent beaucoup de viande, boivent tous à leurs repas des liqueurs fermentées, et, par une sorte d'instinct, font un grand usage de sauer-kraut, de la moutarde, de raifort et d'autres plantes stimulantes : les effets les plus pernicieux de l'air humide sont donc corrigés à chaque instant et l'on en est quitte pour la perte des dents, des douleurs rhumatismales et des catarrhes; mais ajoutez à cette cause permanente les peines, les chagrins, la misère, le défaut de vêtemens et de logement sain, vous retrouverez bientôt le scorbut. C'est ce qui rend cette maladie si commune dans les prisons peu aérées et peu éclairées, et dans les loges des fous, lieux où dans une grande partie de l'Europe règnent la douleur, le désespoir, la malpropreté, l'insalubrité, la vie inactive, comme dans les cachots destinés aux criminels. Marseille n'est certainement pas une ville dont les habitans soient sujets au scorbut, et c'est pourtant là où je l'ai vu pour la première fois dans toute sa laideur durant les guerres civiles dont elle fut le théâtre en 1793. Les révolutionnaires avaient entassé un grand nombre des victimes dans des salles basses du fort Saint-Jean; l'humidité, réunie à plusieurs autres causes des plus affaiblissantes, y produisit cette maladie au plus haut degré, conjointement avec la fièvre des prisons, et l'on fut obligé de transporter tous les malades à l'hôpital militaire, où, de douze scorbutiques, quatre succombèrent dès les premiers jours. Ce qu'il y a de particulier, c'est qu'ayant obtenu de visiter les prisons des deux forts afin de pourvoir, s'il était possible, à leur assainissement, je trouvai dans les casemates de celui de Saint-

Nicolas un jeune prisonnier presque oublié, couché la moitié du corps dans l'eau, tout œdématieux, indifférent à son sort, et qui ne m'offrit aucune trace des maladies qui régnaient au fort Saint-Jean, singularité dont j'expliquerai plus bas la cause.

L'usage immodéré du sel marin, la nourriture exclusive pendant long-tems avec des viandes salées ou fumées, et la privation des végétaux frais ont été considérés, et le sont encore, comme des causes déterminantes du scorbut; mais quant au sel marin, considéré isolément, on ne voit pas qu'il produise cet effet chez tous ceux qui, par un goût dépravé, en prennent des quantités considérables, et même Lind et plusieurs autres auteurs affirment avoir employé l'eau de mer comme un médicament qui a été utile chez les matelots scorbutiques. Les viandes et les poissons salés ne sont pas nuisibles à cause de leur sel; ils le sont, parce que, surtout lorsqu'ils sont anciens, ils contiennent fort peu de matière nutritive, et que, se trouvant associés avec du biscuit et des légumes secs très-souvent avariés, vermoulus, et souvent aussi, dans les voyages de long cours, avec de l'eau corrompue, ils ne forment pas un aliment suffisant pour réparer les forces d'hommes qui éprouvent de rudes fatigues et dont le sommeil est presque toujours interrompu; nous ne craignons pas de dire que la disette de bons alimens, réunie à un travail forcé, est une des causes les plus fréquentes du scorbut, à moins qu'elle ne soit un peu suppléée par une provision de liqueurs fermentées et surtout par l'usage du vin.

La privation des végétaux frais peut aussi être regardée, avec quelque raison, comme propre à favoriser la formation du scorbut, si l'on considère en premier lieu le désir ardent que témoignent les scorbutiques pour ce genre d'alimens, l'avidité avec laquelle ils se jettent après une longue privation, indistinctement sur tout ce qui est vert, si l'on réfléchit que les jardins sont le sujet continuel des rêves de ces malades, long-tems privés de cette nourriture rafraîchissante, comme la terre l'est pour le passager navigateur, et l'eau pour l'habitant du désert exténué de soif et de lassitude. On ne peut révoquer en doute que les herbages et les fruits récens ne soient utiles pour entretenir la pureté du sang et des sécrétions qui s'ensuivent. L'effet curatif, presque miraculeux, produit dans le scorbut par ce genre d'alimens, met, à ce qui me semble, le complément à l'évidence des dangers qui en accompagnent la trop longue privation.

D'une autre part, le remède qui guérit devient cause de maladie à son tour, par la raison qu'il ne forme pas pour l'homme une nourriture suffisante. Il est très-évident que nous ne sommes pas destinés à ne vivre que de végétaux, et qu'un mélange de nourriture animale est nécessaire à notre existence. Le scorbut attaque fort souvent les équipages des Indiens, qui ne font presque usage que du riz : on le voit assaillir les peuples pauvres dans tous les pays et dans toutes les températures, lesquels, quoique épuisés de fatigues et de veilles, ne peuvent se nourrir que de végétaux : nous l'avons vu, le professeur Franck et moi, pour ainsi dire endémique dans les rivières de la Lombardie et du Piémont, ainsi qu'on le voit dans la Bresse inondée et dans la Sologne ; il régna épidémiquement en Allemagne dans les années 1771 et 1772, époque où un grand nombre d'hommes furent obligés de ne vivre que de légumes, de racines, d'écorces d'arbres, et la même maladie affligea grand nombre de pauvres gens en France dans les années de 1812, 1816 et 1817, où l'on voyait dans les champs les hommes disputer les plantes sauvages aux herbivores. Une observation directe m'a fourni à ce sujet une preuve incontestable. Il s'était établi en 1806, dans les montagnes du Rove (rochers sur la Méditerranée, à quatre lieues de Marseille), une espèce d'Ordre de la Trappe, où l'on ne vivait que de racines et d'herbages cuits, simplement assaisonnés avec du sel, en même tems que toutes les heures du jour étaient employées à travailler à la terre et à prier. Un jeune novice, paysan des environs, me fut présenté par le chef de cette maison, ayant les jambes engorgées, le visage blême et gonflé, les glandes maxillaires dures et tuméfiées, les gencives saignantes et affectées de plusieurs ulcères qui répandaient une fort mauvaise odeur. Son supérieur m'apprit que, six mois auparavant, époque de son entrée, ce jeune homme était très-fort, et qu'il était tombé insensiblement dans l'indolence et l'état où je le voyais. J'attribuai sa situation à la vie dure qu'il menait et au défaut de nourriture suffisante; j'ordonnai par écrit (car cette formalité était nécessaire pour la règle) que le novice fût mis à l'usage de la viande, du vin, du linge, etc., en même tems que je prescrivis quelques remèdes antiscorbutiques, ce qui fut suivi à la rigueur pendant trois mois, au bout du quel tems, ayant été visiter cette maison, je trouvai mon malade entièrement rétabli. Je puis donc affirmer, relativement aux alimens, que c'est moins la qualité que le défaut d'une nourriture suffisante qui donne naissance au scorbut, conjointement avec d'autres causes affaiblissantes, et que les viandes salées sont particulièrement nuisibles par l'absence des principes nutritifs. Les eaux corrompues doivent évidemment concourir avec les autres causes à la formation de cette maladie.

L'ennui, la crainte, les terreurs me paraissent des causes puissantes de la dégénération scorbutique; je ne puis pas me figurer qu'une aussi grave maladie ait régné de tout tems chez les peuples du nord et dans les Pays-Bas, sans qu'il en ait été fait mention avant le seizième siècle, et lorsque je considère que la terreur que ces peuples ont répandue dans le vieil empire romain, lors de leur inondation, y a produit un grand nombre de maladies presque inconnues, même des épidémies, des spasmes, et l'apoplexie; quand je vois que la crainte seule suffit à ternir les plus belles peaux et à les couvrir de nombreuses maladies; à faire naître le typhus et la dyssenterie dans une armée en déroute; quand je me reporte à ces soldats de saint Louis, placés sur les bords du Nil ou sous les ruines de l'ancienne Carthage, assiégés par tous les fléaux à la fois, l'insalubrité du sol, la disette, et plus encore par la terreur d'un ennemi perfide qui les menaçait à chaque instant de la mort ou de l'esclavage, sans aucun espoir de secours; quand je remets devant mes yeux cette époque du moyen âge si féconde en superstitions atroces, en crimes inouis, en guerres sanglantes, en abandon de l'agriculture, en tyrans féroces qui regardaient les hommes comme de vils insectes, quelle source inépuisable ne découvrai-je pas, non-seulement d'affections scorbutiques, mais de toutes les affections destructrices de la race humaine? Si, en outre, on se fait une juste idée des effets de l'humidité, des ténèbres, du froid, de l'inaction, de la crainte des supplices qui règnent dans l'intérieur des cachots, des misères auxquelles est en proie une ville assiégée, du serrement de cœur et du désespoir des habitans d'un vaisseau battu par les tempêtes qui fait eau de partout, qui n'ont en perspective que le naufrage, ou qu'une côte inhospitalière, je le demande, ne devons-nous pas plutôt être surpris si le scorbut ne s'annonce pas parmi tous ces malheureux?

De même les troupes de l'armée des Alpes, dont j'ai parlé, s'ennuyaient fortement dans leurs tristes et froids cantonnemens, et l'ennui est un des plus grands ennemis de l'homme civilisé. La garnison de Guillaume, composée de recrues qui n'avaient pas encore fait la guerre, n'était pas probablement sans quelque crainte en face de troupes ennemies supérieures en nombre.

Dans le cas que j'ai rapporté des scorbutiques du fort Saint-Jean de Marseille, qui ont été transférés dans l'hôpital dont j'étais chargé, la crainte de la mort m'a paru être la première cause de leur maladie, car ils étaient tous victimes d'un parti qui avait succombé, et ils ne pouvaient éviter leur sort; naguère, forts et vigoureux, ils avaient les armes à la main, et il y avait trop peu de tems qu'ils étaient en prison pour que le scorbut pût être produit par des causes physiques. Au contraire, le prisonnier que je trouvai dans un lieu bien plus humide, y avait été oublié avant les derniers troubles, et n'avait rien à craindre pour sa vie; aussi, les causes physiques n'avaient-elles produit chez lui que leurs effets accoutumés.

Cependant, aucune de ces causes supposée seule n'aura les mêmes effets, et il faut le concours de plusieurs d'entre elles pour produire la maladie, surtout d'une manière épidémique, et véritablement, toutes les fois qu'elle s'est montrée sous ce mode, mille circonstances morbifiques se sont trouvées accumulées à la fois sur le peuple. Aussi, sans prendre des exemples ailleurs qu'en France, nous observons une épidémie de cette nature affliger Paris dans les dernières années du dix-septième siècle, et dans tous les quartiers les plus peuplés de cette capitale; on voyait sur leurs portes des gens avec les gencives pourries, les jambes enflées, couvertes des taches livides, les articulations roidies, tombant en défaillance. L'historien de cette épidémie l'attribue, avec raison, à une longue disette, à une nourriture malsaine, à la rigueur de la saison, contre laquelle on ne pouvait se réparer, au chagrin, à la tristesse, au défaut de travail et à un état de misère qui durait depuis long-tems. Or, l'on sait que cette époque correspond à celles des guerres sans cesse renaissantes de Louis XIV.

Ce serait aller contre l'observation journalière, qui est ce que nous avons de plus positif en médecine, que de ne pas reconnaître la propension des pays marécageux, ou environnés d'épaisses forêts, ceux sur lesquels le soleil n'agit point aussi puissamment pour élever les vapeurs à une hauteur convenable, ceux sujets aux inondations, ou à être recouverts de brouillards malsains, à contracter le scorbut; que dans nos contrées l'habitation du rez-de-chaussée de la même maison soit moins salubre que celle des appartemens les plus élevés, et qu'enfin, dans tous pays, ce sont les gens les plus pauvres, mal nourris et ne buvant que des eaux crues, souvent corrompues, qui remplissent le plus constamment les cadres de cette maladie. Cette situation est tout à la fois cause prédisposante et occasionelle. Le docteur Piborel fait observer qu'il est de règle sur les vaisseaux, que les gabiers, qui sont toujours sur les hunes, sont moins affectés du scorbut que les matelots dont le métier est d'être souvent au fond de cale, afin de fournir de l'eau à l'équipage, ou pour soigner les manœuvres basses; quelque robustes que soient ces hommes, ils finissent par s'étioler et à être sujets à des ulcères atoniques de nature scorbutique. Le caractère moral et individuel a aussi son influence sur la maladie dont il s'agit; en effet, les niais d'un esprit borné, doués de peu de vivacité, sont ceux qui succombent le plus facilement sous le poids des causes débilitantes. Après le défaut d'énergie morale, on peut placer l'esclavage au nombre des causes prédisposantes, le scorbut étant pour ainsi dire la maladie des esclaves; aussi, est-il encore commun chez les nègres; la vie sédentaire, l'indolence, la paresse, et certaines professions, telles que celles de cordonnier, de tailleur, de tisserand, ces derniers surtout, à cause de l'humidité des endroits où ils travaillent. Les laboureurs, au contraire, et ceux qui font beaucoup d'exercice en sont plus rarement attaqués, quoiqu'ils usent d'une nourriture grossière, pourvu que cette nourriture soit suffisante, et qu'ils n'abusent pas de liqueurs spiritueuses, lesquelles ont la propriété indubitable d'affaiblir considérablement tout le système.

Traitement curatif.

En considérant la variété des causes qui donnent lieu au scorbut, le lecteur aura pu voir qu'il n'en est pas de cette maladie comme de quelques autres, c'est-à-dire, qu'elle n'a point un spécifique absolu. Le renouvellement de l'air dans les vaisseaux par la machine de Sulton et autres, la drèche, les sucs acides, le vinaigre, et autres provisions qu'on fait pour les voyages de mer, n'ont pas été toujours suffisans pour la prévenir et la guérir. Il a été dit plus haut que l'abstinence de toute nourriture animale, accompagnée de fatigues, a produit cette maladie au milieu du régime végétal, et qu'elle a été guérie par l'usage des bouillons de viande. Dans le scorbut de l'armée impériale en Hongrie, Kramer ne tira aucun succès des plantes antiscorbutiques sèches que le collége des médecins de Vienne lui envoya, et Saviard rapporte que, dans celui de Paris, ce fut en vain que les administrateurs de l'Hôtel-Dieu firent chercher aux environs de cette ville tout le cresson des fontaines, pour en faire user aux malades en toute sorte de manière, qu'on reconnut bientôt que cet usage leur était pernicieux, et qu'il fallait mieux s'en tenir au traitement éprouvé, qui consistait spécialement à purger les malades, à leur donner du bon vin, le double de la ration, à leur faire prendre l'air, et à les exposer au soleil aussitôt qu'il dardait ses rayons. Il en résulte donc que, quoique on ait retiré des avantages réels d'un grand nombre de moyens différens, cependant il n'y a rien d'absolu dans le traitement de cette maladie, et qu'elle doit être gouvernée, comme toutes les autres, d'une manière rationnelle, ayant égard à la cause qui l'a produite, et à la constitution plus ou moins irritable des malades, ce qui, sans doute, a produit la distinction pratique du scorbut, en scorbut chaud et en scorbut froid, ce qui veut dire en d'autres termes, qu'aux uns conviennent des remèdes doux et peu stimulans, aux autres des antiscorbutiques âcres et échauffans.

Lind a dit que, dans le scorbut accidentel, un air pur et sec suffit la plupart du tems avec l'usage des végétaux récens presque de toute espèce. On raconte, en effet, des histoires de scorbutiques abandonnés, qui, s'étant traînés dans la campagne pour y manger des mûres sauvages, ou du cochléaria et autres plantes, ont guéri sans autre secours; mais tout cela est exagéré, et serait un guide peu fidèle dans bien des cas. Ailleurs, le même auteur dit que le point principal consiste à tenir les couloirs libres, c'est-à-dire, le ventre, les voies urinaires et les conduits excrétoires de la peau, afin de procurer une douce évacuation de l'acrimonie scorbutique, et en même tems d'adoucir la masse des humeurs par le moyen des alimens, et les remèdes antiscorbutiques convenables; mais il ne faut pas croire que l'on guérirait cette maladie avec des purgatifs, des diurétiques et des sudorifiques, tels que nous les présente, *in globo*, la matière médicale; il y a, dans le scorbut, une altération visible des principales fonctions vitales et naturelles, et, par conséquent, un dérangement général dans les sécrétions et les excrétions; tâchons de rétablir dans leur intégrité l'ensemble des fonctions, et le retour à la santé suivra nécessairement. L'air pur et sec, l'air chaud surtout, sont une condition indispensable à la guérison de tout scorbut; il a souvent suffi de débarquer des scorbutiques aux Canaries, à Sainte-Hélène, au cap de Bonne-Espérance, régions dont l'air est pur, sec et chaud, pour obtenir un rapide amendement, tandis que le débarquement sur les côtes du canal de Mosambique, où l'air est chaud et humide, n'a jamais été salutaire : il n'est aucun doute que le plaisir de quitter un vaisseau où l'on a toujours été malade, et de respirer enfin l'air de la terre, ne doive produire un grand effet sur l'ensemble de la vie. Les scorbutiques de terre se trouvent pareillement beaucoup soulagés à mesure que l'hiver fait place au printems, quand même leurs appartemens ont été chauffés, et lorsque, d'un réduit bas, sombre et humide, ou seulement du sein des villes, ils se trouvent transportés à l'air pur des campagnes; mais croit-on qu'un prisonnier dans les fers, qu'on transporterait de l'Amérique en Europe pour y subir une mort certaine, ou qu'un malheureux, arraché à sa patrie, à ses foyers chéris, ou qu'un homme, rongé d'un chagrin qui ne le quitte pas, éprouvassent de ce changement de situation le même soulagement? N'importe, c'est toujours là une première condition à rechercher, en même tems qu'on ne néglige pas les autres parties du régime, qui tiennent, soit à la médecine du corps, soit à celle de l'esprit. Néanmoins, tous les scorbutiques ne sont pas transportables, et il en est pour qui un air plus pur, plus vif que celui auquel ils sont accoutumés, est trop irritant, et peut soustraire de suite le peu de vie qui leur reste. On ne doit donc pas exposer subitement à un nouvel air les malades avancés, qu'avec beaucoup de précaution et de prudence, ayant soin de les tenir d'abord, comme l'on dit, à un demi-air, et leur faisant prendre, avant de passer outre, un verre de bon vin acidulé avec le suc d'orange, ou de limon, ce qui est pour eux le meilleur corroborant.

La nourriture doit être légère, facile à digérer et pourtant suffisamment substantielle. La chair de poisson, surtout celle de tortue, paraît avoir ces propriétés, et être la plus apte à réparer promptement les forces. Les bouillons ou la soupe faits avec la viande fraîche, et beaucoup de végétaux, tels que l'oseille, le cerfeuil, les choux, les poireaux, les oignons, etc., pris plusieurs fois par jour, forment une nourriture très-convenable : le pain doit être de froment, frais et bien cuit; on peut aussi donner des viandes tendres, rôties, conjointement avec des salades de toute espèce, spécialement avec la dent de lion, l'oseille, l'endive, la laitue, le pourpier, le cerfeuil, la roquette, le cresson; ce mélange convenable de plantes rafraîchissantes et échauffantes contribue singulièrement à la guérison de la maladie; toutes sortes de fruits de printems, d'été et d'automne, tels que fraises, groseilles, cerises, oranges, citrons, pommes, poires, raisins, sont pareillement utiles. Il faut faire choix, pour la boisson, de l'eau la plus pure, et donner aux repas du vin, du cidre, ou de la bonne bière; on peut faire infuser dans celle-ci des bourgeons de sapin, qu'on a trouvés utiles dans le scorbut, et qui ne rendent pas la boisson désagréable; on peut permettre de tems à autre un verre de punch, mais tous les observateurs conviennent que les liqueurs alcooliques pures sont contraires dans cette maladie; le lait, lorsqu'il passe bien, forme encore une bonne nourriture, dont je me suis servi plusieurs fois avec avantage; son usage n'exclut pas les autres alimens. Coock avait embarqué avec lui beaucoup de malt, d'après les idées de Macbride sur les effets du gaz acide carbonique contre la putridité, mais il paraît que cet orge préparé agit plus comme nutritif que d'une autre manière; quoi qu'il en soit, la décoction de cette substance, qui est devenue une provision de vaisseaux, ne peut qu'être très-utile en mer aux scorbutiques.

On doit s'attacher à vaincre la répugnance que ces malades ont pour le mouvement, en les engageant, chaque jour, à faire autant d'exercice qu'ils peuvent, et si cela leur est impossible, on y suppléera par des frictions sèches sur les extrémités inférieures. La propreté et le fréquent changement de linge sont de nécessité indispensable; on devra même, à moins que les jambes ne soient très-engorgées, recourir de tems à autre aux bains tièdes; car, en assouplissant la peau, les bains disposent à la transpiration, excrétion des plus utiles dans le scorbut. Les végétaux frais tiennent le premier rang, surtout ceux qui sont acides, parmi les remèdes proprement dits : on a été souvent étonné comment des scorbutiques, réduits à un état déplorable après de longs voyages, ont pu guérir aussi facilement par le seul moyen d'une nourriture végétale, et je l'ai été moi-même plusieurs fois des effets rapides des sucs d'orange, ou de citron, seuls, ou combinés avec du vin. Ils sont certainement plus efficaces, dans quelques circonstances, que le sirop antiscorbutique des pharmaciens. Je donnais, depuis plusieurs jours, de ce sirop au scorbutique que j'ai traité dernièrement, et loin de s'amender, les symptômes allaient en augmentant : je me décidai alors à lui faire prendre le suc d'orange combiné avec le vin sous la forme suivante : suc d'orange, quatre onces et demie; bon vin rouge, deux livres; sucre, quatre onces, à boire dans les vingt-quatre heures. Deux jours après, la gaîté et les forces commencèrent à revenir; les hémorragies s'arrêtèrent et les taches commencèrent à jaunir. Dans le même tems je fus appelé pour voir une petite fille du portier de la préfecture, qui était dans de vives alarmes parce qu'il avait perdu, peu auparavant, deux enfans : celle-ci était couverte de taches noires, avait les lèvres noires et enflées, des aphtes à la langue, la respiration gênée, le pouls faible et lent et se trouvant dans un assoupissement continuel. Considérant la rigueur du froid et l'habitation de la malade au rez-de-chaussée, qui est toujours un peu humide, je prescrivis une tisane d'orge sucrée avec le jus de quatre oranges, du bon vin et de la gelée de veau, et deux vésicatoires aux cuisses. Les taches disparurent avec rapidité, et au quinzième jour de ce traitement simple, la malade entra en convalescence. Manquant d'oranges et de citrons à l'hôpital d'Embrun, la tisane antiscorbutique du dispensaire n'étant prise qu'avec une extrême répugnance, ayant épuisé toute l'oseille qu'on pouvait se procurer, et les tisanes vinaigrées ne produisant que peu d'effet, je me déterminai, aussitôt que les raisins commencèrent à se former, à faire préparer une limonade avec le verjus et le suc de réglisse, boisson qui fut non-seulement très-agréable, mais dont je ne tardai pas à reconnaître la grande efficacité; quant aux oranges et aux citrons, ils m'avaient déjà été d'un très-grand secours auprès de mes scorbutiques de Marseille.

Ainsi, en ajoutant ce petit nombre d'observations à la masse des faits que Lind a recueillis, il ne peut rester aucun doute que les végétaux frais, surtout ceux qui contiennent un acide, ne soient des remèdes non-seulement excellens, mais encore très-prompts contre la maladie que nous appelons scorbut, ce que je ne puis pas dire des acides minéraux employés à la place des premiers sous forme de limonade, lesquels m'ont paru être absolument sans effet; aussi, ai-je été bien surpris de voir de graves auteurs en faire un grand éloge et affirmer que l'élixir de vitriol de Myasicht, ou de vitriol acide d'Haller, peut suppléer aux acides végétaux pour la guérison de la maladie, assertion que je trouve encore répétée par le professeur Franck, ce qu'il n'a pu faire d'après son expérience.

Certains sujets doués naturellement de peu d'énergie vitale, tels que les tempéramens lymphatiques et même fibrineux ou musculeux, ont besoin, outre des végétaux subacides, d'un certain degré d'excitation produite par les plantes âcres, amères et aromatiques, telles que les oignons, la scille surtout, la moutarde, le raifort sauvage, la roquette, le cochléaria, le cresson des fontaines, le bcecabunga, l'absinthe, les racines d'impératoire, de calamus aromaticus, etc. Ces plantes s'administrent en infusions aqueuses, en conserves, en sirop (ce dernier, préparé d'après la pharmacopée de Beaumé, préparation supérieure en vertu à celle de nos pharmacopées actuelles), en infusions vineuses, dernière forme la plus active de toutes, mais aussi la plus stimulante. Je suis porté à croire que ce n'est que de cette manière que les crucifères sont utiles dans le scorbut, et qu'elles ne le sont que comme auxiliaires, car je les emploie très-souvent avec succès dans toute autre maladie où il est besoin d'exciter, et elles sont évidemment nuisibles dans le scorbut chaud; d'une part, il est bon qu'on sache que le titre d'antiscorbutique que leur ont donné les médecins du nord, ne vient pas de leurs principes âcres, car, dans les pays froids, ces plantes sont bien loin d'être aussi fortes que dans les climats chauds : j'en fais déjà la différence à Strasbourg, où je les cultive dans mon jardin, et où elles sont très-fades en comparaison de ce que je les avais connues à Marseille, ce qui me fait ajouter foi à ce qu'on rapporte qu'en Norvège et en Sibérie le cochléaria est aussi doux que nos laitues.

L'usage des végétaux frais suffit ordinairement pour tenir le ventre libre chez les scorbutiques, et l'on doit même prendre garde qu'il ne procure la diarrhée : mais quand on fait usage de plantes âcres, surtout en infusion vineuse et en sirop, il arrive assez souvent de voir persister la constipation, si ordinaire dans cette maladie ; il faut alors nécessairement suppléer aux évacuations naturelles par des lavemens et des laxatifs, tels que la crême de tartre, la casse, la manne et les tamarins. S'il est très-indiqué dans la cure du scorbut de tenir le ventre libre, il ne l'est pas moins d'éviter les purgatifs âcres qui peuvent donner la dyssenterie, flux fatal aux scorbutiques, ce qui fait que je redoute même jusqu'au séné quand il s'agit de les purger. J'ai déjà dit qu'à mesure que les fonctions se rétablissent, les excrétions reprennent leur cours accoutumé ; mais si l'on veut rendre plus hâtive une abondante excrétion d'urine, ce qui pourtant n'est pas toujours sûr, on peut administrer les sucs des plantes ci-dessus dans le petit lait, en ajoutant à cette solution quelques grains de nitre ou d'acétate de potasse suivant le besoin. Il est nécessaire, lorsque l'estomac est faible, de donner ces boissons chaudes, et même fort souvent ce viscère ne supporte pas le petit lait : on doit alors délayer les sucs dans du bouillon de viande ou de poisson. On peut en dire autant pour la transpiration : elle se rétablit d'elle-même à mesure que le malade va mieux, et jusqu'alors les sudorifiques sont inutiles. Lorsque le tems opportun est arrivé, on peut employer dans le scorbut froid, quand le malade se met au lit, les infusions de sureau, de coquelicot, de sassafras, ou la décoction de salsepareille, de gayac, etc., en évitant les antimoniaux qui ne conviennent pas dans cette maladie. Ces médicamens chauds sont contre-indiqués dans l'autre espèce de scorbut, et, dans ce cas, les bains tièdes généraux pourront faire arriver au but qu'on se propose pourvu que les forces du malade permettent de les employer.

Il en est du scorbut comme des autres diathèses : c'est en vain qu'on chercherait à combattre le mal local, si on n'attaque pas en même tems la maladie générale, laquelle, parvenue à son dernier période, ne rend que trop souvent impuissans les efforts que l'on fait pour en modifier les terribles résultats. Quoi qu'il en soit, on oppose aux hémorragies et au flux dyssentérique les acides minéraux, l'alun et les astringens végétaux les plus puissans, tels que les écorces de chêne et de grenade, la gomme kino, les racines de tormentille, de rathania, de columbo, etc. ; à la difficulté de respirer, l'oximel scillitique, l'application des ventouses, des sinapismes, même des vésicatoires entre les épaules et sur les membres inférieurs. On cherche à remédier à l'extrême faiblesse par des frictions, par des fomentations aromatiques, par des cordiaux composés des vins les plus généreux et de substances aromatiques ; on donne aussi de petites doses de quinquina, si l'estomac peut le supporter ; le camphre, le musc et l'opium, s'il y a des spasmes et des douleurs.

Je viens de nommer le quinquina, et j'avoue que je n'en ai retiré aucun avantage comme tonique, donné à petites doses chez les scorbutiques que j'ai traités à Marseille et à Embrun ; mais il soutient sa réputation administré comme fébrifuge et à grandes doses. En effet, le malade que j'ai traité à l'infirmerie du collége royal de Strasbourg, présentant régulièrement, tous les trois jours, vers les cinq heures du soir, un redoublement de symptômes qui durait toute la nuit et qui faisait craindre pour sa vie, je me déterminai à ajouter de fortes doses de quinquina aux autres remèdes déjà employés contre le scorbut, et qui avaient jusque là très-bien rempli mes vues.

La veille et le jour du paroxysme, le malade prit une once et demie du fébrifuge en poudre dans du vin rouge, et le prochain accès manqua à l'exception d'un peu d'agitation et d'insomnie : une autre once et demie fut donnée dans les trois jours suivans, et nous eûmes le plaisir de voir ce jeune homme tout-à-fait débarrassé de ses hémorragies, de ses vomissemens et de ses taches noires qui reparaissaient tous les trois jours et qui nous avaient tant alarmés.

Quant à la saignée, on ne doit pas l'exclure du traitement du scorbut dans son commencement. Cette maladie peut attaquer des sujets très-pléthoriques, chez lesquels elle fera d'autant plus de ravages, parce que la trop grande abondance de sang est, comme toute autre exubérance, un principe de débilité, et qu'alors c'est fortifier que de désemplir avec prudence; mais nous n'avons pas vu ce cas, et il doit être extrêmement rare. Il est bon d'avertir que, quoique les scorbutiques paraissent d'abord se rétablir promptement, il faut cependant qu'ils fassent un très-long usage du régime que nous avons recommandé pour que leur rétablissement soit parfait. On ne voit que trop souvent, et sur mer et dans les hôpitaux, des malades qui, au bout de trois semaines ou un mois, paraissent avoir récupéré une santé parfaite, et qui, livrés de nouveau à eux-mêmes, retombent peu de tems après dans un état pire qu'ils ne l'ont jamais été.

Traitement préservatif.

Un air pur, chaud et sec et une nourriture facile à digérer, composée principalement d'un mélange convenable de substances animales et végétales, sont les premières conditions pour prévenir le scorbut; mais comme il n'est pas possible de vivre dans un lieu plutôt que dans un autre, ceux qui habitent des pays humides ou marécageux ou exposés à de grandes pluies ou des brouillards, feront bien de coucher dans des appartemens le plus élevés possible du sol, d'éloigner de leurs maisons les eaux et les immondices, d'écubuer tous les ans les terres qui les entourent et d'entretenir pendant l'hiver et les tems pluvieux des feux continuels. Il faudra joindre à ces précautions des vêtemens de laine, la plus grande propreté, une nourriture substantielle, l'usage modéré des liqueurs fermentées, un exercice journalier et un jour ou deux dans la semaine quelque amusement agréable propre à dissiper l'ennui et la tristesse. Cependant beaucoup de ces choses étant au dessus du pouvoir des particuliers, et l'ignorance, les préjugés ou la routine s'opposant même à ce que l'homme des champs ou l'artisan change quelque chose à sa manière de vivre, c'est à l'autorité publique d'y pourvoir; elle parviendra certainement à faire disparaître le scorbut et plusieurs affections congénères, ou du moins à les rendre très-rares, en diminuant la misère des peuples, en ne laissant plus élever des habitations dans les endroits marécageux, en faisant, autant que possible, disparaître les marais, et en diguant les rivières, en ayant soin de procurer aux pauvres du travail et des alimens salubres, en rétablissant les jeux d'exercice qui existaient autrefois dans les villes et les campagnes, en assainissant les prisons et en améliorant le sort des prisonniers; en favorisant la multiplication des jardins dans les villes de guerre, en rendant plus saine dans les pays de rizières la culture du riz : enfin, en obligeant les maires et les ministres des cultes de mettre sans cesse sous les yeux des peuples les règles principales de l'hygiène.

Dans les villes assiégées, les officiers doivent avoir soin de faire tenir sèchement, chaudement et proprement les lits et les logemens des soldats, afin qu'ils puissent prendre un repos salutaire lorsqu'ils viennent de faire leur service. Les autorités doivent pareillement veiller à ce que ceux-ci soient pourvus de bons habits pour les garantir des rigueurs du froid et de la pluie auxquelles ils sont nécessairement exposés. Le pain de munition doit être léger et bien cuit, et les autres provisions aussi bien conditionnées qu'il est possible, en tâchant toujours d'y ajouter, au moins une fois par jour, quelques végétaux, même les plus communs, comme les feuilles des graminées et autres qu'on trouve sur les remparts. Le vinaigre est dans les villes de guerre une provision indispensable, et dont on ne doit pas négliger de donner chaque jour une petite ration aux soldats. Il ne faut pas veiller avec moins de soin à la pureté des eaux. Les habitans de ces villes font sagement de cultiver dans leurs jardins beaucoup de plantes antiscorbutiques, dont, en cas de siége, et même pendant la rigueur de l'hiver, on peut semer les graines dans les appartemens et dans les caves, et se procurer, en peu de jours, de bonnes salades, comme cela se pratique à Strasbourg. L'utilité de ces moyens est déduite de ce qu'on voit rarement affligés du scorbut, tant sur mer que sur terre, ceux qui sont bien vêtus, qui habitent des appartemens secs, qui sont bien nourris, qui font un exercice suffisant sans être trop grand, qui vivent dans la propreté, et qui sont exempts de craintes et de soucis. C'est ce qui fait que dans les places assiégées, dans les armées et sur les vaisseaux, les officiers conservent plus long-tems la santé que les soldats et les matelots. Plus les divers gouvernemens deviendront tutélaires de la masse de leurs sujets, plus l'horrible maladie dont nous parlons disparaîtra du cadre des épidémies, pour reparaître de nouveau quand les scènes du moyen âge s'offriront de rechef sur le théâtre de ce monde.

Les Anglais, en portant dans l'Inde le bienfait de la civilisation europénne, ont déjà rendu le scorbut très-rare dans les dernières classes du peuple. Les inondations qui ont brisé les digues de la Hollande, l'hiver de 1819 et 1820, et couvert d'eau plusieurs autres contrées, en augmentant la misère des peuples, pourraient bien les affliger encore de cette maladie, si l'administration publique ne vient à leur secours.

Le capitaine Coock nous a montré, le premier, que l'air marin était accusé sans raison de produire le scorbut, en faisant, dans toutes les latitudes, le plus long voyage qui ait encore été entrepris, sans avoir ses équipages atteints de cette maladie, et sans être pourvu de provisions fraîches, pas plus qu'un autre vaisseau. On ne peut rien conseiller de mieux sur mer que ce qui a été pratiqué par ce grand navigateur ; il veillait avec un soin extrême à la propreté des navires, et à leur sécheresse; il rendait le tour de service des matelots beaucoup plus court; il les pourvoyait de hamacs et de vêtemens suffisans pour qu'ils pussent en changer lorsque ils étaient mouillés; il présidait au choix de leurs alimens, profitant de toutes les occasions pour renouveler l'eau, et pour se procurer des fruits des contrées qu'il visitait; chaque jour les équipages étaient égayés par de la musique, des danses, des conteurs, et ces causes, jointes à la confiance qu'inspirait un tel chef, ont plus fait que le sauer-kraut, la drèche, le malt, etc., auxquels quelques personnes ont tant de confiance. La même marche a été suivie par le capitaine Rose et le lieutenant Parry dans leur voyage au pôle arctique; enfin, on doit éviter de boire et de manger après les scorbutiques, ainsi que de recevoir leur haleine. Branbilla avait déjà observé, avant moi, que des soldats qui avaient servi des scorbutiques avaient gagné la maladie.

ANALYSE DU MÉMOIRE N° I.

DIAGNOSTIQUE.

Le scorbut endémique ou épidémique est, suivant l'auteur du Mémoire précédent, une maladie putride bien caractérisée, raison pour laquelle il la définit une corruption du sang qui altère l'harmonie des fonctions du corps humain, ou l'état naturel de quelques-unes de ses parties.

Symptômes généraux.

Pesanteur du corps, lassitude spontanée, changement de couleur du visage, démangeaison, rougeur, douleur aux gencives, leur gonflement spongieux, leur facilité à saigner, vacillation des dents, haleine puante, enflure des jambes, taches plombées, pourprées ou livides à ces parties du corps et autres, roideur du jarret, ordinairement sans fièvre et avec l'intégrité permanente des facultés intellectuelles.

Cas particuliers.

1° Affection aux gencives sans aucun symptôme général. Cette affection donne naissance quelquefois à des ulcères qui finissent par produire un scorbut général.

2° Affection locale de la bouche, pouls lent, dyspnée, pesanteur des jambes, taches en différens endroits du corps, douleurs articulaires, affaissement profond, hypocondres enflés, hémorragie d'un sang noir et dissous par la bouche et par le nez, qui soulage le malade.

Ce qu'il y a de singulier dans ce cas, c'est qu'à mesure que les symptômes généraux se développent, l'affection de la bouche reste stationnaire, et qu'elle empire à mesure que la santé s'améliore.

3° Jambes engorgées, visage blême et gonflé, glandes maxillaires dures, tuméfiées, gencives saignantes et affectées de plusieurs ulcères qui répandent une très-mauvaise odeur.

4° Gencives pourries, jambes enflées, couvertes de taches livides, articulations roides, défaillances fréquentes, sans fièvre.

THÉRAPEUTIQUE.

Air.

L'air pur, sec et chaud, est une condition indispensable à la guérison de tout scorbut. On ne doit pas cependant exposer à un nouvel air les malades avancés qu'avec beaucoup de précaution et de prudence; aussi convient-il de les tenir d'abord, comme l'on dit, à un *demi-air*, et de leur faire prendre de tems en tems du bon vin acidulé avec le suc d'orange, ce qui est pour eux le meilleur corroborant.

Nourriture.

Pain de froment frais et bien cuit, bouillons ou soupe faits avec la viande fraîche et beaucoup de végétaux, tels que l'oseille, le cerfeuil, le choux, les poireaux, les oignons, pris plusieurs fois par jour; chair de poisson, surtout celle de tortue, viandes tendres rôties, conjointement avec des salades d'oseille, d'indive, de laitue, de pourpier, de cerfeuil, de roquette, de cresson. Ce mélange convenable de plantes rafraîchissantes et échauffantes contribue singulièrement à la guérison de la maladie. Toutes sortes de fruits de printems, d'été et d'automne, tels que fraises, framboises, groseilles, cerises, oranges, citrons, pommes, poires, raisin. On ne saurait jamais s'imaginer combien l'usage des végétaux frais est utile dans le traitement de la maladie dont il s'agit. On a été souvent étonné comment des scorbutiques, réduits à un état déplorable après de longs voyages, ont pu guérir aussi facilement par le seul moyen d'une nourriture végétale. Les sucs des oranges et des citrons, combinés avec le vin, sont, par exemple, bien plus efficaces que le sirop antiscorbutique des pharmaciens, et produisent des effets aussi merveilleux que rapides, étant administrés sous la forme suivante : suc d'orange, quatre onces et demie; bon vin rouge, deux livres; sucre, quatre onces, à boire dans les vingt-quatre heures.

Boisson.

Eau la plus pure, du vin, du cidre ou de la bonne bière aux repas : on peut infuser dans celle-ci des bourgeons de sapin, reconnus pour être très-utiles dans le scorbut; du lait, lorsqu'il passe bien, du punch de tems à autre, jamais de liqueurs alcooliques, qui sont très-nuisibles aux scorbutiques. (*Voyez* le tableau des moyens antiscorbutiques à la fin de l'ouvrage.)

Médicamens.

Les acides minéraux, sous forme de limonade, tels que l'elixir de Myasicht, le vitriol acide d'Haller, etc., sont absolument sans effet dans le scorbut, et ne peuvent pas remplacer les acides végétaux dont l'efficacité salutaire est incontestable. Aux tempéramens lymphatiques, doués de peu d'énergie vitale, et qui ont besoin d'un certain degré d'excitation, conviennent les plantes âcres et aromatiques, savoir : les oignons, la scille, surtout la moutarde, le raifort sauvage, la roquette, le cochléaria, le cresson des fontaines, le beccabunga, l'absinthe, les racines d'impératoire, de calamus aromaticus. Ces plantes s'administrent en infusions aqueuses, en conserves, en sirop, et celui-ci, d'après la pharmacopée de Baumé, en infusion vineuse, dernière forme la plus active de toutes, et la plus stimulante. Elles sont contraires au scorbut chaud.

Il est très-indiqué, dans la cure du scorbut, de tenir le ventre libre, mais en évitant les purgatifs âcres qui peuvent donner la dyssenterie, flux fatal aux scorbutiques; aussi doit-on redouter jusqu'au séné, lorsqu'il s'agit de les purger, et avoir recours, pour vaincre la constipation, aux lavemens, aux laxatifs tels que la crême de tartre, la casse, le tamarin, et au petit lait, dans lequel on aura dissous quelques grains de nitre ou d'acétate de potasse, quand on voudra rendre plus hâtive une abondante sécrétion d'urine. Si les malades ne peuvent pas supporter le petit lait, on mêlera le suc des plantes indiquées ci-dessus avec du bouillon de viande ou de poisson. La boisson, pour les estomacs faibles, sera toujours un peu chaude. Dans le scorbut froid, infusions de sureau, de coquelicots, de sassafras, ou décoction de salsepareille, gayac, etc., en évitant les antimoniaux. Dans le scorbut chaud, bains tièdes généraux, pourvu que les forces du malade permettent de les employer. Aux hémorragies et aux flux dyssentériques on opposera les acides minéraux, l'alun et les astringens les plus puissans, tels que l'écorce de chêne et de grenade, la gomme kino, les racines de tormentille, de rathania, de columbo; à la difficulté de respirer, l'oximel scillitique, les ventouses, les sinapismes, et même les vésicatoires entre les épaules et sur les membres inférieurs; à l'extrême faiblesse, les frictions stimulantes, les fomentations aromatiques, les cordiaux composés de vins généreux, et le quinquina, lorsque l'estomac peut le supporter; enfin, le camphre, le musc et l'opium, s'il y a des spasmes et des douleurs.

Quant au quinquina, comme tonique, on n'en retire aucun avantage, donné à petites doses, mais il soutient sa réputation, administré comme fébrifuge et à grandes doses. On prescrira la saignée aux personnes attaquées de scorbut et très-pléthoriques, car la bonne médecine enseigne que l'abondance du sang occasione la débilité, et que désemplir, c'est, dans ce cas, fortifier. On ne cherchera pas à combattre le mal local sans agir en même tems contre la maladie générale, par la raison qu'une fois parvenue à son dernier période, elle ne rend que trop souvent impuissans les efforts que l'on fait pour en modifier les terribles résultats.

PROPHYLACTIQUE.

Respirer un air pur, chaud et sec, faire usage d'une nourriture facile à digérer et composée principalement d'un mélange convenable de substances animales et végétales ; éviter les pays humides, marécageux ou exposés à des grandes pluies et des brouillards; habiter les appartemens les plus élevés du sol, et y entretenir, pendant l'hiver et les tems pluvieux, des feux continuels ; manger à ses repas, et surtout à jeun, des fruits de la saison, en donnant la préférence aux oranges ; boire de tems à autre de la limonade adoucie avec le sucre, joindre à ces précautions des vêtemens de laine, la plus grande propreté, un exercice journalier modéré, et, le plus souvent possible, quelques amusemens agréables propres à dissiper l'ennui et la tristesse.

Puisqu'il paraît démontré que le scorbut est une maladie contagieuse, il faut se garder de coucher avec des personnes atteintes ou menacées de cette maladie, de recevoir les exhalaisons fétides qui émanent de leur bouche, ainsi que de manger et de boire après elles dans les mêmes vases.

N° II.

OBSERVATIONS SUR LE SCORBUT,

PAR M. DE MERTANS,

MÉDECIN DE LA MAISON DES ENFANS-TROUVÉS, A MOSCOU.

Lorsqu'il s'agit de la conservation de la santé d'une multitude de gens vivans tous de la même manière, et obligés de se nourrir principalement d'alimens qui l'altèrent, c'est dans la correction de cette nourriture, et non dans les remèdes donnés comme médecine, qu'il faut chercher les moyens de les préserver des maux auxquels l'expérience démontre qu'ils sont les plus sujets.

D'après ce principe, j'ai toujours cru que les provisions salées, dont usent les gens de mer, étant la principale cause du scorbut qui attaque les équipages dans les voyages de longue durée, et prive souvent les vaisseaux des bras nécessaires pour les conduire, il fallait chercher à y opposer des alimens contraires, et qui se conservassent sur mer.

Les viandes salées sont de difficile digestion, et nous savons que les alimens que nos forces digestives ne peuvent pas réduire en bon chyle, subissent dans les premières voies les altérations propres à leurs espèces, dans la chaleur et l'humidité; par conséquent, le chyle produit de viandes salées seules tient entièrement de la nature animale, tendant à la putréfaction. Lorsqu'il se mêle au sang, il augmente cette disposition que nos fluides ont déjà par eux-mêmes, et par là, peu à peu, introduit cette dégénération putride lente, que nous appelons scorbut, dont je suis persuadé qu'il n'y a qu'une seule espèce qui a différens degrés. Je suis aussi convaincu que le scorbut de mer et celui de terre sont la même maladie produite par des causes semblables : nourriture de viande ou poissons salés, peu, ou point de végétaux, habitations humides, etc.

Il s'agit donc, pour prévenir ou corriger cette altération des humeurs, de procurer des alimens d'une qualité antiseptique, qui puissent se conserver longtems, et que le changement de climats ne gâte point. J'ai cru que le *sauer-kraut*, ou choux fermenté, dont on fait un si grand usage en Allemagne, avait ces qualités; que s'il ne plaisait pas toujours à ceux qui en mangent pour la première fois, tout le monde s'y accoutumait bientôt, et le trouvait un mets bon et nourrissant; que les marins en feraient leurs délices, surtout lorsque ils manqueraient d'autres légumes. J'eus, il y a une douzaine d'années, plusieurs conversations à ce sujet avec MM. Langlois et Preston, attachés ici à l'ambassade de milord Stormont, qui m'honoraient de leur amitié. Je désirais qu'on fît des essais de transporter le sauer-kraut sur mer, pour en faire une partie de la nourriture des équipages. Depuis quelques années, je lis avec une vraie satisfaction, dans les papiers publics et les relations des voyageurs, que ces essais ont parfaitement réussi, et que c'est en grande partie au sauer-kraut que l'on doit la santé de plusieurs équipages de vaisseau qui ont fait le tour du monde. La conservation des gens de mer est un article des plus importans pour plusieurs nations, et, en y travaillant, on rend service à une grande partie du genre humain. Dans cette vue, je vais communiquer de nouveaux moyens, qui, joints aux premiers, serviront à préserver du scorbut, à en arrêter les progrès, et même à le guérir plus promptement. Je les trouve de même dans la nourriture; ce sont des végétaux de différentes espèces mangés dans l'état de crudité, et tels que la terre les donne. Je suis assuré que tous les légumes dont on se sert dans nos cuisines sont infiniment plus antiscorbutiques lorsque ils sont crus, que quand ils sont bouillis dans l'eau, ou qu'ils ont passé par toute autre préparation au feu, à cause, dans ce dernier cas, de la perte qu'ils font de leur air fixe, ou gaz acide carbonique. Je me fonde sur le guide le plus sûr, l'expérience; c'est pourquoi je commencerai par rapporter des faits.

Pendant un séjour de plusieurs années que je fis à Moscou, je fus surpris de trouver beaucoup de gentilshommes, de marchands et d'étrangers atteints d'un scorbut lent, ayant les gencives molles, gonflées et bleuâtres, l'haleine puante, et plusieurs, des taches scorbutiques aux jambes; tandis que parmi le peuple, tant de la ville que de la campagne, il est très-rare de trouver un seul homme qui ait la moindre de ces marques. La nourriture des premiers consiste surtout en beaucoup de viande, tant fraîche que salée, et de poisson de même; ils mangent peu ou point de légumes, excepté de tems en tems d'une soupe aux choux aigres, qui ressemblent entièrement au sauer-kraut d'Allemagne, avec cette différence qu'ils sont hachés menus, au lieu que celui-ci est coupé suivant la largeur des choux. Leur boisson ordinaire est une petite bière fort aigre, qu'ils nomment *quas;* ils boivent, en outre, du vin, de la bière du pays, de la bière d'Angleterre, et un petit verre d'eau-de-vie, au moins avant chaque repas; ils mangent fort peu de pain. Le peuple vit toute l'année de cette soupe aux choux aigres, dans laquelle on cuit de la viande salée les jours gras, du poisson salé ou séché, les jours maigres, et pendant leurs quatre carêmes, qui font plus d'un tiers de l'année, ils y ajoutent alors de l'huile de lin fort puante, au lieu de graisse ou de beurre. Dans cette soupe, qu'ils appellent *schsti*, en maigre et en gras, ils font cuire des gruaux, surtout celui de blé sarrasin. Ils mangent, de même que les premiers, des concombres, et les font saler pour l'hiver; ils se nourrissent aussi beaucoup de pain de seigle. Les gens du peuple habitent des petites maisons de bois, ordinairement basses, où ils se rassemblent nuit et jour en grand nombre les trois quarts de l'année, à cause du grand froid. Il y a peu d'air dans les chambres; les fenêtres en sont fort petites; ils y croupissent généralement dans la malpropreté et l'humidité. A l'exception du bain dont ils se servent, de même que ceux que j'ai nommés en premier lieu, ils sont fort malpropres. Voilà bien des raisons, excepté le plus grand usage de choux aigres et du pain, qui devraient rendre ceux-ci plus sujets au scorbut que les nobles et les gens aisés : presque toujours de la viande ou du poisson salé (ils ne font pas même tant de cas de l'une et de l'autre quand ils sont frais), beaucoup plus d'eau-de-vie, la malpropreté et l'humidité de leurs maisons, le changement plus rare de linge et d'habits.

Je fus quelques années à faire ces observations, et à chercher ce qui pouvait principalement les préserver du scorbut, dont, par tant de raisons, ils auraient dû être attaqués préférablement aux autres. Il me parut qu'outre l'usage journalier des choux aigres, que je regarde comme le plus puissant préservatif du scorbut, ils en étaient redevables à ce qu'ils mangent quantité de légumes crus, oignons, poireaux, radis, navets, poids avec leurs gousses. Les baies de vaccinium, et d'autres presque semblables qu'ils appellent *kloukua*, de la grosseur d'une petite cerise, et fort acides, sont, avec les pommes, les fraises et les framboises, presque les seuls fruits de ces contrées. J'avais chaque année, en hiver et au printems, dans la maison des Enfans-Trouvés, beaucoup de scorbutiques. On a bâti cette maison près du confluent de deux rivières, dans un lieu dont on a relevé le terrain à grands frais. Jusques en 1770, on voyait encore, par-ci par-là, de l'eau croupissante dans cet endroit; mais il n'y avait qu'une partie des enfans qui y demeuraient, les autres occupant une vieille maison de pierre, située sur une éminence dans le voisinage.

Les symptômes ordinaires du scorbut, chez ces enfans, étaient le gonflement des gencives, la puanteur de la bouche, une grande lassitude et abattement; ils devenaient cachexiques, et d'une couleur plombée. Peu à peu, le gonflement des gencives augmentait, elles prenaient une couleur livide; il se formait des pustules à la bouche; l'haleine répandait une infection horrible; les gencives et tout l'intérieur de la bouche se gangrenaient; les os des mâchoires se cariaient; la chute des dents suivait, et les os des alvéoles tombaient par morceaux. Les malades pouvaient à peine se remuer, quoique toujours sans fièvre; l'appétit ne leur manquait pas. Il y en avait dont les jambes, dès le commencement, étaient couvertes de taches scorbutiques, et de croûtes sèches comme des écailles; à d'autres, elles ne venaient que lorsque le mal était fort avancé : la plupart avaient les jambes enflées. Chez quelques-uns, les tendons fléchisseurs des jambes se raccourcissaient et se roidissaient, de façon qu'ils étaient obligés de rester continuellement couchés, ayant les pieds près des cuisses. J'ai vu, une couple de fois, arriver la même chose aux bras.

La gangrène des gencives, de la bouche, et la carie des os augmentaient insensiblement, au point que les os des alvéoles et la partie spongieuse de ceux de la mâchoire supérieure tombaient. Ce mal allait lentement; il se passait quelquefois quinze jours, et même plus, depuis le commencement de la gangrène de la bouche et de la carie des os, et plusieurs mois depuis l'apparition des premiers symptômes de la maladie jusques au point que je viens de décrire. Malgré cela, ils prenaient encore, dans ce dernier période, de la nourriture en quantité suffisante, et infiniment plus qu'on n'aurait pu se l'imaginer, d'après leur état. Ils ne pouvaient cependant vivre long-tems dans cette situation, et la mort venait enfin les délivrer de tant de maux. J'ai été souvent étonné de ne leur entendre pousser aucun cri de douleur dans un état aussi déplorable; mais ils se plaignaient presque continuellement d'une voix languissante.

Le traitement que j'employais ordinairement guérissait la plupart, pourvu que le mal n'eût pas fait des progrès dans les os spongieux de la mâchoire supérieure. D'abord, je les mettais entièrement à la nourriture végétale, leur faisais donner des soupes avec beaucoup de légumes cuits dans un bouillon léger, comme choux aigres, carottes, panais, navets, oignons, etc.; des épinards, des jeunes orties, de l'oseille étuvés. La boisson des plus grands était le *quas*, ou petite bière aigrelette; les petits buvaient de l'eau.

Au printems, tous les scorbutiques prenaient, chaque matin, une certaine quantité, suivant leur âge, de petit lait, où l'on avait infusé des plantes antiscorbutiques, comme cochléaria, nasturtium aquaticum, beccabunga acetosa; cette infusion était indulcorée avec un sirop simple ou du sucre. En outre, ils se servaient souvent, pendant la journée, d'un gargarisme fait d'une infusion d'herbe de rhue, de sauge, d'agrimonia dans l'eau, à laquelle on ajoutait de l'esprit de cochléaria et du miel rosat. Lorsque la gangrène se manifestait à la bouche, outre les remèdes que je viens de rapporter, ils prenaient une forte décoction de quinquina. J'ajoutais aussi de cette décoction au gargarisme. Je faisais toucher les parties gangrenées avec du miel rosat, auquel j'avais mêlé un peu de sel marin. Ce traitement m'avait réussi les trois premières années, de sorte que presque tous ces malades, tant adultes qu'enfans, guérissaient ordinairement dans l'espace de trois semaines ou un mois, lorsque le mal n'était pas fort avancé. C'était en hiver et au printems que le scorbut faisait le plus de ravages.

En automne 1770, on logea, contre mon avis, tous les enfans trouvés qui étaient en ville au delà de mille, dans l'aile de la maison achevée depuis un an. Dans un climat où l'été est si court, les murailles neuves, faites de briques, sèchent difficilement, et cette maison était située dans un terrain qui avait été un marais quelques années auparavant. On sentit pendant tout l'hiver, malgré tout ce qu'on put faire pour l'éviter, de l'humidité dans les chambres. Le scorbut commença à se manifester de bonne heure, et j'eus beaucoup plus d'enfans scorbutiques que les années précédentes; les symptômes étaient aussi plus fréquens. Plusieurs eurent des pustules gangréneuses dans la bouche; quelques-uns les os des mâchoires cariés; d'autres, les membres, surtout les jambes, retirés et roides.

Je mis tous ces malades dans la maison de bois, qui avait déjà servi plusieurs années aux scorbutiques: je leur fis donner la nourriture et les remèdes dont j'ai fait mention. Le mal était plus opiniâtre, et tout ce que je pus faire servait à peine à en ralentir les progrès. Vers le mois de mai, voyant que les moyens employés les années précédentes ne suffisaient pas pour guérir cette maladie, qui était plus enracinée, je pensai à différens autres remèdes. Les réflexions que j'ai communiquées ci-dessus au sujet de la diète de ce peuple, me déterminèrent à donner crus à mes petits malades les végétaux qu'ils mangeaient cuits. Je leur fis donc donner chaque jour, le matin, des raves, des navets doux, des carottes, des jeunes oignons; ils les mangeaient comme des pommes. A dîner, outre la soupe et les légumes, comme à l'ordinaire, ils avaient de la salade avec un peu de vinaigre, et fort peu d'huile; l'après-midi, les mêmes racines que le matin; et le soir, des légumes et de la salade. On continuait les mêmes remèdes qu'avant. Au bout de quelques jours, tous les symptômes diminuèrent. Ceux qui étaient le plus fortement attaqués, et languissaient depuis plusieurs mois, se trouvèrent mieux, et commencèrent à guérir. Les moins malades se remirent en fort peu de tems: de sorte qu'au bout d'un mois, il ne me restait plus, dans cette partie de l'hôpital, que quelques-uns de ceux qui avaient été le plus mal, qui se trouvaient alors en parfaite convalescence. Ce changement en mieux fut visible chez tous, dès qu'ils eurent mangé les légumes crus pendant quelques jours. Je n'avais pas encore lu les observations faites par les médecins et les chirurgiens anglais sur la drèche, sans quoi je n'aurais pas manqué d'en faire usage. Le *quas*, dont j'ai parlé plus haut, qui fait la principale boisson du peuple russe, en approche, excepté qu'on ne le boit pas dans l'état de fermentation : c'est une petite bière à laquelle, au lieu de houblon, on ajoute de la menthe sauvage.

Le même traitement me réussit aux printems de 1772 et 1773, où j'eus, comme toutes les autres années, des scorbutiques avec les mêmes symptômes, quoique pas en si grand nombre qu'en 1771, où il y en avait près de soixante, parce que la maison, ayant séché entièrement, devint fort saine, et que l'emplacement fut encore rehaussé de beaucoup.

Je ne proposerai pas d'embarquer sur les vaisseaux des végétaux frais pour tout l'équipage, parce que, pour les conserver, il faut les tenir dans du sable sec; ce qui serait, sinon impossible, du moins très-difficile pour une si grande quantité, et que même, malgré ces précautions, plusieurs se gâteraient. Mais ne pourrait-on pas, en se servant du sauer-kraut pour la conservation de la santé des marins, mettre aussi une certaine quantité, autant que la grandeur des bâtimens et les autres circonstances le permettraient, de radis, de carottes, de navets et d'oignons frais dans du sable bien sec, à l'endroit du navire où l'eau et l'humidité ne pourraient pas pénétrer, afin de donner quelques-uns de ces légumes à ceux qui, malgré l'usage du sauer-kraut, prendraient le scorbut? Je crois que ces légumes et l'infusion de la drèche les rétabliraient bientôt.

Si cela n'est pas praticable quant aux vaisseaux en mer, il est aisé d'en conclure que, lorsqu'on met les scorbutiques à terre, on accélèrera leur guérison en leur donnant à manger crus les légumes qu'on trouvera; ce qui, outre l'avantage de guérir cette maladie plus sûrement, abrègera les stations que les navires sont souvent obligés de tenir pour remettre leurs scorbutiques. Il ne sera pas difficile de persuader à ces malades de manger des légumes crus; la nature, notre meilleur guide dans tout ce qui concerne notre conservation, les y porte, et j'ai observé que leur estomac ne s'en trouve pas affecté.

En Autriche, et dans plusieurs autres parties de l'Allemagne, le peuple mange des navets aigres : on les prépare de la même façon que le sauer-kraut; les ayant hachés menus, on y met du sel, et on les laisse fermenter. Ils se conservent tout l'hiver, et même d'une année à l'autre dans des tonneaux. Ce légume est une addition que je propose à la diète antiscorbutique des gens de mer; il a presque le même goût que le sauer-kraut, et je crois qu'il aura les mêmes vertus. Si cela est, comme je le pense, ce sera au moins pour changer de tems en tems de mets; ce qui n'est pas un petit avantage dans un voyage de longue durée.

ANALYSE DU MÉMOIRE N° II.

Sous le point de vue médical, ce Mémoire ne diffère nullement du précédent. L'auteur définit le scorbut une dégénération putride, lente et d'une seule espèce, étant convaincu que le scorbut de mer et celui de terre sont la même maladie, et que cette maladie est produite par des causes semblables, nourriture de viande et poisson salés, peu ou point de végétaux, habitations humides, etc.

DIAGNOSTIQUE.

Les symptômes du scorbut traité à la maison des Enfans-Trouvés de Moscou, étaient les suivans : gonflement des gencives, puanteur de la bouche, grande lassitude et abattement, cachexie, couleur plombée, accroissement graduel du gonflement des gencives, devenues d'une couleur livide, pustules en différens endroits de la bouche, qui passaient à l'état de gangrène, os des mâchoires cariés, chute des dents, os des alvéoles tombant par morceaux, extrême difficulté à se remuer, plusieurs membres, et surtout les jambes, retirés, roides, et souvent recouverts de taches et de croûtes comme des écailles. Dans quelques malades, les tendons fléchisseurs des jambes se raccourcissaient et se roidissaient de façon qu'ils étaient obligés de rester continuellement couchés, ayant les pieds près des cuisses, sans fièvre.

THÉRAPEUTIQUE.

Prompt changement des enfans scorbutiques dans un local sec, propre et aéré, cette mesure ayant dû être exécutée la première, afin de les mettre à l'abri de l'humidité, l'une des principales causes du scorbut; nourriture entièrement végétale, savoir : des soupes avec beaucoup de légumes cuits dans un bouillon léger, comme choux aigres, carottes, panais, navets, oignons; des jeunes orties, des épinards, de l'oseille étuvés; infusion de plantes antiscorbutiques, telles que le cochléaria, le nasturtium aquaticum, le beccabunga, dans le petit lait adouci avec un sirop simple ou le sucre; végétaux à manger tout crus, si la maladie résistait à ces moyens curatifs; c'est-à-dire, le matin, des raves, des navets doux, des carottes, des jeunes oignons; à dîner, outre la soupe et les légumes comme à l'ordinaire, de la salade avec un peu de vinaigre et fort peu d'huile; après midi, les mêmes racines que le matin; le soir, légumes et de la salade. Boisson, *quas* à l'usage des Russes, ou petite bière aigrelette; gargarismes fréquens, pendant la journée, d'une infusion de rhue, de sauge, d'agrimonia, en y ajoutant de l'esprit de cochléaria et du miel rosat.

Pour la gangrène de la bouche, décoction de quinquina à forte dose, et toucher, plusieurs fois par jour, les parties gangrenées avec du miel rosat contenant un peu de sel marin.

L'auteur du Mémoire assure qu'en suivant ce traitement, tous les malades guérissaient dans l'espace de trois semaines ou un mois, et il ajoute que c'était en hiver et au printems que le scorbut faisait le plus de ravages.

PROPHYLACTIQUE.

(*Voyez* ce qui a été dit dans l'analyse du Mémoire n° I.)

N° III.

SOMMAIRE ANALYTIQUE DU TRAITÉ SUR LE SCORBUT,

PAR LE CÉLÈBRE LIND.

Ce grand médecin n'admet qu'une seule espèce de scorbut (1), savoir, le scorbut putride et chronique

---

(1) La distinction du scorbut, en scorbut de terre et en scorbut de mer, établie par quelques auteurs, est entièrement

qu'il divise en accidentel et constitutionnel, artificiel (s'il est permis de se servir de ce terme) ou naturel au malade. Par exemple, le scorbut est artificiel ou accidentel dans la plupart des mariniers, et dans toutes les personnes bien constituées qui ont contracté

---

imaginaire. Olaus Magnus, qui a donné la première description exacte du scorbut en Europe, en parle comme d'une maladie qui affligeait les villes assiégées. Les symptômes qu'il rapporte sont les mêmes que ceux qu'on observe constamment sur la mer. Plusieurs autres écrivains ont encore appelé le scorbut de mer, la *maladie hollandaise;* en effet, les symptômes de cette maladie sont aujourd'hui uniformes tant sur terre que sur mer, en Hollande, en Groënland, en Hongrie, à Cronstadt, à Wibourg, en Ecosse, et ceci prouve évidemment l'absurdité de l'opinion que le scorbut avait changé de face, depuis les premières descriptions qu'on en avait publiées.

Pour ce qui est des causes, elles sont les mêmes, tant sur mer que sur terre, car toutes celles qui concourent à la production de cette maladie sur la mer, se rencontrent aussi sur la terre. Mais comme elles subsistent plus long-tems et qu'elles sont portées à un plus haut degré sur ce premier élément, la maladie y acquiert ordinairement une plus grande malignité; ce qui suffit pour réfuter les auteurs qui prétendent que cette maladie est particulière aux mariniers et qu'elle est produite par les alimens grossiers dont on se sert sur mer, par l'eau corrompue et par l'air de la mer. De plus, l'observation de tous ceux qui ont pratiqué la médecine sur la mer, prouve combien Eugalenus, Willis et leurs sectateurs se trompent, lorsqu'ils assurent que la maladie qu'ils décrivent est proprement une maladie de mer.

cette maladie, sur mer ou sur la terre, par les causes externes sensibles qu'on fera connaître.

D'un autre côté, on remarque que plusieurs personnes qui habitent les terres sont sujettes à devenir scorbutiques par des causes très-légères, à raison d'une certaine disposition de leur corps; dans ce cas, on doit regarder la maladie comme constitutionnelle ou naturelle au malade.

Ceux qui ont été affaiblis par des maladies précédentes, telles que des fièvres ou des flux, ou par de longs traitemens, comme la salivation, sont les plus exposés à cette maladie; les fièvres intermittentes y disposent la constitution d'une manière particulière.

Ceux qui autrefois ont été attaqués du scorbut, y sont beaucoup plus sujets que les autres, les circonstances étant les mêmes.

Les différentes saisons affectent différemment les scorbutiques; leurs symptômes deviennent plus fâcheux sur la terre, lorsque les pluies et les froids commencent à régner vers l'équinoxe de l'automne. Les hivers froids et humides rendent la maladie extrêmement mauvaise; mais lorsque cette froidure et cette humidité disparaissent avec l'hiver et font place à un tems sec et chaud, les symptômes scorbutiques deviennent beaucoup plus doux.

Le scorbut prend aussi les noms d'épidémique, endémique et sporadique, suivant les effets plus ou moins généraux de son action morbifique; ainsi, lorque les causes qui le produisent sont générales et portées à un haut degré, il devient épidémique et fait de très-grands ravages. C'est ce qui arrive souvent sur les vaisseaux, dans les voyages de long cours, quelquefois dans les armées; tel fut le cas des troupes impériales en Hongrie; fréquemment dans les villes étroitement assiégées, comme dans la garnison saxonne à Thorn; au siége de La Rochelle et à Stettin : d'autres fois il ravage des pays entiers, comme il fit en Hollande l'an 1562. Lorsque les causes sont fixes et permanentes, ou qu'elles subsistent presque toujours dans un endroit, le scorbut y est endémique, comme en Islande, en Groënland, à Cronstadt, dans les parties septentrionales de la Russie, et dans la plupart des pays du nord connus en Europe, depuis le soixantième degré de latitude jusqu'au pole arctique. Autrefois il était encore particulièrement endémique dans plusieurs parties des Pays-Bas, en Hollande, en Frise, dans le Brabant, la Poméranie et la Basse-Saxe, dans quelques endroits du Danemarck, de la Suède et de la Norwège, principalement sur les côtes maritimes.

Enfin, lorsque les causes sont moins fréquentes, et qu'elles sont plus particulières à un petit nombre de personnes, la maladie est alors sporadique, comme en Angleterre, en Irlande, dans plusieurs endroits de l'Allemagne; cependant, quel que soit le nom qu'on donne au scorbut, de quelque manière qu'on le contracte, il est toujours le même; partout convient-il d'employer les mêmes moyens curatifs pour en obtenir la guérison.

NATURE DU SCORBUT.

Le scorbut est une maladie dont la putridité atteint dans le corps humain le dernier degré de corruption. M. Lind confirme cette vérité par plusieurs observations importantes que les chirurgiens de lord Anson ont faites sur le sang des scorbutiques pendant les différens périodes de la maladie, et sur leurs cadavres, ainsi que par un grand nombre de dissections très-exactes exécutées à Paris dans l'hôpital de Saint-Louis, sous les yeux du célèbre Poupart, en 1699, époque à laquelle il n'est pas douteux que la maladie régnante cette année-là ne fût le véritable scorbut.

1. Au commencement de la maladie (disent ces habiles anatomistes), on observait dans le sang qu'on tirait des veines un mélange de raies obscures et vermeilles. Par la suite, il paraissait dissous et très-noir en sortant des vaisseaux; mais après avoir resté quelque tems dans la palette, il s'épaississait et prenait une couleur obscure. Il ne se faisait point de séparation régulière de ses parties, et sa surface était verdâtre dans plusieurs endroits. Pendant le troisième période de la maladie, il devenait aussi noir que de l'encre, et, quoiqu'on l'eût gardé plusieurs heures en le remuant souvent, on aurait pris sa partie fibreuse pour de la laine ou pour des cheveux flottans dans une substance bourbeuse. Après la mort, celui des veines semblait être entièrement dissous. Cette dissolution était si considérable qu'en coupant quelque rameau de

veine un peu gros, on pouvait vider toutes les branches voisines avec lesquelles il communiquait, de la liqueur noire et jaunâtre qu'elles contenaient. Le sang extravasé ne différait point. Enfin ce fluide avait la même apparence, tant pour la couleur que pour la consistance, dans les hémorragies qui arrivaient fréquemment au dernier degré de la maladie, et qui venaient de la bouche, du nez, de l'estomac, des intestins ou de quelque autre partie.

2. Le cœur était blanc et pourri; ses cavités extrêmement remplies d'un sang corrompu; les poumons noirâtres et putrides. On trouvait plus d'une pinte d'eau rougeâtre dans la cavité de la poitrine; le foie en assez bon état, la rate un peu corrompue, sa surface inégale et raboteuse.

3. Dans tous ceux qui avaient eu de la peine à respirer, la poitrine contenait une quantité de sérosité plus ou moins grande, à proportion qu'ils avaient été oppressés.

4. La poitrine, le ventre et plusieurs autres parties se trouvaient remplies de cette sérosité de différentes couleurs et si corrosive, qu'y ayant plongé nos mains, elle produisit une inflammation de la peau et fit séparer l'épiderme.

5. Nous avons vu des malades dont la poitrine est devenue si oppressée qu'ils sont morts tout à coup. Cependant, nous ne leur avons trouvé aucune sérosité dans la poitrine ni dans les poumons. Mais le péricarde était entièrement attaché aux poumons collés.

à la plèvre et au diaphragme. Les autres parties, mêlées et confondues ensemble, ne formaient plus qu'une masse si embarrassée qu'à peine pouvait-on les distinguer les unes des autres. Comme les poumons se trouvaient comprimés au milieu de cette masse, ce qui empêchait leur mouvement, les malades étaient suffoqués.

6. Tous ceux qui moururent subitement, sans aucune cause visible de leur mort, avaient les oreillettes du cœur aussi grosses que le poing, et remplies de sang coagulé.

7. Nous en avons vu plusieurs qui tombaient tout à coup sans vie, n'ayant souffert aucune douleur. A les voir, on ne les aurait pas crus malades; ils avaient seulement leurs gencives ulcérées et leur peau n'était point rude ni couverte de taches. Nous trouvâmes cependant leurs muscles gangrenés et farcis d'un sang noir et corrompu : ils tombaient en pièces dès qu'on les maniait.

Un jeune enfant de dix ans avait les gencives fort enflées et profondément ulcérées; son haleine répandait une puanteur insupportable. Le chirurgien fut obligé de lui arracher toutes les dents, pour pouvoir mieux panser sa bouche. Il parut ensuite des ulcères sur la langue et les joues. Cet enfant mourut subitement; toutes les parties intérieures de son corps étaient pourries.

9. Quelques malades, sans d'autres symptômes qu'une légère ulcération des gencives, eurent ensuite

de petites tumeurs dures et rouges sur les mains, les pieds et les autres parties du corps. Il se forma après cela des abcès dans les aines et aux aisselles, et leur corps se couvrit de taches bleuâtres. Nous trouvâmes les glandes des aisselles très-grosses, environnées de pus, et les interstices des muscles des bras et des cuisses entièrement remplis aussi de cette matière.

10. Nous avons vu des malades dont les bras, les jambes et les cuisses étaient d'un rouge noirâtre : cette couleur venait d'un sang noir et coagulé qu'on apercevait toujours sur la peau de leurs cadavres.

11. Nous trouvâmes aussi leurs muscles enflés et durs. Ceci était occasioné par le sang figé dans le corps de ces muscles. Ils en étaient quelquefois si gorgés que les malades étaient obligés de tenir les jambes pliées sans qu'ils pussent les étendre.

12. Les taches bleues, rouges, jaunes et noires qui paraissaient sur le corps, provenaient simplement d'un sang extravasé sous la peau. La tache était rouge pendant tout le tems que le sang conservait sa couleur rouge; si celui-ci était noir et coagulé, la tache était noire aussi.

13. Nous observâmes quelquefois certaines petites tumeurs, lesquelles, venant à se percer, formaient des ulcères scorbutiques. Ces ulcères avaient pour cause le sang contenu dans ces tumeurs; car toutes les fois qu'on levait l'emplâtre, nous y trouvions dessous une grande quantité de sang coagulé.

14. Quelques vieillards eurent des hémorragies si

copieuses du nez et de la bouche, qu'ils en moururent. Les tuniques des vaisseaux étaient rongées par l'humeur corrosive qu'elles renfermaient.

15. Nous entendions un cliquetis des os lorsqu'ils se remuaient. A l'ouverture de leurs cadavres, nous observâmes les épiphyses entièrement détachées des os; c'était leurs frottemens qui occasionaient ce cliquetis; ainsi que dans d'autres un petit bruit sourd lorsqu'ils respiraient. Chez ces malades, les cartilages du sternum étaient pareillement séparés des côtes.

16. Tous ceux à qui l'on trouvait du pus et des sérosités dans la poitrine, avaient les côtes disjointes de leurs cartilages, et cariées de la longueur de quatre travers de doigt du côté du sternum.

17. Quelques cadavres nous présentèrent le phénomène suivant : si on pressait entre les doigts l'extrémité des côtes qui commençaient à se détacher des cartilages, on en faisait sortir une grande quantité de matière corrompue. Cette matière résultait de la partie spongieuse de l'os, de sorte qu'après l'avoir exprimée, il ne restait plus que les deux lames osseuses de la côte.

18. Le doux mucilage huileux qui lubrifie les articulations ligamenteuses, était remplacé dans leurs cavités par une liqueur verdâtre dont la nature caustique avait corrodé leurs ligamens.

19. Tous les jeunes gens au dessous de dix-huit ans avaient en partie leurs épiphyses séparées du corps de l'os, par l'action de cette liqueur caustique pénétrée dans leur substance.

20. En général, les glandes du mésentère sont dans les scorbutiques obstruées, tuméfiées et quelques-unes en partie corrompues et abcédées; plusieurs gardent même un pus durci, et, pour ainsi dire, putréfié. La rate est trois fois plus grosse que dans l'état naturel, et tombe en pièces en la maniant, comme si elle n'eût été composée que de sang coagulé; les reins, le foie et la poitrine sont quelquefois remplis d'abcès.

21. Une chose surprenante, c'est que le cerveau de ces pauvres misérables ne présente aucune lésion, et qu'ils conservent leur appétit jusqu'à la mort.

Conclusion.

Le scorbut proprement dit est donc une maladie chronique et putride, mais dont la putridité, qui en fait le caractère essentiel, nous démontre que les humeurs du corps humain sont sujettes à deux espèces de putréfaction bien marquées. On peut s'en assurer par leurs différens effets. Personne ne doute aujourd'hui que les fièvres malignes, telles que les fièvres d'hôpital et les fièvres pestilentielles, ne soient causées par la putréfaction des humeurs. Cependant les symptômes que cette putréfaction produit sont totalement différens de ceux qu'on observe dans la putréfaction scorbutique. On ne voit point dans le scorbut de délire, de tressaillement des tendons, d'assoupissement, ni aucun autre symptôme nerveux, de sorte que le relâchement de tous les solides et la dissolution du sang, semblent être les deux effets communs à ces deux espèces de putréfaction.

CAUSES DU SCORBUT.

Les causes du scorbut peuvent être divisées en prédisposantes et en efficientes.

Les premières disposent à la maladie et augmentent la gravité, sans en être la source; les secondes, par leur action morbifique générale et constante, la produisent immédiatement.

Causes prédisposantes.

Usage des alimens salés. — Je ne déciderai point, dit M. Lind, si le sel marin, au lieu de produire le scorbut, le prévient au contraire pendant quelque tems, à cause de sa vertu antiseptique. Mes expériences ne m'autorisent point à tirer cette conclusion; cependant, elles prouvent évidemment qu'il ne cause point cette maladie et qu'il n'augmente point sa malignité, car sur des vaisseaux où le scorbut régnait avec beaucoup de violence, on avait coutume de faire boire l'eau de la mer en qualité de doux purgatif. On sait que l'amiral Martin et plusieurs officiers en avaient fait usage pendant leur voyage. Pour moi, j'ai fait prendre cette eau purgative à des malades attaqués de la gale et d'ulcères opiniâtres aux jambes, et j'en ai vu de très-bons effets, surtout dans le dernier cas; cependant aucun d'eux, après en avoir continué l'usage pendant un mois, n'a eu le moindre symptôme scorbutique.

L'expérience suivante achèvera de lever tous les doutes. Je pris deux malades dont les gencives étaient très-putrides, les jambes enflées et les tendons du jarret retirés. Je leur fis prendre tous les jours une demi-pinte d'eau salée et quelquefois plus. Ils continuèrent à faire usage de ce remède pendant quinze jours, et au bout de ce tems, je ne m'aperçus point qu'ils se trouvassent plus mal en aucune manière. Ils étaient dans le même état que ceux qui n'avaient pris aucun remède. Je suis convaincu par cette expérience que le sel marin, ou du moins la boisson de l'eau salée, ne dispose aucunement la constitution du corps à cette maladie.

Je ne prétends pas par là que, quoique l'eau de la mer, qui abonde en sel marin, n'influe aucunement dans la production du scorbut, il en soit de même des viandes et des poissons salés. La saumure des viandes, en particulier, est d'une qualité différente du sel marin purifié, ou de l'eau salée. L'expérience fait voir que ce sel peut être embarrassé dans les huiles animales, surtout dans le porc salé, de façon qu'on ne peut l'en dégager qu'avec beaucoup de peine, par le moyen des lavages réitérés dans une grande quantité d'eau. Ainsi, comme ces alimens ne peuvent être dépouillés de cette qualité saline, ils ne sauraient dans plusieurs cas fournir une nourriture douce et onctueuse, telle que celle qui est nécessaire pour réparer les pertes du corps. Il est remarquable que les forces vitales peuvent changer la nature des autres sels, c'est-à-dire, les convertir en une espèce de sel ammoniacal, ou particulier au règne animal; au lieu que le sel marin paraît éluder la force des solides et des fluides, et on le trouve, sans qu'il ait subi aucune altération, dans l'urine de ceux qui en ont pris.

Ainsi, le sel marin ne contribue point à produire le scorbut, quoique les viandes durcies et conservées par son moyen puissent y contribuer, en ce qu'elles sont difficiles à digérer, et qu'elles ne peuvent point fournir une nourriture convenable. Ceci est encore confirmé par l'expérience journalière des mariniers. On les prive généralement, dès qu'ils se plaignent du scorbut, de tout aliment salé; malgré cela, la maladie augmente avec beaucoup de violence. D'autres fois, au contraire, elle paraît, quoiqu'on ait en abondance des viandes fraîches sur le vaisseau; tel fut le cas des vaisseaux de l'amiral Anson, lorsqu'ils quittèrent la côte du Mexique.

Privation des végétaux. — Quelques physiologistes pensent que le corps humain est constitué de façon, que la santé et la vie ne peuvent se conserver long-tems sans l'usage des végétaux récens, des herbes et des fruits, et qu'une longue abstinence de ces sortes d'alimens est la cause du scorbut.

Si cela était, nous devrions trouver dans les anciens des descriptions très-exactes de cette maladie. Ils paraissent avoir fait leur étude principale de l'art de la guerre, et leur façon d'assiéger les villes était généralement de les bloquer, jusqu'à ce que la famine forçât les assiégés à se rendre. Or, comme ces villes soutenaient plusieurs mois, et quelquefois des années un pareil état, sans qu'elles eussent des végétaux récens, il n'y a point de doute que nous ne dussions trouver que le scorbut y faisait périr beaucoup de personnes, long-tems avant que les magasins des provisions sèches fussent épuisés. Leurs siéges étaient de beaucoup plus longue durée que la plupart de ceux d'aujourd'hui, et même plus que le blocus de Thorn, qui dura cinq mois. Suivant ce principe, cette maladie devrait être beaucoup plus fréquente qu'elle ne l'est; car il y a des personnes dans tous les pays, qui, par goût, mangent peu de végétaux, ou même point du tout; outre cela, il y a certains pays qui en sont privés pendant cinq ou six mois de l'année; par exemple, dans plusieurs endroits des montagnes d'Ecosse, de la Nouvelle-Finlande, et où cependant le scorbut n'est pas commun.

Tout le monde sait que des équipages demeurent plusieurs mois sur la mer avec leur nourriture ordinaire, sans être attaqués du scorbut. J'ai fait (suit toujours M. Lind) une course de trois mois, pendant lesquels aucun marinier ne mangea de végétaux récens d'aucune espèce, et quoique pendant tout ce tems on fît bouillir le bœuf et le porc salé dans de l'eau de la mer, faute d'eau douce, nous retournâmes cependant au port sans le moindre symptôme scorbutique. J'ai connu des mariniers qui s'étaient nourris, pendant tout un voyage de trois ans, des seules provisions du vaisseau, faute d'argent pour acheter quelque chose de meilleur, et nommément des végétaux récens. Ils faisaient si peu d'attention à ce qui pouvait être utile à leur santé, qu'ils dépensaient le peu d'argent qu'ils pouvaient se procurer, à acheter de l'eau-de vie et des liqueurs spiritueuses. Quelques ognons et autres choses semblables étaient toutes leurs provisions. Rarement firent-ils, pendant tout le voyage, plus de deux ou trois repas par mois avec les végétaux. Malgré cela, ils furent exempts du scorbut. Mais il est remarquable, que dans les deux campagnes que je fis sur le vaisseau du roi, le *Salisbury*, le scorbut commença à régner sur ce vaisseau, de même que dans toute l'escadre qui croisait dans la Manche, moins de six semaines après que nous fûmes partis de Plymouth, où on avait toute sorte de végétaux en abondance. On aurait cru qu'une pareille nourriture aurait suffisamment préparé le corps des mariniers contre cette maladie. Cependant, dans un si court espace de tems, dans deux mois, de quatre mille hommes, dont cette flotte était composée, il y en eut au moins quatre cents qui furent attaqués du scorbut. Cette maladie fut portée à un plus haut degré qu'on ne s'y serait attendu, quand même ils auraient été privés de végétaux pendant six mois sur terre, comme nos montagnards et plusieurs autres. Mais, ce qui met hors de doute que la maladie ne fut point occasionée uniquement par le défaut d'une nourriture végétale, pendant un si court espace de tems, c'est que le même équipage du vaisseau le *Salisbury* fut entièrement exempt du scorbut, dans des courses beaucoup plus longues, quoiqu'il fût également privé de végétaux récens; il est bien étonnant que dans la course la plus longue que fit ce vaisseau, tandis que j'en étais chirurgien, il n'y eut qu'un seul scorbutique, lequel fut attaqué de cette maladie à la suite d'une fièvre intermittente. Cette course dura depuis le 10 août jusqu'au 28 octobre, ce qui fait près de trois mois, que l'équipage fut privé d'une nourriture végétale.

Ainsi, quoiqu'il soit certain que l'usage des végétaux récens soit efficace pour prévenir le scorbut, et extrêmement utile pour le guérir, et quoique l'abstinence de cette sorte d'alimens soit, dans certaines circonstances, la cause occasionelle de cette maladie, cependant, il n'y a point de doute qu'il n'y ait sur la mer d'autres causes très-puissantes auxquelles on doit l'attribuer directement. Ces causes doivent même quelquefois être extrêmement actives pour produire une calamité aussi générale que celle qui affligea l'escadre de milord Anson, en passant au cap Horn. Ils n'avaient été guère plus de trois mois sur mer, lorsque presque tous furent attaqués du scorbut, dont plus de la moitié périrent; tandis que des pays entiers se servent de la même nourriture que les mariniers, et même d'alimens plus malsains, et que beaucoup de personnes s'abstiennent de végétaux, pendant des années entières, sans presque aucun inconvénient.

Mauvaise qualité de l'air. — Quelques-uns ont avancé que le scorbut était produit par une corruption particulière à l'air renfermé des vaisseaux, corruption qu'ils ont attribuée principalement à l'eau croupissante dans le fond de cale. Mais si cela était, ceux qui y sont le plus exposés devraient en être plus sensiblement affectés. Tels sont les charpentiers, qui sont obligés souvent de mesurer, toutes les quatre heures, la quantité d'eau qui est au fond de cale. Ils souffrent alors beaucoup, ainsi que lorsqu'ils raccommodent les pompes, par les exhalaisons qui s'en élèvent. Ils sont, de tout l'équipage, ceux qui couchent le plus près de cette eau corrompue, et on ne manque point d'exemples de charpentiers que cette vapeur empestée a fait mourir subitement. Il ne paraît point cependant, soit par ma propre expérience, soit par les observations que j'ai pu rassembler, qu'ils soient plus sujets au scorbut que le reste de l'équipage,

Malpropreté et transpiration des personnes qui composent l'équipage. — Les inconvéniens qui résultent de la malpropreté d'un endroit étroit et de la transpiration d'un grand nombre de personnes, ne sont point particuliers aux vaisseaux : les prisons, les hôpitaux et autres endroits trop remplis de monde y sont également sujets. Mais, quels que puissent être les mauvais effets d'un air aussi corrompu, il est certain que le scorbut n'en est point la suite naturelle et ordinaire. Ceci mérite une attention très-particulière, afin de déterminer les véritables effets de cette mauvaise disposition de l'air. Elle produit en tout tems, en tous lieux, une fièvre maligne extrêmement contagieuse, connue sous le nom de *maladie des prisons*. C'est presque la seule maladie qu'on observe dans les vaisseaux qui transportent tous les jours un grand nombre de personnes en Virginie, parmi lesquelles il y en a peu, ou même point, qui soient attaquées du scorbut.

On observe la même chose dans les vaisseaux trop remplis de soldats. Généralement, toutes les fois que beaucoup de personnes sont retenues pendant longtems dans un vaisseau bien fermé, elles contractent à la fin cette fièvre, sans qu'aucune d'elles soit attaquée du scorbut, excepté, comme il peut arriver quelquefois, que le corps, affaibli et épuisé par une maladie précédente, ne soit rendu plus susceptible du scorbut, lorsque les autres causes qui le favorisent y concourent. J'ai eu occasion souvent de voir cette maladie contagieuse, produite par un air putride, mais je n'ai jamais observé que le scorbut régnât en même tems, ni après.

De plus, l'expérience fait voir que le scorbut simple fait souvent de grands ravages dans les vaisseaux même où l'air a été renouvelé, et qu'on a eu soin de tenir propres. Le vaisseau le *Namur*, dans son expédition aux Indes-Orientales, fut attaqué du scorbut, lorsqu'il arriva au *fort Saint-David*, quoiqu'il fût en bonne santé au cap de Bonne-Espérance, et malgré l'usage de l'ingénieuse machine de *Sutton*. Tous les soins qu'on prit pour tenir le vaisseau de milord Anson extrêmement propre, après qu'il eut quitté la côte du Mexique, n'arrêtèrent point les progrès de cette fâcheuse maladie; d'ailleurs, on sait que le scorbut peut être parfaitement guéri dans l'air impur des vaisseaux.

Doit-on regarder l'air de l'Océan comme une des causes occasionelles du scorbut ?

On ne parviendra peut-être jamais, dit l'auteur du *Voyage de milord Anson*, à connaître parfaitement la source de cette maladie; mais, en général, on conçoit facilement que, comme tout animal vivant a besoin de respirer continuellement un nouvel air, et comme ce fluide est d'une nature si particulière que, sans perdre son élasticité, ou aucune de ses qualités sensibles, il peut devenir inhabile à cet usage, par le mélange de quelques exhalaisons très-subtiles et imperceptibles; on conçoit, dis-je, que les vapeurs qui s'élèvent de l'Océan peuvent avoir la propriété de rendre l'air moins propre à la vie des animaux qui sont accoutumés à vivre sur la terre, à moins qu'elles ne soient corrigées par des vapeurs d'une autre espèce, que la terre seule est peut-être en état de fournir.

Réponse de M. Lind.

Il n'est pas douteux que l'air, ce mixte composé de débris de presque tous les corps, n'ait plusieurs propriétés que nous ne connaissons point et que peut-être nous ne connaîtrons jamais, par lesquelles les animaux sont différemment affectés. Ce n'est donc que par les effets que nous pouvons juger de l'existence de ces qualités occultes qu'on peut supposer particulières à l'air de l'Océan. Suivant cette supposition, ces effets doivent être plus sensibles et plus dangereux dans le milieu de l'Océan et dans les endroits les plus éloignés des continens et des îles, puisque c'est dans ces sortes d'endroits que l'on est le moins à portée de recevoir les salutaires influences de l'air de la terre, qu'on suppose si nécessaire pour soutenir la vie. Mais l'expérience a fait voir que des vaisseaux qui croisaient sur certaines côtes, à très-peu de distance du rivage, étaient aussi sujets à cette maladie, supposé même qu'ils ne le fussent pas davantage que ceux qui croisaient dans le milieu de l'Océan. Cependant l'air des côtes diffère extrêmement de celui de la pleine mer : il est imprégné de beaucoup d'exhalaisons terrestres, et il est presque le même que celui qu'on respire dans les ports. En général, il est certain que le scorbut paraîtra beaucoup plus tôt et règnera avec plus de violence, les circonstances étant toujours les mêmes, dans une escadre qui croisera dans la mer Baltique et dans la Manche, ou sur les côtes de la Norwège et à la baie d'*Hudson*, que dans une autre qui demeurera aussi long-tems dans l'Océan-Atlantique. On a souvent observé que les vaisseaux qui croisaient sur la Manche étaient violemment attaqués du scorbut en très-peu de tems, tandis que d'autres vaisseaux avec lesquels ils étaient partis du même port, et dont par conséquent l'eau et les autres provisions étaient les mêmes, mais qui les quittaient bientôt et gagnaient le milieu de l'Océan pour aller aux Indes, aux îles Canaries, ou à Cadix, étaient presque exempts de cette maladie. Quant à moi, il m'a presque été impossible d'observer aucune altération dans nos malades attaqués du scorbut, soit que nous demeurassions plusieurs jours sur les côtes de France, soit que nous fussions à une plus grande distance de la terre. Cependant le changement de tems produisait des effets remarquables sur les scorbutiques dans l'une ou l'autre de ces deux positions. Les vaisseaux sont souvent attaqués de cette maladie, même sans sortir du port. Plusieurs mariniers de la flotte de l'amiral *Matthews*, dans le long séjour qu'elle fit à la rade d'Hières, devinrent scorbutiques, même à un très-haut degré; on en envoya quelques centaines à l'hôpital du port Mahon. La même chose arriva lorsque notre flotte était à Spithead, et même dans le havre de Portsmouth. Le scorbut n'est pas en effet particulier à l'Océan, et on l'a vu très-souvent régner avec autant de violence sur la terre que sur la mer.

A la suite de ces judicieuses et savantes réflexions, M. Lind cite plusieurs faits particuliers qui prouvent jusqu'à la dernière évidence la vérité de ses assertions.

Eau malsaine et alimens qui, outre ceux qui sont salés, font la nourriture habituelle des marins. — Il serait sans doute inutile de s'arrêter long-tems à faire voir comment une eau malsaine, un pain moisi, des viandes corrompues et des poissons gâtés, peuvent disposer les humeurs à la dégénération scorbutique. Les mariniers dans les voyages de long-cours, les soldats dans les villes assiégées, sont quelquefois dans le cas de se servir d'une pareille nourriture; ce qui arrive aussi dans le tems de disette et de famine. Les alimens ne perdent jamais tellement leurs premières qualités par la digestion, qu'ils n'en retiennent encore quelques-unes lorsqu'ils sont passés dans le sang. Cependant, je suis très-persuadé que dans le cas où les causes prédisposantes dont nous avons parlé, et que nous continuons d'indiquer, manqueraient entièrement; je suis, dis-je, très-persuadé que l'eau malsaine et les alimens corrompus produiraient des maladies différentes du scorbut. Il est vrai que cette mauvaise nourriture tend à l'augmenter, et qu'elle concourt souvent avec d'autres causes qui se rencontrent sur mer à rendre cette maladie extrêmement maligne; mais il n'est pas moins certain cependant que le scorbut paraît très-fréquemment dans des cas où une pareille nourriture n'a aucune part à la produire, quoiqu'on lui ait généralement attribué cet effet. La cause prédisposante la plus ordinaire de cette maladie est la nourriture grossière, visqueuse et difficile à digérer dont on use sur mer, étant composée de substances farineuses non fermentées, de poissons secs et de viandes salées ou séchées. Or, lorsqu'on fait un usage continuel de ces alimens, ils produisent les deux effets suivans.

1° Le chyle manque par ce moyen de la qualité propre à délayer et à adoucir les sucs acrimonieux, à corriger la tendance des humeurs à la putridité, et à réparer les pertes du corps. On sent bien que, dans les personnes attaquées du scorbut, ce chyle grossier, gluant et visqueux comme il est, ne peut être bien incorporé avec le sang ni converti en suc nourricier, et cette faiblesse de la digestion, ou ce défaut d'assimilation des alimens dans ces malades paraît (en considérant les effets des causes prédisposantes de leur maladie) dépendre davantage du vice des organes de la sanguification, que de la première digestion. Ces organes sont fort affaiblis ordinairement par le défaut d'exercice, souvent par quelque maladie qui a précédé, et toujours par le relâchement universel de leurs fibres. C'est surtout l'action du poumon, principal organe de la sanguification, qui est diminuée. La transpiration qui doit se faire par ce viscère est supprimée. Quoique les alimens grossiers et visqueux puissent être délayés et divisés dans les premières voies, au point d'entrer dans les vaisseaux, cependant leurs parties ainsi divisées s'unissent de nouveau comme de l'empois qu'on ferait passer au travers d'un crible. Ces parties gluantes et tenaces, par le défaut d'énergie de la part des solides et des poumons, ne peuvent jamais être portées à un degré d'atténuation suffisante pour nourrir le corps, ni être parfaitement assimilées aux autres humeurs. De là la tendance à une putréfaction spontanée, faute d'un chyle et d'un suc nourricier convenables, et les mêmes symptômes que ceux qu'on observe dans les personnes qui meurent de la faim. De plus, le chyle cru n'étant ni bien élaboré, ni assimilé, ni évacué et chassé du corps, doit nécessairement, par le long séjour qu'il fait dans le sang, devenir âcre et putride, ainsi que les autres humeurs.

2° La ténacité des alimens concourt à arrêter presque entièrement la transpiration, qui est déjà diminuée dans les malades attaqués du scorbut. En effet, quand il n'y aurait point d'autres causes, le seul usage d'une nourriture grossière et visqueuse tend continuellement à diminuer cette évacuation, car une louable transpiration ne vient que d'une humeur bien préparée et bien travaillée, et cette humeur ne peut être fournie que par des alimens légers et faciles à digérer. La matière de la transpiration est l'humeur la plus élaborée du corps. Pour être parfaite, elle doit être réduite au plus haut degré de ténuité, c'est-à-dire être rendue imperceptible par une élaboration complète dans toutes les différentes concoctions qu'elle subit. Ainsi, on éprouve que tout aliment grossier et qui ne peut être digéré, est *imperspirable*. Ceci est confirmé par toutes les expériences statiques. Sanctorius décrit d'une manière particulière les effets de pareils alimens. « Une nourriture imperspirable pro- » duit des obstructions, la corruption des humeurs, la

» tristesse, la lassitude, la pesanteur du corps. » Ce sont les symptômes scorbutiques les plus remarquables. Il est donc évident, par tout ce que l'on vient de dire, que l'état des scorbutiques est une faiblesse et un relâchement des solides, avec une tendance du sang à cette putréfaction spontanée qui vient du défaut d'un chyle propre à corriger l'acrimonie des sucs, et d'une suppression considérable de la transpiration. Ceci est prouvé non-seulement par les effets connus et certains qui donnent origine au scorbut, mais on peut encore s'en assurer par ses yeux en considérant les personnes attaquées de cette maladie : leurs jambes enflées et œdemateuses et leurs gencives spongieuses indiquent l'état des solides; la puanteur de l'haleine, les selles, l'urine, les ulcères et le sang font voir la condition des fluides, et la lassitude spontanée, mais surtout la peau rude, sèche ou luisante, prouve la suppression de la transpiration. Enfin, aux causes prédisposantes que nous avons examinées jusqu'à présent, on doit ajouter aussi une vie trop laborieuse, l'inaction et par conséquent le manque d'exercice, une santé mal affermie après avoir essuyé quelque maladie, les fortes passions de l'ame, telles que la crainte, le chagrin, la tristesse, en un mot, tout ce qui peut abattre l'esprit ou diminuer l'énergie de l'organisme animal si facile à succomber à sa faiblesse. Ainsi, on peut considérer ces différentes conditions comme *les causes secondaires prédisposantes* de cette maladie.

Causes efficientes.

Humidité transmise par l'air ou par le contact des corps mouillés. — Tous ceux (continue M. Lind) qui exercent l'état de médecin sur mer ou qui considéreront attentivement la situation de mariniers conviendront que l'humidité de l'air est la principale cause efficiente du scorbut. En effet, cette seule cause suffit pour le faire naître dans tous les climats, même les plus chauds, où il faut observer qu'il règne sur les vaisseaux, lorsque les chaleurs, qui ont beaucoup relâché les fibres du corps, sont suivies de grandes pluies continuelles, ordinaires dans ces degrés de latitude, ou lorsque la saison est très-inconstante. La longueur des voyages du sud contribue beaucoup aussi à la production de cette maladie, mais elle n'y est pas si fréquente que dans les climats froids, car l'humidité produit, comme nous le voyons, des effets bien plus pernicieux lorsqu'elle est combinée avec le froid. On ne saurait révoquer en doute que la force et la débilité des fibres de notre corps ne dépendent beaucoup de l'état de l'atmosphère. Un air trop humide, non-seulement bouche les pores de la peau, mais encore affaiblit et relâche tous les solides. De là la pesanteur de tous les membres, la diminution de l'appétit, la faiblesse du pouls et l'abattement sensible de l'esprit et des forces que tout le monde éprouve dans un tems couvert et pluvieux. L'humidité affaiblit encore le ressort de l'air et le rend moins propre aux effets salutaires de la respiration. Il n'est plus en état de vaincre suffisamment la force contractive des fibres pulmonaires, de sorte que le sang n'est pas assez brisé et atténué, et ne perd pas cette viscosité qu'il a contractée par la lenteur de son cours dans les veines. L'action du poumon étant ainsi affaiblie, le chyle n'est pas assez élaboré, et la sanguification, qui est la dernière et la plus importante opération de la digestion animale sur le chyle, demeure imparfaite. On observe que la nutrition est toujours défectueuse dans les personnes dont les poumons sont affectés; il en est de même dans ce cas-ci; on ne saurait faire une bonne digestion sans le secours d'un air pur. Cette condition de l'air est nécessaire, parce que ce fluide se mêle avec les alimens dans la bouche, qu'il a un libre accès dans l'estomac et les intestins, où il contribue très-puissamment à la digestion; mais surtout parce qu'il aide les poumons à travailler le chyle et à le convertir en sang. C'est pour cette raison que pendant un tems humide les alimens qui fournissent un chyle trop visqueux et tenace, ne sauraient être convertis en un suc propre à la nutrition. On observe, outre cela, que ceux qui sont continuellement exposés à l'air humide, absorbent une grande quantité de l'humidité qui les environne; les humeurs retenues dans le corps par la suppression de la transpiration, et celles qui sont absorbées deviennent âcres de plus en plus, et enfin se putréfient. On sait que toutes les substances animales tendent naturellement à la corruption dans un air trop humide. En un mot, tout ce qui bouche les pores de la peau, tout ce qui empêche la transpiration est la cause efficiente du scorbut.

Or, on peut supposer que l'atmosphère est toujours plus humide sur la mer que sur la terre; ainsi il y a toujours une plus grande disposition à la constitution scorbutique sur cet élément que sur la terre, où l'on respire un air pur et sec. Mais quand même on supposerait que la constitution de l'air y est la même, les inconvéniens qu'on souffre dans un vaisseau pendant un tems humide, sont infiniment plus grands que ceux auxquels on est exposé sur la terre. Les mariniers sont obligés de respirer cet air humide nuit et jour, et de coucher souvent sur des lits mouillés, à cause des écoutilles qu'on est obligé de laisser ouvertes.

Sur la terre, au contraire, on a plusieurs moyens de se garantir de ses pernicieux effets : on a des habits secs et chauds, on fait de bons feux, on se tient dans de bons appartemens bien fermés, etc. Il n'est pas douteux que le fréquent transport des couvertures sur le tillac, pour défendre des injures du tems ceux qui faisaient leur service, n'ait été une cause de la fréquence et de la malignité du scorbut dans les deux courses que je fis à la Manche sur le vaisseau du roi *le Salisbury*.

Quiconque connaît les mauvais effets qui s'ensuivent de coucher dans des appartemens humides et dans des draps mouillés, et presque à la belle étoile, sans avoir rien de sec ou de chaud pour se couvrir, ne sera point surpris du ravage que le scorbut fit dans les équipages du milord Anson, s'il considère d'ailleurs le tems orageux qu'ils eurent à essuyer. Dans ces sortes d'orages, la violence du vent élève de la mer une espèce de pluie fine qu'il fait tomber sur le vaisseau. L'équipage ne respire, pendant plusieurs semaines, qu'un air chargé de parties aqueuses. Les vagues sont portées avec impétuosité sur les ponts, mouillent ceux qui y font leur service, comme s'ils avaient été plongés dans la mer, et envoient continuellement une grande quantité d'eau dans l'intérieur du vaisseau. La pluie et la neige accompagnent ordinairement ces sortes de tems. Les secousses violentes que reçoit le vaisseau l'endommagent. L'eau y entre par plusieurs endroits et se répand directement sous les lits. Le vaisseau est alors le logement le plus humide et le plus malsain qu'on puisse imaginer. Le feu et le soleil, tout manque; rien ne dissipe cette humidité, et cet air humide, croupissant et renfermé, devient d'autant plus nuisible et insupportable qu'on est obligé de tenir les écoutilles fermées. On peut se représenter aisément le triste état auquel est réduit un équipage lorsque ce tems continue pendant plusieurs jours. Les matelots sont obligés de coucher avec leurs habits mouillés dans des lits humides, où ils ne demeurent que quatre heures. Leur devoir les rappelle alors à de nouvelles fatigues, et ils sont exposés de nouveau à toutes les injures du tems. Enfin, lorsqu'un pareil malheur continue pendant quelque tems, il manque rarement de produire le scorbut.

Après avoir considéré la situation d'un vaisseau exposé pendant plusieurs semaines à un tems orageux et pluvieux ou continuellement chargé de brouillards, on ne sera pas surpris que nous regardions l'humidité comme l'une des principales causes efficientes du scorbut sur la mer. Ceci est non-seulement conforme à ma propre expérience, mais toutes les observations qu'on a faites sur cette maladie le confirment. Par exemple, on remarque que les logemens humides contribuent beaucoup à la produire, et en augmentent toujours la malignité, au lieu que ceux qui habitent des appartemens bien secs n'y sont pas également sujets. Nous voyons en conséquence que les officiers subalternes, dont les lits sont entourés d'une toile épaisse qui les garantit de l'humidité, ainsi que les mariniers qui sont bien vêtus, et qui se tiennent sèchement et proprement, n'en sont pas si tôt attaqués que le reste de l'équipage, quoique leur nourriture soit la même. C'est par cette raison principalement que ceux des officiers subalternes qui sont obligés de se nourrir des provisions du vaisseau, mais qui couchent dans des petites loges sèches et chaudes, et qui sont mieux habillés, sont rarement attaqués du scorbut. Cette maladie ne les affecte ordinairement que lorsqu'elle règne avec beaucoup de violence, et qu'elle a fait périr la plus grande partie des matelots. Il faut remarquer aussi que ces officiers prennent une plus forte quantité de liqueurs spiritueuses que les matelots, ce qui devrait les disposer d'une façon particulière à cette maladie.

Nous répéterons donc avec assurance que l'humidité suffit, elle seule, pour produire le scorbut dans les climats, même les plus chauds, surtout lorsqu'à des grandes chaleurs succèdent des pluies abondantes et continuelles.

Froid et humidité. — Les effets sensibles du froid sur le corps humain sont d'en resserrer toute l'habitude extérieure, de dessécher et de froncer la peau, en diminuant, d'après toutes les expériences statiques, l'insensible transpiration.

De Gorter a observé constamment que, toutes choses étant égales d'ailleurs, plus le thermomètre baisse, plus la transpiration diminue. Sanctorius, qui vivait dans un pays où les hivers sont rarement longs et rudes, nous donne à ce sujet un aphorisme très-juste. « Le froid extérieur, dit-il, empêche la transpiration dans les personnes faibles, et l'augmente dans les robustes. » Il faut entendre par là que les gens robustes peuvent se procurer une transpiration beaucoup plus copieuse pendant un tems froid, que dans tout autre. Ils ont les fibres fortes et élastiques et le sang dense, de sorte qu'il s'excite bientôt en eux un grand degré de chaleur qui surmonte l'action du froid extérieur, surtout lorsqu'ils font de l'exercice, et généralement dans tous ceux dont la chaleur naturelle ne peut pas parvenir à un degré supérieur à celle de l'atmosphère, la transpiration est diminuée, suivant les différens degrés de froid auxquels le corps est exposé. Si le froid est excessif, il arrête entièrement cette évacuation ; c'est pour cette raison que ceux qui font de l'exercice, et qui se tiennent chaudement dans le fort de l'hiver, sont moins sujets au scorbut que les personnes faibles, et que ceux qui demeurent dans l'inaction. Il faut cependant remarquer que le froid joint à un air pur et sec, en entretenant un degré de tension convenable dans les solides, ne contribue pas naturellement à produire cette maladie. On peut supposer à la vérité que, lorsque le froid est porté à un très-haut degré, comme en *Groenland*, la chaleur naturelle du corps peut être si opprimée, que les forces digestives en soient engourdies et énervées, et assurément, un degré de froid si excessif peut à la fin faire perdre aux solides leur ton et leur élascité. Dans ce cas, la transpiration étant arrêtée pendant long-tems, le corps s'accoutume peu à peu à une surabondance d'humeurs séreuses, et au lieu de toux, de points de côté, de pleurésies et d'autres maladies inflammatoires, ordinaires pendant l'hiver à cause de la trop grande tension des fibres, on contracte plus naturellement la constitution scorbutique. Cela arrive surtout, lorsqu'on ne se nourrit que d'alimens capables de contribuer à la production de cette maladie. Mais quoique cette opinion soit très-probable, il n'est pas sûr, cependant, que le degré de froid le plus excessif soit en état de produire cette maladie, pourvu que l'air soit sec et pur en même tems, car si le grand froid qui se fait sentir en Islande, en Groenland et dans les parties septentrionales de la Russie, joint aux alimens dont les habitans de ces pays sont obligés de se nourrir pendant les hivers rudes, produit infailliblement le scorbut, c'est parce que tous les pays du nord sont, en été et en hiver, continuellement couverts de brouillards, même dans le tems des gelées les plus fortes. De plus, lorsque le froid y est porté à un haut degré, il s'élève de la mer une vapeur semblable à la fumée d'une cheminée, et aussi dense que le brouillard le plus épais. On appelle cette vapeur *frost smoak*. Ce qui est certain, c'est que le froid augmente extrêmement la malignité du scorbut, et que toutes les fois qu'il est joint à l'humidité, cette combinaison est la cause de cette maladie, la plus efficiente qu'il y ait. Néanmoins, on a fait déjà voir que l'humidité seule suffisait pour la produire, parce qu'elle est la cause générale de la putréfaction, et qu'un air humide et chaud occasione toujours les maladies putrides les plus malignes, même la peste, comme il paraît par l'observation constante de tous les médecins, depuis Hippocrate jusqu'à aujourd'hui, de sorte qu'on peut affirmer avec certitude que lorsque l'humidité est jointe à plusieurs autres circonstances, telles qu'une nourriture grossière et le froid, elle hâte progressivement la corruption scorbutique.

Quant aux effets nuisibles de l'humidité considérée séparément de toutes les autres causes dont nous avons parlé jusqu'à présent, l'expérience démontre que les scorbutiques se trouvent généralement plus mal après des pluies abondantes, ou lorsque le tems est continuellement chargé de brouillards, et surtout après un tems orageux et pluvieux. Ils sont soulagés, au contraire, lorsque le tems devient plus sec et plus chaud pendant quelques jours.

Les habitans des ports de mer, situés dans des endroits bas et humides, ont, en général, les gencives putrides, les jambes enflées, œdémateuses avec des ulcères, tandis que les habitans des villages voisins, situés dans un terrain sec et sablonneux, et où l'on respire un air pur, sont entièrement exempts de tout symptôme scorbutique.

Le scorbut est endémique dans les endroits où il pleut continuellement et où il y a beaucoup d'humidité : le fort Guillaume en est un exemple.

Les pays marécageux ou environnés d'épaisses forêts, ceux qui sont sujets aux inondations ou remplis d'une eau croupissante et corrompue, et où le soleil n'agit point assez puissamment pour élever les vapeurs à une hauteur convenable, tous ces pays, dis-je, sont continuellement couverts de brouillards malsains, et leurs habitans sont sujets au scorbut et aux fièvres intermittentes. On observe que ceux qui occupent les appartemens élevés, sont moins souvent attaqués de maladies, que ceux qui habitent le rez-de-chaussée de la même maison. Les pauvres malheureux qui logent dans des souterrains humides sont les plus sujets au scorbut, aussi bien que ceux qui sont enfermés dans des cachots et dans des prisons humides et malsaines, où ils passent la plus grande partie de leur tems à dormir. Mais comment Venise, qui est située dans un endroit des plus humides, peut-elle être exempte du scorbut? On répond à cela que la chaleur du climat en est la principale cause. Cette chaleur élève très-haut les vapeurs aqueuses, les disperse et rend le tems continuellement sec et serein.

Nous dirons donc, en terminant ce chapitre, qu'aucune des causes mentionnées ci-dessus, excepté l'humidité, et surtout l'humidité jointe au froid, ne saurait produire par son action immédiate le scorbut, mais qu'elle peut toujours disposer le corps à cette maladie et en augmenter même la malignité au point de la rendre indomptable et par conséquent funeste.

Diagnostic du Scorbut dans les trois périodes qui précèdent sa terminaison.

Premier période. — Ordinairement le visage perd sa couleur naturelle, il devient pâle et bouffi. Ceux qui sont dans cet état ne se soucient de faire aucun mouvement, ou même ils ont une aversion pour toute sorte d'exercice. Si l'on examine de près les lèvres et les caroncules lacrymales, où les vaisseaux sanguins sont très-exposés à la vue, elles paraissent d'une couleur verdâtre; cependant ces personnes boivent et mangent de bon appétit et semblent jouir d'une parfaite santé; il n'y a que leur visage et leur penchant à l'inaction qui présagent le scorbut.

Quoique le changement de la couleur du visage ne précède pas toujours les autres symptômes, il les accompagne constamment dans la suite. La plupart des scorbutiques sont d'abord d'une couleur pâle et jaunâtre : cette couleur devient ensuite plus obscure ou livide. La répugnance qu'ils avaient pour tout mouvement se change bientôt en une lassitude universelle, avec un engourdissement et une faiblesse des genoux dès qu'ils font quelque exercice. Cette grande fatigue leur cause une difficulté de respirer. La lassitude et cette difficulté de respirer, après avoir fait quelque mouvement, sont deux symptômes des plus constans de cette maladie. Ils sentent bientôt après des démangeaisons dans les gencives; elles se tuméfient et saignent pour peu qu'on les frotte. L'haleine est toujours puante, les gencives sont d'une rougeur livide, molles, spongieuses, et deviennent ensuite extrêmement putrides et fongueuses. A ces signes pathognomoniques de la maladie se joignent non-seulement le saignement presque continuel des gencives, mais encore les hémorragies de plusieurs autres parties. La peau alors devient sèche, ainsi que pendant tout le cours de la maladie. Dans quelques scorbutiques, elle est extrêment rude, surtout s'il y a fièvre, et présente dans d'autres l'aspect d'une peau de serpent; mais plus souvent elle paraît luisante et douce au toucher. Si on l'examine, on la trouve couverte de taches rougeâtres, bleuâtres ou plutôt noires et livides. Plusieurs malades ont les jambes enflées. Cette enflure se manifeste d'abord sur les malléoles vers le soir; le lendemain matin il n'en reste presque aucun vestige. Après avoir demeuré dans cet état pendant un court espace de tems, elle gagne de proche en proche; toute la jambe devient œdémateuse, avec cette différence seulement, dans quelques individus, que la tumeur ne cède pas si aisément à la pression du doigt, et qu'elle en conserve plus long-tems l'impression que dans l'œdème véritable. Tels sont les symptômes essentiels et les plus constans de cette maladie à son premier période. L'ordre dans lequel ils paraissent varie quelquefois; ainsi, lorsque une personne a été fort affaiblie par une fièvre ou par quelque autre maladie longue, les gencives sont presque toujours affectées les premières, et la lassitude accompagne constamment le premier période de la maladie, au lieu que, lorsqu'on a été obligé de ne point faire d'exercice à cause d'une fracture, d'une contusion ou d'une blessure, c'est dans les parties affaiblies par ces accidens que se manifestent les premiers symptômes du scorbut. Ainsi, après une entorse du pied, la jambe devient enflée, douloureuse, œdémateuse, se couvre de taches livides bientôt après, et fournit les premiers signes de la maladie. Les vieux ulcères aux jambes sont très-fréquens chez les marins. Dans ce cas aussi, les jambes sont presque toujours les premières affectées. Ces ulcères prennent l'apparence scorbutique, quoique d'ailleurs ceux qui en sont attaqués jouissent en apparence d'une parfaite santé, et que leur visage conserve sa couleur naturelle.

Deuxième période. — Dans le second période de la maladie, les tendons des muscles fléchisseurs de la jambe sur la cuisse se retirent, le genou devient enflé et douloureux, et le malade perd l'usage de ces parties. Ces symptômes se présentent très-communément dans ce période. Il est vrai qu'on observe d'assez bonne heure une roideur dans ces tendons et une faiblesse du genou, qui se terminent généralement par le retirement de la jambe et par l'enflure de l'articulation. Les malades sont sujets à de fréquentes langueurs; et, lorsqu'ils ont demeuré long-tems sans faire aucun exercice, ils ont une disposition à tomber en syncope au moindre mouvement; ce sont les symptômes les plus particuliers, les plus constans et essentiels à ce période de la maladie. L'enflure des jambes est quelquefois monstrueuse, et ces parties sont couvertes d'une ou de plusieurs taches livides, semblables à des échymoses. On observe d'autres fois des tumeurs dures et extrêmement douloureuses dans plusieurs endroits de la jambe. J'ai vu des cas où le gras de la jambe était entièrement durci sans aucune enflure.

Les malades courent risque de mourir subitement dès qu'on les remue ou qu'on les expose au grand air. C'est ce qui arriva à un de nos scorbutiques dans la chaloupe qui allait le débarquer à l'hôpital de Plymouth. Il faut remarquer qu'il s'y était transporté sans être aidé de personne, tandis que plusieurs autres avaient été obligés de s'y faire porter sur leurs lits. Son visage était d'une couleur plombée, et il ressentait des douleurs dans la poitrine. La respiration fut embarrassée et pressée l'espace d'une demi-minute, puis il expira sur-le-champ. Cela fait voir qu'en pareils cas il est besoin de la dernière circonspection.

Les scorbutiques sont sujets, pendant tout le tems de la maladie, mais surtout dans ce période, à des hémorragies copieuses de différentes parties, par exemple du nez, des gencives, des intestins, des poumons, et leurs ulcères rendent ordinairement beaucoup de sang. Plusieurs sont attaqués alors de violentes dyssenteries, accompagnées d'une douleur vive, qui les réduisent à une extrême faiblesse. D'autres évacuent par les selles une grande quantité de sang pur, sans diarrhées et sans tranchées. Les gencives sont pour l'ordinaire extrêmement fongueuses, putrides, douloureuses, et répandent une puanteur insupportable; elles sont quelquefois profondément ulcérées et presque gangrenées. Mais je n'ai jamais observé, excepté dans des cas de salivation, que la partie supérieure de la bouche et le fond du gosier fussent fort affectés, et je crois que les lèvres ne le sont jamais, ou du moins rarement. En général, les dents branlent très-fort, et tombent souvent; la mâchoire se carie rarement.

Troisième période. — Il est peu de maladies qui prennent un aspect plus terrible et plus varié que le scorbut dans son dernier période. C'est alors ordinairement qu'on observe les symptômes les plus irréguliers et les plus extraordinaires. Il n'est pas rare de voir les cicatrices des anciens ulcères se rouvrir, la peau des jambes se crever, surtout dans les endroits où il avait paru d'abord des tumeurs molasses, douloureuses et livides. Ces crevasses dégénèrent en des ulcères fongueux et sanguinolens. On observe quelquefois dans ce période, mais très-rarement, des fièvres putrides colliquatives, accompagnées presque toujours de pétéchies, de sueurs fétides et autres symptômes de la même nature, ou plutôt les malades succombent à des évacuations copieuses d'un sang corrompu, soit par les urines et les selles, soit par les poumons, le nez, l'estomac, les veines hémorroïdales, ou par d'autres parties. Il arrive plus souvent que les viscères abdominaux sont obstrués et corrompus, ce qui produit la jaunisse, l'hydropisie, l'affection hypocondriaque, ou la mélancolie la plus décidée, et un entier abattement d'esprit et de courage avec de cruels roidissemens de nerfs. Cette dégénération des viscères cause aussi de violentes coliques, une constipation opiniâtre, etc., etc.

Vers la fin de ce période, les malades ressentent pour l'ordinaire une constriction et une oppression violente dans la poitrine; ils respirent très-difficilement, ils se plaignent quelquefois d'une douleur sous le sternum, mais le plus souvent dans l'un des côtés. Il y a des cas où, sans aucune douleur, la respiration devient courte et laborieuse, et le malade meurt subitement.

On pourrait ajouter ici plusieurs autres symptômes qu'on a observés dans cette maladie, surtout vers la fin de son dernier période, et dans les cas où elle est portée au plus haut degré de malignité; mais ceux que nous avons décrits doivent suffire. Les symptômes les plus extraordinaires ne nous surprendront aucunement, lorsque nous aurons considéré à quel état le corps est réduit dans ce période, et à quel degré de putréfaction sont portés le sang, les autres humeurs et les viscères.

Ulcères scorbutiques. — Les signes caractéristiques des ulcères scorbutiques sont les suivans. Au lieu d'un pus bien digéré; ils ne fournissent qu'une matière sanieuse, terne, fétide, mêlée avec le sang. Cette matière, dans la suite, ressemble parfaitement à un sang corrompu, coagulé et collé à la surface de l'ulcère, de façon qu'on ne peut l'en séparer que très-difficilement; car, quoiqu'on ait enlevé les croûtes avec beaucoup de peine, on en trouve autant au premier pansement, et la même apparence putride et sanguinolente se présente toujours. Les bords de ces ulcères sont ordinairement d'une couleur livide et gonflés par des chairs baveuses qui s'élèvent du dessous de la peau. Lorsqu'on fait une compression trop forte pour empêcher l'accroissement des chairs fongueuses, l'ulcère est sujet à prendre une disposition gangreneuse; la partie devient toujours œdémateuse, douloureuse et se couvre de taches presque entièrement. A mesure que la maladie augmente, il s'élève du fond de ces ulcères un *fungus* molasse et sanguinolent que les matelots anglais appellent *bullocks-liver* (foie de jeune bœuf) ; en effet, il y a une très-grande ressemblance avec le foie bouilli. Ce fungus devient souvent, dans l'espace d'une nuit, d'une grosseur monstrueuse ; on a beau le détruire par le cautère actuel ou potentiel, ou l'emporter avec le bistouri, on le trouve au pansement aussi gros qu'auparavant. Lorsqu'on l'emporte, il survient bien des fois une hémorragie copieuse : ces ulcères demeurent dans cet état pendant un tems considérable sans affecter l'os. Les plaies et les contusions des scorbutiques dégénèrent en cette sorte d'ulcères : leur apparence, dans quelque partie du corps que ce soit, est si singulière et uniforme, et ils sont si faciles à distinguer de tous les autres, par leur état putride, sanguinolent et fongueux, que nous ne pouvons nous empêcher d'observer ici que c'est très-improprement qu'on a rapporté à ce genre la plupart des ulcères invétérés et opiniâtres des jambes. Ordinairement les mercuriaux sont les meilleurs remèdes pour guérir ces derniers, au lieu qu'ils sont les plus nuisibles et les plus dangereux qu'on puisse administrer dans les véritables ulcères scorbutiques.

Taches scorbutiques. — Les vraies taches scorbutiques sont toujours aplaties, de différentes couleurs, et ne s'élèvent point au dessus de la surface de la peau. Lorsque les jambes sont extrêmement enflées, elles se couvrent de croûtes sèches semblables à des écailles. D'autres fois, mais rarement, il se fait sur la peau de petites éruptions miliaires sèches.

Tous les auteurs qui ont décrit les symptômes du

scorbut assurent qu'ils ont observé ces taches. Au siége de Breda, ceux qui en furent attaqués eurent des taches livides sur tout le corps, et même plusieurs avaient toute la peau de couleur pourpre. *Eugalenus* avertit que ces taches ont fait prendre le change à des empyriques et à des chirurgiens, qui, les regardant comme des symptômes de la peste, donnaient à leurs malades de la thériaque et d'autres remèdes chauds qui avançaient beaucoup les jours de ces malheureux. On ne sera donc pas étonné que M. Poupart, après avoir observé avec soin tous les symptômes d'un scorbut épidémique de très-mauvaise espèce qui régnait à Paris dans l'hôpital Saint-Louis, ait conclu que cette maladie avait quelque ressemblance avec la peste des Athéniens, décrite par Lucrèce, ce qu'il prouve assez bien, en comparant les symptômes remarqués avec la description de la peste qu'on lit dans ce poète. Au reste, ce qu'en dit M. Poupart ne laisse pas de jeter un grand jour sur cette maladie, parce qu'il a recherché, par la dissection des cadavres, la cause des symptômes qu'il avait observés.

La couleur des taches scorbutiques suit différentes nuances, comme cela se passe précisément dans les contusions, car il y a une grande analogie entre celles-ci et les taches du scorbut. Dans l'un et dans l'autre cas, les humeurs extravasées restent épanchées sous les tégumens; dans l'un et dans l'autre cas, les vaisseaux sont rompus, et il paraît que dans le scorbut quelques causes internes produisent les mêmes effets que ceux qui viennent d'une cause externe dans la contusion, savoir, la rupture des vaisseaux et l'épanchement des liqueurs; car, dans le scorbut, les parties solides attaquées par l'acrimonie des humeurs deviennnent si tendres que la moindre force suffit pour les rompre. Il m'est arrivé quelquefois, en tâtant le pouls des scorbutiques, d'appuyer peut-être un peu trop les doigts. Le lendemain, ils me montraient les impressions de mes doigts qui avaient fait autant de taches bleuâtres sur leur peau. Pareillement, lorsque dans les parties contuses, les liquides sont épanchés profondément entre les parties musculeuses, on sent une douleur insupportable; mais cette douleur diminue dès qu'il paraît sous la peau des taches bleues ou livides, marques certaines que les liqueurs extravasées ont changé de place. La même chose arrive dans le scorbut : M. Poupart a trouvé, dans certains cadavres, des muscles gonflés et durcis comme du bois, parce que le sang avait demeuré extravasé et figé entre les chairs musculaires : on peut juger quelles douleurs énormes les malades doivent souffrir dans ce cas-là, douleurs dont ils se trouvent soulagés aussitôt que le sang extravasé change de place et vient à s'épancher sous la peau. C'est ce que j'ai remarqué souvent dans ma pratique. Les douleurs vives dont se plaignaient les scorbutiques diminuaient toujours et cessaient entièrement lorsqu'on voyait paraître des taches bleues ou livides sous la peau de la partie douloureuse. Dans quelques cas, les hypocondres et le bas-ventre se couvrent aussi de grandes taches scorbutiques sur la fin de la maladie. Dodonée, qui a très-bien écrit sur le scorbut, assure que ce symptôme est mortel.

Carie scorbutique. — La carie scorbutique n'arrive que dans le cas où la lame extérieure d'un os a été détruite, de façon que l'humeur corrosive qui croupit dans quelque cavité peut s'insinuer dans la substance cellulaire ; alors cette humeur corrompt promptement l'os et le fait carier. Mais autrement on garde pendant long-tems des ulcères sur l'épine du tibia et dans d'autres parties, sans que l'os en soit affecté. Il faut en excepter un autre cas qui arrive rarement ; c'est lorsque le scorbut est porté à un si haut degré de malignité et affecte si profondément les parties solides qu'il corrompt la substance cellulaire. Cette corruption est accompagnée d'une douleur cruelle. Les lames de l'os s'écartent toujours les unes des autres, et forment une exostose ; il survient une *spina ventosa*, de l'espèce la plus mauvaise, qui produit des ulcères douloureux, lesquels font des progrès très-rapides.

Lorsque l'os est suffisamment défendu par les lames externes, il se conserve sans aucun vice ; mais lorsque ces lames sont rompues et séparées, en sorte que l'humeur corrosive ait accès dans les interstices de la substance cellulaire, alors l'os se corrompt et se carie. C'est pour cette raison que la carie de l'os de la mâchoire est rare, après les plus malins ulcères des gencives, à moins que par quelque accident, par exemple en arrachant une dent, une partie de la lame extérieure de cet os n'ait été enlevée. Les dents également se conserveront saines, si leur lame extérieure n'est point endommagée.

OBSERVATIONS GÉNÉRALES.

1. La plupart des scorbutiques ont un bon appétit et jouissent du libre exercice de leurs sens, quoique fort abattus et souvent découragés. Il y en a beaucoup qui ne ressentent aucun mal lorsqu'ils sont en repos dans leurs lits, à moins qu'ils n'aient la dyssenterie ou une salivation incommode. Je suis porté à croire que cette dernière se présenterait rarement, si elle n'était causée par les remèdes qu'on donne souvent inconsidérément pour guérir les ulcères ou autres symptômes scorbutiques. Ces remèdes, dans ce cas, donnés à très-petites doses, produisent une salivation copieuse, accompagnée presque toujours de la dyssenterie. Ces deux symptômes se succèdent alternativement : la salivation cesse ordinairement pendant un ou deux jours ; le malade est alors tourmenté de tranchées et rend des selles sanguinolentes ; la dyssenterie disparaît à son tour et la salivation recommence.

2. On remarque encore quelques petites différences suivant la constitution des malades. Les uns vont assez régulièrement à la selle pendant tout le cours de la maladie ; d'autres, au contraire, sont sujets à être constipés ; mais en général les scorbutiques

ont de tems en tems des cours de ventre, et ils rendent des matières très-fétides. L'urine varie extrêmement, suivant les différentes circonstances, dans le même malade : elle est, généralement parlant, fort colorée, et se corrompt fort vite. Le pouls varie aussi suivant la constitution du malade et le degré de la maladie : pour l'ordinaire, il est plus lent et plus faible que dans l'état de santé.

3. La poitrine est toujours plus ou moins affectée dans les progrès du scorbut, à moins que le ventre ne soit très-libre. La douleur change de place et gagne souvent le côté opposé. Elle se fait d'abord sentir lorsque l'on tousse; mais quand la maladie est plus avancée, elle se fixe ordinairement dans un endroit particulier, et le plus souvent dans un des côtés. Elle devient alors extrêmement vive, de sorte qu'elle empêche la respiration. Ce symptôme est très-dangereux.

4. Les personnes atteintes du scorbut sont rarement exemptes de douleurs. Ces douleurs, à la vérité, n'attaquent pas les mêmes parties chez tous les malades, et même elles changent souvent de place dans le même individu. Quelques-uns se plaignent d'une douleur générale dans tous les os; cette douleur est très-violente aux extrémités, aux lombes et surtout aux jointures et aux jambes, lorsque ces parties sont enflées. La poitrine est, comme nous l'avons dit, le siége le plus constant des douleurs scorbutiques : la constriction et l'oppression de cette partie avec des

douleurs de côté qui se font sentir lorsqu'on tousse, sont ordinaires dans cette maladie. Les douleurs scorbutiques, en général, sont sujettes à changer de place, et toute espèce de mouvement les augmente toujours, celles du dos surtout qui sont très-fâcheuses.

5. Les scorbutiques ne ressentent jamais de douleur à la tête, ou du moins rarement, à moins qu'ils n'aient la fièvre; aussi, dans toutes les dissections de leurs cadavres, trouve-t-on le cerveau très-sain. Quant à la fièvre, il est douteux s'il y en a aucune qui soit véritablement scorbutique : le scorbut est entièrement d'une nature chronique, et on peut, avec raison, mettre les fièvres au rang de ses symptômes accidentels. Je suis persuadé que toute espèce de fièvre est mortelle dans le dernier période de la maladie; il est vrai qu'elle ne se rencontre pas souvent. Mais la plus terrible de toutes les fièvres qui peuvent se joinau scorbut, et peut-être plus que la peste elle-même, c'est la fièvre pétéchiale, ou maladie des prisons. Cette fièvre a été quelquefois contractée dans les vaisseaux trop remplis de malades, soit par contagion, soit parce qu'on avait tenu des scorbutiques trop long-tems dans un air putride.

6. Les constitutions scorbutiques sont très-sujettes à être attaquées de toutes les maladies épidémiques, qui règnent en même tems que le scorbut et même des sporadiques prédominantes. Cela arrive lorsque les unes et les autres paraissent d'une nature opposée à celle du scorbut : ce cas est heureux pour ceux qui

en sont atteints, mais si les maladies qui prévalent appartiennent à la classe des putrides, telles que la petite vérole, la rougeole, la fièvre dyssentérique, alors, agissant de concert avec l'acrimonie scorbutique, elles produisent les symptômes les plus funestes.

THÉRAPEUTIQUE.

(Voyez le tableau des moyens antiscorbutiques à la fin de l'ouvrage, en y ajoutant ce qui suit.)

Les trois spécifiques que M. Lind regarde comme les remèdes souverains dans la curation du scorbut, sont le suc des oranges ou des limons, le cidre et la bière de sapin.

Suc des oranges ou des limons. — Il résulte de mes expériences, dit l'auteur cité, que les oranges et les limons sont les remèdes les plus efficaces pour guérir cette maladie sur la mer. Je suis porté à croire que les oranges méritent la préférence sur les limons; il peut cependant se faire qu'ils soient plus utiles, lorsqu'on se sert de tous les deux en même tems. Il me reste maintenant à confirmer l'efficacité de ces fruits par l'expérience des autres. Le savant docteur *Mead* me fournira la première preuve.

« Une année que le scorbut faisait de terribles ravages parmi les matelots de notre flotte sur la mer Baltique, l'amiral Charles *Wager* qui la commandait observa que les vaisseaux hollandais, qui allaient de conserve avec les nôtres, étaient beaucoup moins affligés de cette maladie : il ne pouvait attribuer cela qu'à la différence de leurs alimens. Il venait alors de la Méditerranée, et il avait fait à Livourne provision d'une grande quantité de limons et d'oranges. Comme il avait entendu parler souvent de la grande efficacité de ces fruits dans la curation du scorbut, il en fit porter tous les jours sur le tillac une caisse de chacun. Les gens de l'équipage en mangèrent tant qu'ils voulurent; ils en mêlaient le suc avec leur bière. Leur amusement ordinaire était de se jeter entre eux l'écorce de ces fruits, de sorte que le tillac en était continuellement couvert, et arrosé de leur liqueur aromatique : cette méthode réussit si heureusement qu'il ramena ses matelots au port en parfaite santé. »

M. François Roussel m'envoya la relation du scorbut qui régna sur le vaisseau *la princesse Charlotte*, dans le tems qu'il croisait à la hauteur des îles de Sardaigne et de Corse. Il paraît par cette relation que les oranges et les limons, dont on avait fait provision à Vado, conservèrent la vie à une grande partie de l'équipage, qui aurait péri indubitablement sans ce remède salutaire.

Le chirurgien du vaisseau du roi le *Guernesey*, homme de beaucoup de mérite, et d'une expérience consommée, fait cette remarque dans sa lettre sur le scorbut qui réduisit ce vaisseau à un état très-déplorable : « Je suis très-fondé à croire que le salut de plusieurs scorbutiques fut entièrement dû au suc de limon dans six ou huit onces de vin de Malaga mêlé avec de l'eau qu'ils prenaient deux fois par jour. »

Ce fut principalement le suc des oranges qui rétablit d'une manière si prompte et si surprenante l'équipage de lord Anson à l'île de *Jinian*. Le commandant aussi expérimenté que brave, en fut si persuadé, qu'avant de quitter cette île, il donna ordre à tous les gens de son équipage de faire provision de ces fruits, afin de se garantir du scorbut à l'avenir.

M. *Murray* qui a été très à portée de connaître cette maladie, soit dans le tems qu'il était chargé du soin de l'hôpital de marine à la Jamaïque, soit lorsqu'il était chirurgien du *Canterbury*, m'a fourni beaucoup d'utiles observations. Voici comment il s'exprime dans sa lettre. « J'ai toujours éprouvé que les oranges et les limons, donnés à propos et en quantité suffisante, étaient un remède éprouvé dans tous les périodes du scorbut, et dans toutes les espèces, pourvu, néanmoins, que le malade n'eût pas entièrement perdu ses forces, et ne fût pas attaqué de la diarrhée, de la lienterie ou de la dyssenterie. L'exemple suivant en est une preuve très-convaincante. Nous arrivâmes à l'île de Saint-Thomas avec beaucoup de scorbutiques : le *Canterbury* en avait soixante ; le *Norwich* soixante et dix. Ils furent tous guéris dans l'espace d'environ douze jours, par le seul usage des limons. Il est naturel d'attribuer cette guérison aux vertus éminentes de ces fruits ; car l'expérience journalière prouve que, sans de pareils remèdes, les scorbutiques périssent infailliblement, quoiqu'ils respirent l'air de la terre le plus pur. Mais ce qui guérit cette maladie doit la prévenir encore plus efficacement. L'histoire suivante le prouvera peut-être d'une manière à ne laisser aucun doute.

« Les premiers vaisseaux qui firent le voyage des Indes-Orientales pour le compte de la compagnie des Indes, furent au nombre de quatre : le *Dragon*, monté par le commandant, avait deux cent deux hommes d'équipage ; l'*Hector*, cent huit ; la *Suzanne*, quatre-vingt-deux ; l'*Ascension*, trente-deux ; ils étaient commandés par le capitaine Jacques *Lancastre*. Ces vaisseaux partirent d'Angleterre vers le 18 avril. Ils furent attaqués du scorbut dans le mois de juillet. Le 1er août ils étaient réduits à un si triste état, à l'exception de celui du commandant, qu'à peine y avait-il assez de matelots en santé pour manœuvrer. Les vents ayant été contraires pendant quinze ou seize jours, le petit nombre qui, jusqu'alors, avait été exempt de la maladie, commença aussi à en être affecté. Les marchands envoyés pour trafiquer la cargaison aux Indes, furent obligés de tenir le gouvernail chacun à leur tour, et de faire les fonctions de matelots jusqu'à ce qu'ils fussent arrivés à *Saldaigne*. Le commandant envoya alors ses esquifs, et fut lui-même secourir les trois autres vaisseaux. Il les trouva dans une situation si déplorable, qu'ils pouvaient à peine jeter l'ancre, et qu'il leur aurait été impossible de mettre leurs chaloupes en mer sans son secours. Le nombre des malades fut médiocre sur le vaisseau du commandant. Il avait fait provision de quelques bouteilles de suc de limon, dont il donnait tous les matins à jeûn trois cuillerées à chaque matelot. Par ce moyen il en guérit plusieurs et garantit les autres des atteintes de cette maladie. Ainsi, quoique son vaisseau eût le double plus de monde qu'aucun des autres, il n'eut point cependant autant de malades ni de morts.

» Ceci est certainement une preuve authentique de la grande efficacité du suc de limon dans cette maladie ; car il est à remarquer que le scorbut règne avec plus de violence dans des vaisseaux vastes et remplis de beaucoup de monde, que dans ceux qui sont moindres, et dont l'équipage est peu nombreux. Ces quatre vaisseaux perdirent cent cinq hommes dans cette circonstance. Les officiers qui les commandaient furent si convaincus de l'efficacité de ces fruits pour prévenir et guérir cette maladie, que leurs matelots en ayant été attaqués une seconde fois aux Indes-Orientales, ils résolurent, dans un conseil tenu à ce sujet, de relâcher incessamment dans quelques ports où ils pussent trouver des oranges et des limons. On pourrait croire naturellement que la vertu de ces fruits ne dépend que de leur acidité, et qu'ainsi on pourrait leur substituer d'autres remèdes acides qui produiraient le même effet, tels que le tamarin, le vinaigre, l'esprit de sel, l'élixir de vitriol et plusieurs autres de même espèce. Mais l'expérience prouve le contraire. Il y a peu de vaisseaux qui aient jamais manqué de vinaigre, et tous les nôtres étaient pourvus d'une suffisante quantité d'élixir de vitriol. Malgré cela, la flotte qui croisait dans la Manche ramena souvent au port un millier de soldats et de matelots misérablement infectés du scorbut, sans compter plusieurs centaines d'hommes qui en moururent sur la mer. On éprouva alors inutilement l'eau de goudron, l'eau salée de vinaigre, surtout l'élixir de vitriol et plusieurs autres remèdes, au lieu qu'il n'y a point d'exemple que l'équipage d'aucun vaisseau ait été jamais attaqué du scorbut, lorsqu'il a fait usage à propos, et en suffisante quantité, de limons et d'oranges.

Quelques-uns diront peut-être qu'on a employé souvent ces fruits sans succès dans le scorbut; témoin l'expérience des médecins, qui le prescrivent tous les jours pour guérir cette maladie sur terre. Ceci nous fournit l'occasion de remarquer les funestes conséquences d'avoir confondu le scorbut avec d'autres maladies. Aussi, parce que les anti-scorbutiques les plus approuvés ne réussissent point dans cette sorte de cas, certains auteurs disent-ils que la guérison du scorbut est le chef-d'œuvre de l'art. Rien donc n'est plus absurde que d'objecter contre l'efficacité des oranges et des limons, pour prévenir et guérir le véritable scorbut. D'ailleurs l'avantage particulier que ces fruits ont par dessus tout ce qu'on a pu proposer, c'est que l'expérience de près de deux cents ans parle pour eux. Ils furent découverts par un effet de la Providence, même avant que la maladie fût bien connue, ou du moins avant qu'elle eût été décrite par les médecins.

Rousseus, qui a écrit le premier sur cette maladie,

en fait mention, et il observe qu'il est extrêmement probable que les matelots hollandais avaient connu par hasard ce remède, lorsqu'ils furent attaqués du scorbut, en revenant de l'Espagne, où ils avaient chargé leurs vaisseaux de limons, et principalement d'oranges. L'expérience leur eut bientôt appris qu'en mangeant une partie de leur cargaison, ils pouvaient recouvrer la santé. Si on se fût moins attaché à découvrir de nouveaux remèdes, et qu'on eût compté davantage sur l'efficacité de ces fruits, il est de toute probabilité qu'on aurait pu conserver la vie à plusieurs milliers de matelots et d'autres personnes; mais on a recommandé d'autres remèdes comme ayant des vertus supérieures, ou du moins égales aux oranges et aux limons, et on a mis ceux-ci au niveau des autres acides et de beaucoup de médicamens, auxquels on a attribué faussement une vertu anti-scorbutique : de là viennent, sans doute, les malheureux succès qu'on a eus jusqu'ici dans les tentatives qu'on a faites pour prévenir cette maladie sur la mer.

On sait que lorsque le scorbut régna avec tant de violence au siége de *Thorn* parmi les assiégés, les pauvres malades, à l'article de la mort, demandaient pour dernière prière qu'on laissât entrer dans la ville quelques-uns de ces fruits, comme les seuls remèdes dont ils attendaient la vie, et comme un dernier soulagement à leurs maux. On remarqua que la seule vue des oranges et des limons relevait les esprits abattus des scorbutiques presque expirans, au lieu qu'ils avaient en horreur toutes sortes de drogues. J'ai souvent observé dans nos hôpitaux de marine que ces malades mangeaient les oranges et les limons avec un plaisir plus facile à imaginer qu'à décrire. C'est par le souvenir de ce plaisir que lord *Delawar*, qui fut extrêmement affecté du scorbut, s'écria très-pathétiquement, dans la relation de sa maladie : « Le ciel, par un effet de sa bonté, nous a accordé ces fruits comme le plus sûr spécifique pour le plus terrible de tous les maux. »

Cidre. — Outre le suc des oranges et des limons, on obtient aussi de très-bons effets de l'usage des liqueurs fermentées. Pour moi, j'ai trouvé que le cidre était la meilleure de toutes celles que j'ai éprouvées.

Bière de sapin. — Dans les pays les plus froids et les plus septentrionaux, ceux qui boivent de la bière de sapin ne sont jamais affligés du scorbut, ou du moins rarement. Il paraît même, par l'expérience des colonies qui ont été envoyées du nord en Amérique, ainsi que par celles de plusieurs pays situés en Europe sur les côtes de la mer Baltique, que, de toutes les liqueurs fermentées, la bière de sapin ou sapinette est le meilleur remède pour prévenir et guérir le scorbut.

La vertu anti-scorbutique du sapin fut découverte par hasard dans une guerre que les Suédois faisaient aux Moscovites. L'armée des premiers fut presque entièrement détruite par le véritable scorbut; mais on arrêta les progrès de cette calamité avec une simple décoction de jeunes branches de sapin. Par ce moyen, les malades les plus affectés furent parfaitement guéris, et le reste des soldats fut préservé des atteintes de cette maladie. Cette décoction fournit encore un excellent gargarisme pour la putridité des gencives. Ce remède devint alors très-fameux, et le sapin mâle, *picea major sive abies rubra*, fut appelé *pinus anti-scorbutica.* On a trouvé aussi que le pin des montagnes, *pinus sylvestris*, était un très-bon anti-scorbutique.

PROPHYLACTIQUE.

Pour ne pas rapporter ici la méthode hygiénique déjà prescrite dans le mémoire n°. 1, nous nous bornerons à la compléter, en recommandant l'usage des trois spécifiques dont on vient de parler; et comme les oranges et les limons sont sujets à se gâter, qu'on ne peut point se les procurer dans tous les ports ni dans toutes les saisons en égale quantité; et comme il peut être incommode d'en prendre sur les vaisseaux une aussi grande quantité que celle qui est nécessaire, nous rappelons donc, à l'effet d'obvier à ces inconvéniens, ce qui a été indiqué à la page 63.

Du Scorbut contracté dans le sein de la mère, héréditaire et contagieux.

L'estimable auteur du mémoire n° I affirme que le scorbut est contagieux, et appuie son assertion sur un fait qui paraît concluant. M. Lind soutient le contraire par les raisons suivantes : Il n'est pas probable, dit-il, que le scorbut soit une maladie héréditaire ou contractée dans le sein de la mère. Rarement voyons-nous qu'il parvienne à un haut degré, sans l'influence de causes sensibles externes ; et l'expérience démontre que lorsqu'il est léger et commençant, on peut le guérir promptement et facilement. Il est plus important d'examiner s'il est réellement contagieux, comme l'ont assuré la plupart des auteurs.

On ne peut connaître les effets des poisons qu'à *posteriori*. Les raisonnemens à *priori* ne servent de rien. On aurait dû nous donner des histoires bien constatées des personnes qui eussent été infectées du scorbut par contagion, sans que les autres causes qui produisent cette maladie y eussent influé aucunement, mais c'est ce qu'on n'a pas fait. Nous voyons au contraire que partout où cette calamité a été générale, on a reconnu qu'elle était due à des causes puissantes et universelles, et que, dans le tems qu'elle a été plus épidémique, ceux qui ont pris les mesures convenables pour se soustraire à l'influence de ces causes, n'en ont point été affectés. C'est ainsi qu'en Hongrie, où elle fit de si grands ravages il n'y a pas long-tems parmi les troupes allemandes, le médecin de l'armée fut surpris qu'aucun officier, même le plus subalterne, n'en fût attaqué.

Sur la mer, où la fréquence de cette maladie fournit le plus d'occasions pour décider cette question, on ne l'a jamais regardée comme contagieuse. Si elle l'avait été, il est impossible qu'on ne s'en fût pas aperçu. Comme on connaît, par de funestes expériences, les progrès rapides et les grands ravages que font toutes les maladies contagieuses, telles que les fièvres, les dyssenteries, parmi un grand nombre de personnes si étroitement renfermées, on a coutume de mettre en usage plusieurs précautions pour empêcher qu'elles ne se répandent davantage. On sépare les malades du reste de l'équipage, on jette les lits et les habits de ceux qui sont morts. Dès qu'on est arrivé dans un port, on débarque ceux qui sont attaqués de ces maladies, on nettoie ensuite le vaisseau et on le parfume. Mais comme une longue et constante expérience a suffisamment prouvé que le scorbut n'est point contagieux, on ne prend jamais ces sortes de précautions. Dans les cas légers, et même lorsque les gencives sont très-putrides, on garde souvent les malades à bord, et on les y guérit. Il n'y a point d'exemple que ces personnes aient jamais infecté le reste de l'équipage, ou que ceux qu'on débarque aient porté l'infection dans les hôpitaux, quoique dans plusieurs occasions les maladies contagieuses introduites dans ces hôpitaux y fassent de grands ravages.

Lorsque le scorbut est épidémique sur la mer, il attaque régulièrement ceux que des causes manifestes y ont déjà disposés. Il n'y a d'abord pendant longtems que les simples matelots qui en soient affectés; les domestiques subissent souvent le même sort, et, quoiqu'ils se servent de mêmes verres et de la même vaisselle que leurs maîtres, rarement voit-on qu'un officier, même le plus subalterne, en soit attaqué. Je pourrais rapporter plusieurs faits bien attestés qui prouvent, sans laisser aucun doute, que cette maladie ne se communique point en buvant dans le même verre, en couchant dans le même lit, ni même par le contact le plus intime; mais il est inutile de multiplier les preuves d'une chose si universellement connue.

Cette maladie ne se communique non plus par l'infection des cadavres. Les dissections faites à Paris de sujets extrêmement putréfiés, morts de scorbut, ne paraissent avoir produit aucun effet dangereux.

On peut juger par là combien se sont trompés les auteurs qui ont cru que cette terrible calamité s'était répandue par contagion des pays septentrionaux, où elle a pris naissance, sur toute la terre.

DU RÉGIME ANTISCORBUTIQUE DES RUSSES,

PAR UN SAVANT FRANÇAIS DEMEURANT A SAINT-PÉTERSBOURG,

AU DOCTEUR PRIESLEY, DE LA SOCIÉTÉ ROYALE DE LONDRES.

En lisant l'élégant discours de sir John Pringle sur le rare mérite du capitaine Cook, dont l'ancienne

Rome eût chargé le vaisseau de couronnes civiques; je fus particulièrement frappé de cet endroit où le savant président traitait un sujet sur lequel j'ai longtems réfléchi, et qui est on ne peut plus intéressant pour ce pays; je veux dire le régime antiseptique que la nature a dicté aux paysans de cet empire. Il me paraît démontré que si la nature n'eût enseigné à ce peuple des usages et donné des goûts que des voyageurs qui courent la poste traitent avec mépris, il lui eût été impossible de se garantir du scorbut, d'autant plus que, pendant la plus grande partie de l'année, il est exposé à l'influence des causes prédisposantes des maladies putrides qui rendent livide le corps des mariniers groënlandais. Cependant, malgré tous ces inconvéniens, le régime qu'il observe paraît être si efficace, que les maladies putrides lui sont inconnues, et que le paysan russe jouit dans sa hutte d'une santé qui étonne un habitant d'un pays où l'on est si bien instruit des funestes effets d'un mauvais air au dedans, d'un froid excessif au dehors, joint à une longue disette de végétaux frais.

Je crois que votre respect pour le remède antiseptique nouvellement découvert ne s'affaiblira pas quand je vous aurai détaillé le nombre des ennemis qu'il a combattus, en préservant des maladies putrides le peuple dont je parle. Le paysan russe vit dans une maison de bois faite avec sa propre hache, son seul instrument, qu'il manie avec une dextérité surprenante; elle est calfeutrée avec de la mousse de manière à la rendre extrêmement chaude et commode; elle est garnie d'un four qui sert au triple usage d'échauffer la maison, d'apprêter les alimens, et de soutenir, sur la partie supérieure qui est aplatie, le matelas plein de graisse sur lequel il couche lui et sa femme. De dessus le four, qui est dans un des côtés de la chambre, partent quelques planches qui vont porter sur le mur opposé qu'on a élevé un peu au dessus du poële pour en recevoir l'air échauffé. C'est sur ces planches de la hutte que couchent les enfans et les autres personnages secondaires. Quant au four, c'est un objet de luxe qui n'est réservé qu'aux premiers. Autour de la chambre est un banc avec une table au milieu, et dans le coin est une espèce d'armoire pour des figures de saints devant lesquels on met souvent brûler des petits cierges ou de l'huile de chanvre dans une lampe. Pendant la rigueur de leurs longs hivers, le froid les empêche d'aérer cette habitation, de sorte qu'il est aisé de concevoir que l'air ne peut pas être bien pur, surtout si l'on fait réflexion que quatre, cinq ou six personnes mangent et dorment dans une même chambre, et qu'elles éprouvent, pendant la nuit, des chaleurs aussi grandes que si elles étaient dans une étuve, en sorte que, à les voir, on dirait qu'elles viennent d'être retirées de l'eau. Les vapeurs et l'odeur qui s'en exhalent, quoique elles ne les incommodent point, seraient insupportables à tout autre que la curiosité pourrait y amener. Si l'on considère maintenant que les exhalaisons de tant de personnes doivent s'attacher à tout ce qui est dans la chambre, surtout aux peaux de moutons ou matelas sur lesquels ils couchent, à la mousse qui calfeutre les murs; si l'on fait attention que la chambre n'est jamais aérée pendant l'espace de six mois de l'année au moins, et que leur nourriture consiste en viandes et en poissons salés, sans végétaux frais pendant tout ce tems; ajoutez à cela qu'ils sont exposés, toutes les fois qu'ils sortent, aux rigueurs d'une atmosphère froide, qui, comme l'on sait, ne contribue pas peu à donner le scorbut; si l'on pèse bien, dis-je, toutes ces circonstances, et s'il est bien vrai que, malgré toutes ces causes prédisposantes, il n'y a point parmi eux de maladies putrides, j'aurai été fondé à dire que la nature leur a enseigné, pour s'en garantir, un régime des plus antiseptiques dont je tâcherai de donner ici une description détaillée, dans l'espérance qu'elle pourra être utile au genre humain.

Ceux qui ont prescrit avec tant de succès le nouveau régime pour la marine anglaise, verront sans doute avec plaisir le suffrage de tant de milliers de personnes concourir à prouver qu'ils ont trouvé le secret dont la nature elle-même se sert dans les climats froids pour préserver les enfans de cette maladie, qui a été si long-tems le fléau du plus bel établissement naval que le monde ait jamais vu. On serait même tenté de croire que la diète des paysans russes avait été dictée par la philosophie moderne, ou plutôt que votre président, vos Macbrides, etc., avaient été élevés à cette école, car tout ce qui entre dans la composition de leur nourriture paraît avoir toutes les qualités antiseptiques de l'air fixe (gaz acide carbonique) qu'une heureuse attention à ses propriétés a fait tant recommander en médecine. C'est ici que la philosophie expérimentale peut jouir de son triomphe, et, en bonne foi, vos lords de l'amirauté devraient par reconnaissance ériger des statues à ces hommes industrieux qui brillent dans cette utile et glorieuse carrière.

La principale partie de la nourriture de ces peuples septentrionaux consiste en viandes et en poissons salés. Ces derniers leur servent, dans le tems de leurs jeûnes, lorsqu'ils ne peuvent pas se procurer du poisson frais, au moins à un prix qui n'excède pas leurs facultés. Il y a aussi des endroits où la disette de fourrage, pendant l'hiver, les oblige de se nourrir de viandes salées : cependant, dans tous ces cas, ils savent corriger l'action de ce levain putride, en les mêlant avec leurs légumes préparés de manière à en prévenir les funestes effets, ce qui est encore une forte preuve des vertus éminemment antiseptiques de cette espèce de préparation que je décrirai particulièrement, et qui, au fond, fait le sujet de cette lettre. Par là j'espère répandre un nouveau jour sur le système antiscorbutique, qui ne peut être trop bien entendu; peut-être aussi que, dans le grand nombre de mets dont je vais faire la description et qui ont la même vertu que votre sauer-kraut, dont on se sert à présent dans la marine anglaise, quelques-uns seraient jugés dignes de trouver place dans votre catalogue des remèdes antiscorbutiques pour la marine. Si j'ai le bonheur de contribuer à conserver la vie à tant de braves gens, je me croirai assez récompensé de mes peines.

Un des principaux articles de la nourriture des Russes, et qui entre dans presque toutes leurs soupes, c'est le sauer-kraut, dont vous connaissez déjà si bien la préparation et les vertus ; c'est pourquoi je n'en parlerai ici que pour lui assigner le premier rang parmi leurs remèdes antiscorbutiques, ce qu'il mérite à juste titre.

Le second article capital s'appelle quas. Cette liqueur leur sert non-seulement de boisson, mais aussi de sauce à un grand nombre de mets, ceux surtout qui tendent à occasioner la maladie dont leur situation les menace. Elle est aussi la base de la soupe froide que les Russes aiment tant, et qu'ils font en ajoutant une écuellée de cette liqueur aigrelette, de la viande froide coupée en morceaux, soit avec des concombres (préparés de la manière que je dirai ci-après), soit avec de l'ail ou des oignons. Cette manière de corriger et de manger la viande salée paraît être excellente pour les personnes qui aiment le goût aigrelet, et doit rendre l'opération dans les premières voies bien différente de ce qui s'y passe, lorsqu'on ne mange que du biscuit ou du boudin ordinaire des équipages, avec le bœuf salé; c'est au moins ce qui m'a paru, d'après quelques expériences que j'ai faites selon la méthode du docteur Macbride, dans ses *Mélanges des alimens.*

Manière de préparer le quas ordinaire des Russes.

On prend une grande potée d'eau fraîche dans laquelle on met autant de farine de seigle qu'il en faut pour faire une pâte claire; ensuite on laisse le vaisseau pendant trois heures dans un four médiocrement chauffé; au bout de ce tems on le retire et on le met dans un seau d'eau fraîche. On remue ce mélange, jusqu'à ce qu'il écume, avec une machine semblable à un bâton à chocolat, mais plus grande. A cette liqueur ainsi préparée, on ajoute du marc de vieux quas, plein deux bassins, ou du levain, ou si l'on ne peut pas se procurer ces deux articles, ce qui arrive rarement en Russie, on se sert, au lieu de ferment, d'un morceau de pain aigre, et l'on couvre le seau pour le garantir de la poussière, jusqu'à ce que la liqueur ait acquis un goût aigrelet, ce qui est un signe qu'on peut s'en servir; cependant, cela dépend de la température de l'atmosphère, en ce que la liqueur acquiert le degré nécessaire d'acidité plutôt ou plus tard, selon la saison ou le degré de chaleur artificielle qu'on emploie. Le bas peuple boit cette liqueur à mesure qu'on la tire du tonneau ou autre vaisseau où on la garde. Mais il y a une autre espèce de quas, que les gens aisés font mettre en bouteilles pour leur usage ordinaire, et, à vrai dire, les personnes de la première qualité en sont friandes et s'en servent constamment.

De la meilleure espèce de quas, ou keesta-stehee.

On prend une mesure contenant trente-six livres d'Angleterre, de seigle, de fleur de farine, ou de farine tout simplement, et la moitié de cette quantité de drêche moulue qu'on met dans la cuve faite exprès avec un couvercle bien juste; on verse dessus une potée d'eau bouillante, en remuant bien avec un bâton à mesure qu'on verse l'eau, après quoi l'on couvre bien le vaisseau pendant une heure, et, après ce terme écoulé, on ajoute de la nouvelle eau bouillante de la même manière qu'auparavant, jusqu'à ce que la liqueur devienne aussi claire que de la petite bière : alors on met le vaisseau dans un endroit frais pendant quelques heures, ayant soin de le tenir à moitié découvert par le moyen d'un bâton; on passe la liqueur à l'étamine et l'on y ajoute du vieux quas, plein deux bassins, auquel on peut substituer les ingrédiens décrits ci-devant; ensuite on met le vaisseau à la cave ou dans un endroit frais, pendant cinq à six jours, jusqu'à ce que la liqueur ait acquis un goût aigrelet.

Ceci paraît être l'infusion de drêche de Macbride, mais portée à un plus haut degré de perfection : elle est très-rafraîchissante et très-agréable par son goût aigrelet, et il est probable qu'il y a dans cette espèce d'acidité une qualité qui est la seule qui manque à l'infusion douce pour lui donner toutes les vertus antiscorbutiques de votre sauer-kaut; elle contient en abondance ce fluide antiseptique, l'air fixe, qui rend l'infusion douce d'un très-grand usage en médecine, surtout comme un excellent antiscorbutique, en même tems qu'on laisse continuer la fermentation jusqu'à ce que la liqueur ait acquis un goût aigrelet que j'ai remarqué dans toutes les préparations végétales efficaces du nord, et il paraît que c'est par ce seul secret que les Russes viennent à bout de les conserver si long-tems, et de les égaler même à des végétaux frais, comme on serait tenté de le croire, à en juger par leurs effets salutaires. Le pain même qu'on mange ici doit avoir acquis un goût aigrelet, avant qu'on l'ait jugé salutaire et adapté aux constitutions de ce peuple.

Manière de faire le pain de seigle en Russie.

Le matin, l'on met dans du lait tiède de l'eau du marc de quas, plein un bassin, ou bien du levain, autant de farine de seigle qu'il en faut pour faire une pâte claire. On fouette bien ce mélange avec le bâton indiqué ci-dessus; ensuite on le met dans un endroit chaud jusqu'au soir, qu'on y ajoute de la nouvelle farine, en la remuant toujours avec le bâton à chocolat, jusqu'à ce que la pâte s'épaississe; alors on la met dans un endroit chaud jusqu'au lendemain matin qu'on y met une quantité suffisante de sel, et on la pétrit avec les mains jusqu'à la consistance convenable pour en faire du pain (qui est d'autant meilleur, à ce que l'on prétend, que cette dernière opération dure plus long-tems); ensuite on la met devant le feu jusqu'à ce qu'elle s'élève; alors on la coupe en forme de pains, et on la remet encore une fois dans un endroit chaud, où on la laisse pendant une heure avant de la mettre à cuire, ce qui achève l'opération.

Pour les provisions de mer, on fait de cette pâte aigre du biscuit ou du rusk que l'on met sécher au four. Des officiers de mer fort entendus m'ont assuré que c'était une nourriture excellente, et qu'on avait toujours sous la main pour corriger les provisions salées des équipages. Elles se mangent ordinairement dans ce pays-ci sous la forme de soupe dans laquelle ils mettent de ce pain aigre, comme nous en mettons de blanc dans nos soupes de ce nom. Ils ont encore une autre manière de dessaler leur bœuf en faisant de la soupe avec leurs végétaux préparés. Mais ils ne permettent jamais à leurs matelots de manger le rusk sec, comme ils disent, parce qu'ils s'imaginent qu'il cause le scorbut.

Ce rusk non-seulement leur tient lieu de pain, mais jeté dans l'eau tiède, il produit leur boisson favorite, le quas, avec ou sans l'addition de drêche moulue. L'on m'a dit aussi qu'en mettant ce dernier ingrédient dans leur pâte aigre, ils en formaient une espèce de rusk propre à faire du quas.

Ils ont aussi dans ce pays des concombres préparés

qu'ils mangent avec de la viande, et qu'ils aiment à la folie. On les appelle concombres salés, parce qu'on les prépare principalement avec du sel. Mais ils ont ce même goût aigrelet dont j'ai déjà parlé, et participent, selon toute apparence, aux vertus attribuées au régime en général.

Manière de préparer les concombres salés des Russes.

L'on met une quantité quelconque de concombres dans un petit baril avec autant d'eau fraîche qu'il en faut pour les couvrir, et quelques feuilles de chêne, de groseillier noir, d'anet, et de l'ail; ensuite on met le baril dans un endroit frais pendant deux fois vingt-quatre heures, jusqu'à ce que la liqueur ait acquis un goût aigrelet. Alors, on la décante dans une casserole et l'on y ajoute quatre ou cinq poignées de sel. Après cela, on la fait bouillir pendant quinze minutes, et quand elle est refroidie, on la reverse dans le baril pour couvrir les concombres; on bouche bien le baril qu'on descend à la cave, où les concombres se racornissent et peuvent se manger après trois ou quatre jours. Pour ceux qui les aiment, c'est un mets délicieux.

L'on trouve encore ici quelques autres mets qui paraissent avoir les mêmes vertus que ceux que je viens de décrire, par exemple, ce qu'on appelle *sooins*, en Ecosse, où le bas peuple en fait un grand usage. C'est une infusion de son d'avoine dans de l'eau chaude qu'on laisse fermenter jusqu'à ce qu'elle ait acquis un goût aigrelet ; ensuite on la passe et on la fait bouillir jusqu'à une certaine consistance.

Ils ont encore un autre mets qu'ils composent avec la farine de seigle, de la drêche moulue et de l'eau à la consistance de crême. Ils laissent ce mélange toute la nuit au four, qu'ils ont soin de chauffer auparavant à un degré modéré. Le lendemain matin ils y ajoutent un morceau de pain de seigle pour lui donner leur goût favori, et ils le mangent quand il est refroidi.

Ils font sécher au four du raifort qu'ils gardent tout l'hiver. Quand ils veulent s'en servir, ils le réduisent en poudre et le mêlent avec du vinaigre pour le manger avec leur poisson salé.

Ils conservent encore pendant l'hiver des navets dans du sable sec, ainsi que des gros radis blancs. Voici comme ils les préparent : ils les mettent au four dans un pot de terre bien fermé, et, lorsqu'ils sont parfaitement cuits dans leur propre jus, ils les mangent avec du quas. Si au lieu de quas on y met du sucre, c'est un mets fort agréable et très-utile dans les rhumes et les maladies de poitrine.

Ils préparent aussi et moulent l'avoine, comme on fait la drêche. De cette farine, ils font une espèce de *flammery*, qu'ils mangent avec du quas, leur sauce favorite. Quelquefois le lait est substitué au quas dans ces sortes de mets.

Je crois avoir fait mention de la plupart de leurs

alimens et de leurs préparations, et j'ose dire que c'est le régime le plus conséquent et le mieux approprié pour le scorbut, qu'auraient pu dicter la théorie et l'expérience des modernes; peut-être même le médecin le plus éclairé de nos jours n'en pourrait-il prescrire un meilleur. Je ne sais si vous pensez comme moi, mais il me semble qu'il y a quelques articles, qui, à cause de leurs qualités antiscorbutiques et de la modicité de leur prix, mériteraient d'accompagner votre sauer-kraut.

Cependant, après avoir tout dit de la nourriture antiseptique des Russes, après en avoir fait l'éloge qu'elle mérite, je ne dois pas dissimuler qu'il peut bien être dû en partie à certains usages dont j'ai parlé au commencement : ils contribuent sans doute à les mener au but qu'ils se proposent d'atteindre ; ces usages consistent dans la manière de s'habiller, de se coucher.

En premier lieu, ils se vêtissent bien chaudement quand ils sortent, quoique chez eux ils ne portent qu'une chemise et une paire de caleçons. Leurs pieds et leurs jambes sont particulièrement bien garantis du froid par plusieurs plis de grosse flanelle et des bottes par dessus, tandis que le reste de leur corps éprouve toute la chaleur d'un habit de peaux de moutons. Le visage et le cou sont les seules parties qui soient exposées à l'action de l'air, et quoique ce dernier soit toujours découvert, cependant les rhumes et les maux de gorge sont si rares, que nous oublierions la manière de les traiter si les étrangers ne nous tenaient en haleine.

Heureusement pour eux, leur religion s'accorde avec la malpropreté dans laquelle ils sont indispensablement obligés de vivre, pour les envoyer, une ou deux fois par semaine, à leurs bains de vapeurs. C'est là qu'au moyen de l'eau, d'abord en vapeur, et ensuite dans son état de densité, ils se nettoient le corps de tout ce qui aurait pu obstruer les pores et causer par là, comme l'on sait, des maladies putrides. Par ce moyen aussi, ils ouvrent les vaisseaux excrétoires de la peau et donnent un libre passage à la transpiration arrêtée, qui, sans cela, pourrait fomenter la putridité.

Enfin la transpiration pendant la nuit est portée à un tel point que nos cochers, par exemple, se tiennent sur leurs siéges pendant toute une journée et toute une soirée d'un rude hiver, sans jamais songer, pas même une fois, à ce que nous appelons gagner un rhume. C'est qu'ils se débarrassent pendant la nuit, par la transpiration, de tout ce qu'ils auraient pu retenir de nuisible pendant le jour; mais privez-les de leur four, et en huit jours vous les tuez.

Il est bon d'observer ici que de tous les marins dont j'ai jamais lu les relations, le judicieux capitaine Cook est le seul que je sache qui ait eu l'attention indispensable de vêtir les matelots dans les climats froids. Cependant l'expérience devrait leur apprendre combien cette précaution est absolument nécessaire dans ces pays pour conserver la santé.

Nº IV.

CONSIDÉRATIONS MÉDICALES

SUR

LE TÉTANOS,

PRÉSENTÉES ET SOUTENUES A L'ÉCOLE DE MÉDECINE DE PARIS,

PAR J. M. BAUD,

DOCTEUR EN MÉDECINE.

Quin etiam neque medicus præsens atque aspiciens ad vitam, aut ad doloris levamen, aut ad figuræ emendationem quicquam opis afferre potest.... Hæc verò est medici magna infelicitas. (ARETÆUS, *de Tetano.*)

I.

Caractère.

Affection spasmodico-convulsive attaquant isolément, simultanément ou successivement les muscles de la partie postérieure du cou, ceux de sa partie antérieure, de la mâchoire inférieure, du tronc et des membres, de manière à ne permettre aucun mouvement volontaire ; avec ou sans fièvre, sans délire essentiel, pouvant se présenter sous les types continu et intermittent.

II.

Causes.

Climats chauds (Bontius, *de Method. med. in indiis Orient;* Dazille, *Observ. sur le tétanos,* etc.); le froid, l'humidité (Hippocrate, *Aph.* 20, sect. 5; Aretée, *de tetano;* Sauvages, *Nosol. Meth.;* Bouteille, *Dissert. sur le Tétanos,* etc.); les grandes variations de l'atmosphère (Desgenettes, *Hist. méd. de l'armée d'Orient;* Larrey, *Hist. chir. de l'armée d'Orient*, etc.); le virus rabique, celui du céraste (Haën, *Rat. med.;* Tourtelle, *Élém. de Mat. med.*); les affections vives de l'ame, les tristes surtout (Dumas); les méditations profondes; la suppression brusque de la transpiration; les évacuations très-abondantes, le choléra-morbus (Voyez *l'Histoire d'Entchydes*, *Épid.* 5, n° 44); l'abus de l'acte vénérien pendant le traitement des plaies (*Leçons* du professeur Boyer); les fièvres (voyez *l'Histoire de la vieille femme qui demeurait au dessous de la porte*, *Epid.* 7, n° 13); la présence des vers dans le tube intestinal (Haën, Laurent, *Mém. cliniq. sur le tétanos des blessés*); l'embarras des premières voies (Heurteloup, *Précis sur le tétanos des adultes*); la rétention du méconium, et la section du cordon ombilical avec des instrumens de fer dans les climats chauds (Leroy, *Médecine maternelle*); la section incomplète, la déchirure des nerfs, les plaies des articulations, surtout les ginglymoïdales (Larrey); les plaies par morsure des animaux, et principalement du cheval (Boyer); la plaie résultant de l'opération du sarcocèle (Leblanc, *Œuvr. chirurg.*; Morand, *Opusc. de chirurgie*; Lecat, *Dissert. sur la sensibilité des méninges*, etc.); les contusions, les luxations, celles surtout des phalanges, compliquées du déchirement des parties molles, les fractures (Sabatier, *Mémoires de l'Institut national*, an IV); la supresssion d'une évacuation habituelle (*Projet d'instr. sur le tétanos*, rédigé par la société royale de médec.; son action est niée par le docteur Dazille). La variété de ces causes, et leur coïncidence, a fait distinguer le tétanos en essentiel et en accidentel, en primitif et en secondaire.

III.

Marche.

Le développement du tétanos peut être lent et gradué, ou suivre une marche très-rapide; dans le premier cas, il est précédé de quelques symptômes, tels que céphalalgie, obscurcissement de la vue, affaiblissement de l'ouïe, bâillemens, pandiculations, engourdissement des membres, malaise, inquiétude, trouble général; dans le second cas, le malade est comme frappé de la foudre; invasion brusque par une douleur spino-cervicale, plus ou moins vive, avec tension, roideur de la partie postérieure du cou, s'étendant au voisinage de l'articulation maxillo-temporale, augmentant bientôt avec gêne des mouvemens de la tête; douleur, tiraillement aux lombes avec un sentiment de constriction au bas du sternum; à mesure que la rigidité du cou se manifeste et prend de l'accroissement, il survient ordinairement de la gêne dans les mouvemens de la mâchoire, et, dans un certain nombre de cas, un sentiment d'ardeur et de resserrement plus ou moins prononcé vers la base de la langue; sentiment qui, par degrés, se change en difficulté d'avaler, et amène successivement l'impossibilité de la déglutition: les liquides surtout déterminent, sinon de l'horreur, au moins une répugnance invincible. Rien ne peut surmonter les obstacles que présente le pharynx; si l'on tente de faire boire le malade, sa boisson est rejetée dans les narines, et si l'on persiste, on peut occasioner les convulsions les plus violentes. La roideur du cou se change bientôt en un spasme plus ou moins tonique qui porte fortement la tête en arrière, tandis que les releveurs de la mâchoire inférieure l'appliquent si fort contre la supérieure, que par fois il est impossible de les séparer; d'autres fois, tous les muscles du cou sont atteints successivement du spasme; la tête, obéissant à leur action, se porte en avant, en arrière ou sur les côtés, suivant le siége des contractions qui la meuvent. Si la maladie se borne là, on lui donne le nom de trismus ou de mal des mâchoires.

IV.

Souvent le spasme se communique aux muscles de la partie postérieure du tronc; leur contraction, annulant la résistance de ceux de la partie antérieure, recourbe le corps en arrière; la tête, fortement tirée dans ce sens, se renverse entre les épaules; la mâchoire inférieure abandonne la supérieure; le larynx, le thorax et le bas-ventre, font saillie et se dessinent en devant; les épaules se soulèvent jusques à venir toucher presque les oreilles; les membres sont dans une distension permanente; enfin le corps est courbé en forme d'arc. La maladie se nomme alors *opisthotonos*, *raptus supinus*, *posterganeus*.

V.

D'autres fois ce sont les muscles de la partie antérieure du corps qui sont affectés; la tête est fléchie en devant, le menton appliqué à la partie supérieure de la poitrine; la flexion des cuisses et du tronc porte les genoux vers la tête, de manière que le corps est reployé sur lui-même en forme de cercle. Voilà *l'emprosthotonos*, *raptus pronus*.

VI.

Dans quelques circonstances, rares à la vérité, le corps est ployé latéralement, de manière à représenter un *c* romain. C'est le *pleurosthotonos*, *tetanus lateralis*. (Voy. Fernel, lib. 5, cap. 3; Morgagni, *Epis. X*, *§ II;* Haën, *Rat med.*, tom. 5, pag. 341.)

VII.

Quelquefois enfin, soit primitivement et presque simultanément, soit consécutivement et successivement, tous les muscles soumis à l'influence de la volonté sont affectés de la rigidité tétanique. L'équilibre de leur action donne au corps une immobilité presque parfaite; la tête, le tronc et les membres sont droits, tendus, ne semblent former qu'une seule pièce, et sont roides comme une barre : c'est à cet état qu'on a strictement appliqué la dénomination de tétanos. Le tiraillement des lombes se change en saccades convulsives qui se font sentir entre la partie inférieure de la portion dorsale du rachis, et la partie supérieure de la portion lombaire, en se propageant en devant jusque sous l'appendice sternal. Ces secousses occasionent des douleurs atroces, et font jeter au malade des cris et des gémissemens lamentables. Lorsque la maladie est portée au plus haut point, tous les muscles des mouvemens volontaires sont dans un état de contraction qu'il est difficile de peindre; le front est ridé, les yeux fixes, immobiles et farouches; ils paraissent s'enfoncer dans l'orbite et deviennent larmoyans; les pupilles sont dilatées; les joues sont portées en arrière vers les oreilles; ris sardonique, toute la figure exprime les contorsions les plus horribles. (Le tableau du juge prévaricateur, écorché par les ordres de Cambyse, me rappelle, toutes les fois que je le contemple, les douleurs et les convulsions des malheureux tétaniques.) La déglutition est impossible ou très-difficile; les côtes où s'attachent les muscles abdominaux sont entraînées en bas; la poitrine est rétrécie, le ventre dur, aplati, sanglé par la tension de ses muscles; ses parois sont appliquées contre la colonne vertébrale ; les viscères comprimés fuient de toutes parts et semblent se cacher dans les hypocondres, le bassin et les fosses lombaires, où les contractions répétées des muscles les poursuivent; l'anus est quelquefois si resserré, qu'on a de la peine à y faire entrer la canule d'une seringue.

VIII.

Ces spasmes, dans quelque partie qu'ils se manifestent, sont accompagnés de douleurs analogues à celles de la crampe; les plus aiguës ont ordinairement leur siége le long de l'épine du dos, à la nuque et aux angles des mâchoires ; presque toujours on sent, dans tout le trajet de la moelle épinière, un picotement à peu près semblable à de légères piqûres d'épingles (Campet, *Maladies des pays chauds*). Il y a des momens de collapsus, ou de rémission à des intervalles plus ou moins éloignés, pendant lesquels les muscles ne recouvrent que rarement une partie de leur souplesse, malgré la diminution de la douleur. De tems en tems, les secousses convulsives se renouvellent sans qu'aucune cause paraisse les produire; les moindres efforts du malade pour se mouvoir, parler, avaler, les provoquent; et, pour peu qu'il s'y complique de phrénésie, la moindre contradiction, la plus légère excitation des sens, par la lumière, le bruit, suffisent pour ramener des exacerbations d'une violence extrême.

IX.

Tels sont en général les symptômes qui caractérisent le tétanos; je les appellerais volontiers locaux, parce que tous se rapportent à la lésion du système nerveux et du musculaire. Il me reste à indiquer les dérangemens généraux, ou ceux qu'il introduit dans les fonctions : je suivrai dans leur examen la division établie par Bichat.

X.

Dans le tétanos chronique, l'appétit subsiste, et les alimens se digèrent; mais dans celui dont la marche est aiguë, les fonctions digestives ne peuvent s'opérer; d'ailleurs la constriction du pharynx s'oppose à l'introduction de toute espèce d'aliment. Si, comme on l'a proposé, on essaie de franchir l'obstacle avec une sonde de gomme élastique, on détermine les convulsions et parfois la suffocation (Larrey). La respiration ne se dérange que pendant la durée du spasme général; elle est stertoreuse dans l'opisthotonos, mais, dans le tems de la rémission, elle se rétablit communément dans son état naturel. Chez quelques malades, le pouls est plein et dur, chez d'autres, fort sans dureté, ou bien vif et souple : lorsque le tétanos dépend de l'action du froid, on observe tous les soirs un mouvement fébrile. D'autres fois le pouls est contracté, précipité et irrégulier; cependant sa fréquence ne répond point en général à la violence des symptômes spasdomiques. Les glandes salivaires fournissent un suc écumeux et blanchâtre d'une odeur nauséabonde qui coule involontairement de la bouche. Dans le tétanos rabique, il y a, de plus, altération des principes de la salive; son inoculation communique la maladie; il paraît même qu'elle en est le moyen unique : j'ignore si les chimistes en ont fait l'analyse. La constipation est un symptôme constant, soit qu'on prescrive les opiacées, soit qu'on emploie les purgatifs; l'urine est supprimée ou ne sort qu'avec difficulté et douleur : je ne sache pas que des observateurs modernes fassent mention des urines muqueuses, *geniturœ similes*, dont parle Hippocrate. L'exhalation et la calorification suivent à peu près l'état du pouls : lorsqu'il est fort, vif, le visage est rouge, et tout le corps couvert d'une sueur chaude; lorsqu'il est petit et irrégulier, le visage est pâle et couvert d'une sueur froide; souvent les extrémités sont également froides, et une sueur du même genre se répand par tout le corps; quelque abondantes que soient les sueurs, il est rare qu'elles jugent la maladie. Critiques, elles se forment sur la poitrine et le bas-ventre; symptomatiques, elles commencent par la tête et les extrémités (Larrey). La nutrition ne se fait plus; chaque organe languit, le corps s'épuise faute d'alimens, le dépérissement est prompt et rapide. Les facultés intellectuelles ne se troublent guère que dans le dernier période ou dans la complication de phrénésie, complication assez fréquente dans le tétanos rabique : alors vociférations, menaces, actes de violence, envies de mordre, de frapper, de déchirer, crachotemens, etc. Dans tous les cas, le sommeil est nul ou court, léger, inquiet, troublé par des rêves sinistres; le malade est agité; il fait des efforts pour sortir de l'état de gêne dans lequel le tient la rigidité de tous ses membres; par fois sa raison, jusqu'alors saine, éprouve tout à coup quelque dérangement, et le délire précède et annonce une convulsion horrible et générale qui va terminer sa vie et ses tourmens.

XI.

La mort est la terminaison la plus ordinaire du tétanos. Wepfer a vu mourir un enfant, atteint de l'opisthotonos, en trente minutes : plus souvent la mort ne survient que le troisième, quatrième ou cinquième jour. Dehaën a vu survivre des tétaniques jusqu'au quarantième : ils succombent dans les accès du spasme qui se communique aux organes de la vie interne par les nombreuses anastomoses des nerfs spinaux avec le trisplancnique. Lorsque la terminaison doit être avantageuse, elle est annoncée par une sorte de prurit ou de fornication à l'épine du dos, un sentiment comme d'un fluide qui coule depuis le dos jusqu'au sacrum (Pinel). Les contractions musculaires cessent d'une manière graduée et dans un ordre varié : les autres symptômes diminuent aussi par degrés; les mâchoires se relâchent, la déglutition redevient facile, la respiration et les sécrétions se rétablissent dans leur ordre naturel; quelquefois le malade conserve un peu de roideur à la partie postérieure du cou.

XII.

Etiologie.

Les auteurs dogmatiques font en général consister la cause prochaine du tétanos dans une irritation nerveuse qui détermine une rigidité spasdomique dans le système musculaire. Quel est le siége principal de cette irritation? quelle est sa nature? est-elle la même dans tous les cas? Tels sont les problêmes que je me propose de résoudre.

XIII.

Où puiser les principes capables de me diriger? Si je ne me trompe, c'est dans l'histoire même de la maladie. Or, que trouve-t-on en dernier résultat dans son analyse la plus sévère? Une exaltation excessive de la sensibilité et de la contractilité : voilà le seul phénomène sensible, constant et caractéristique; tous les autres ne sont qu'accessoires. Cette sensibilité, cette contractilité, en plus, constituent-elles une maladie essentielle? Je ne le crois pas; le plus souvent elles ne sont qu'un symptôme; c'est une espèce de délire qui est à la loco-motion, ce qu'est le délire cérébral aux facultés intellectuelles, la dyspnée à la respiration, les nausées, le vomissement, aux fonctions de l'estomac.

XIV.

Ici se présente naturellement la question suivante : où donc est appliqué le stimulus qui occasione ce délire? L'encéphale, foyer des sensations et du mouvement, se compose de quatre parties, le cerveau, le cervelet, la protubérance annulaire, et la moelle épinière. Chacune de ces parties est, sans contredit, l'organe intérieur de quelque fonction particulière; leur diversité de forme, de structure intime, l'ordre admirable qui règne dans notre organisation me semblent démontrer ce fait d'une manière incontestable. Je laisse au docteur Gall le soin de déterminer les organes intérieurs des facultés de l'ame et des inclinations du cœur, je ne dois rechercher que celui de la loco-motion; or, tout porte à croire que c'est la moelle épinière. Ce prolongement de l'organe encéphalique fournit trente-quatre paires de nerfs qui donnent le mouvement au tronc et aux membres. La section de ces nerfs détruit l'influence du cerveau sur les organes auxquels ils se distribuent; la compression de la moelle anéantit le mouvement dans toutes les parties qui se trouvent au-dessous; sa lésion au-dessus de l'origine des nerfs phréniques est brusquement mortelle : pourquoi l'application d'une cause irritante n'y exalterait-elle pas le principe de la contractilité? D'une autre part, les facultés intellectuelles restent intactes dans toutes ces circonstances, de même les convulsions tétaniques ne déterminent presque jamais leur altération; donc leur cause a son siége dans la moelle épinière. Le picotement, le fourmillement le long de l'épine, ne viennent-ils pas à l'appui de ce que j'avance? Il y a plus, la roideur de la partie postérieure du cou, le sentiment d'ardeur de la base de la langue, celui de constriction du pharynx, la fixité de la douleur cervicale, sa violence, qui va toujours en augmentant, prouvent que l'origine même de la moelle est le plus souvent affectée; en effet, c'est d'elle que naissent le grand hypoglosse, le glosso-pharyngien, et la huitième paire; leurs nombreuses connexions, soit entre eux, soit avec les paires cervicales, suffisent pour expliquer ces phénomènes. Cette opinion n'est pas nouvelle, on lit dans Galien : « *At in convulsionibus totius corporis quæ sine delirio sunt, vel caro, morbus spinalis in collo medullæ est.* » *Cl.* 3, fol. 9, *l. c.* Fernel va plus loin : « *Hujus causam et vitium in spinæ initio contineri extra controversiam est.* » *De part. morb. et sympt.*, lib. 5, pag. 351. Voyez encore Baire; *Veni Mecum*, p. 82. Sennert; *Pract.*, lib. 1, p. 2, pag. 146. Willis; *de morbis convuls.*, pag. 18. Bonteille, *l. c.* Quoique je rapporte le sentiment de ces auteurs, je ne prétends rien conclure de leur autorité; trop souvent on en abuse; qu'on la mette en usage pour constater des faits qu'on ne peut vérifier immédiatement, c'est le seul moyen de produire conviction; mais, qu'on la mette à la place de la raison, qu'on la fasse parler quand cette dernière doit prononcer, c'est, à mon avis, le comble du ridicule : au reste je prie les amis de la vérité de méditer les observations suivantes. « Un homme fut atteint d'un dard un peu au-dessus de la nuque; le plaie ne semblait mériter aucune attention à cause de son peu de profondeur; mais on n'eut pas plutôt retiré ce dard que le corps se ploya en arrière comme dans l'opisthotonos; les mâchoires étaient immobiles; il rendait par le nez les liquides qu'on essayait de lui faire avaler, et se trouvait immédiatement plus mal, de sorte qu'il mourut le second jour. *Epid.* 5, n° 45. Un nègre, âgé de trente ans, se fait charger un baril de clous sur la tête pour faire admirer ses forces; au premier pas, ses jambes chancellent, le tronc se courbe en arrière, le baril roule sur l'épaule droite, fait tomber le nègre, comprime la cinquième vertèbre du dos et la moelle épinière. A l'instant même les parties inférieures sont paralysées; le cinquième jour la mortification s'en empare, le neuvième le tétanos se manifeste dans les parties supérieures vivantes, mort le dixième. » Campet, pag. 39.

XV.

La solution de la question précédente amène celleci : Quelle est l'affection de la moelle épinière? L'inflammation et la compression du cerveau déterminent le collapsus de tous les organes de la vie animale : or, la moelle épinière n'étant qu'un prolongement de la protubérance annulaire, les effets de son inflammation et de sa compression doivent être les mêmes, donc les convulsions tétaniques ne dépendent point de l'inflammation ni de la compression de la moelle épinière. D'une autre part, l'inflammation de la méningine cérébrale occasione une altération sténique, quelquefois étonnante, des sens externes, une exaltation excessive de la sensibilité, pourquoi la contractilité ne recevrait-elle pas la même influence de la méningine spinale? On se convaincra que cette assertion n'est pas tout-à-fait dénuée de fondement, si on veut réfléchir sur l'ouverture cadavérique rapportée par Morgagni, *epist. X*, § 17. Le malade était mort d'une fièvre avec délire, affection soporeuse, mouvemens convulsifs des extrémités supérieures; mais rapportons les paroles même de cet auteur célèbre, pour n'être pas soupçonné d'en altérer le texte. « *Dùm quinta thoracis vertebra à sextâ disjungeretur, multa aqua ex tubo spinæ defluxit, vasa per tenuem meningem reptantia, ad posteriorem partem sinistri cerebri hemisphærii nigro sanguine distenta conspeximus..... Denique spinali medullâ à cranio ad quintam usque vertebram diligenter inspectâ, vasa sanguifera vidi quæcumque sanguinis adeò plena, in facie præcipuè posteriore, quasi ab injectâ materiâ fuissent præter modum distenta; sed et sanguifera vascula quæ spinales nervos præsertim quosdam stipabant, turgiora sanguine animadverti.* » On n'hésitera pas, je pense, de reconnaître avec moi la cause des convulsions dans l'inflammation de la méningine. Morgagni les attribue à l'irritation de la moelle par la sérosité qui s'écoula lorsqu'on eut coupé le rachis; mais n'a-t-il point pris l'effet pour la cause? Ne savons-nous pas aujourd'hui que cet épanchement est un mode de terminaison de l'inflammation des membranes séreuses?

XVI.

On m'objectera peut-être que la maladie de ce jeune homme était une phrénésie, et qu'on n'en peut rien conclure pour le tétanos; mais remarquez que le délire cérébral trouve sa cause dans la méningine cérébrale, et qu'il reste la méningine spinale pour expliquer les convulsions. D'ailleurs, je conviens que cette observation isolée n'est pas décisive; j'observe seulement qu'on a eu tort de n'ouvrir que le crâne, et de n'examiner que le cerveau, dans un cas où il n'y avait aucune lésion des facultés intellectuelles. Je dénonce une omission, parce que je désire qu'on la répare, et je croirai avoir beaucoup fait, si, dans un moment où l'anatomie pathologique occupe tant de bons esprits, j'ai contribué à réveiller l'attention de quelqu'un sur un point aussi important.

XVII.

En admettant la méningine spinale pour cause du tétanos, on ne sera pas embarrassé pour se rendre raison des variétés qu'il présente; le siége de l'inflammation, sa plus ou moins grande étendue, expliqueront facilement la prééminence de tel ou tel symptôme : écoutons Willis, page 21. « *Prout materies morbifica nervorum principia obsidens circa medullæ oblungatæ caput, medietatem, aut caudam defigitur, propterea accidit modò tantùm faciei aut oris partes, modò imi, aut medii ventris viscera, ac modò artus exteriores potissimùm convelli.* » En substituant le mot *inflammatio* à *materies morbifica*, on concevra sans peine la production relative au siége. Le trisme seul pourrait offrir quelque difficulté, parce que les muscles de la mâchoire inférieure reçoivent leurs nerfs de la troisième branche de la cinquième paire; mais l'inflammation, sans être fort étendue, peut se continuer aux prolongemens postérieurs de la protubérance annulaire qui lui donne naissance. Celui qui connaît les distributions de la huitième paire et ses communications avec le trisplancnique, ne s'étonnera point des douleurs qui, de l'épigastre, se portent aux lombes, et des lombes à l'épigastre.

XVIII.

La cause excitante du tétanos, la plus ordinaire, est certainement l'action du froid : or, quelle peut être sa manière d'agir? la même, ce me semble, que pour la production de la pleurésie; le froid surprend le corps dans un état de chaleur, supprime brusquement la transpiration, et détermine, soit sympathiquement, soit de toute autre manière, les symptômes tétaniques. « J'ai vu, dit Sauvages, un jeune jardinier pris du tétanos pour être descendu dans un puits le corps étant en sueur; plusieurs saignées faites les premiers jours, une décoction de chicorée chaude pour boisson, une diète légère, enfin les narcotiques calmèrent les douleurs, dissipèrent l'insomnie, et rétablirent parfaitement le malade en sept jours. » *Nosmeth.* L'application du froid au corps échauffé occasione, tantôt une angine, tantôt un rhumatisme, quelquefois la pneumonie, etc. Qui osera affirmer que le système cutané ne sympathise dans aucun cas avec la méningine?

XIX.

Les affections traumatiques ne font le plus souvent que prédisposer au tétanos, et si l'on observait très-attentivement, il serait peut-être possible de découvrir sa cause efficiente dans le climat, la saison, ou quelque autre circonstance concomitante. On donne le précepte d'inciser les plaies, de faire l'extraction des corps étrangers pour prévenir le tétanos; cependant, quels corps étrangers à extraire à la suite de la castration, des hernies, des amputations? De quels débridemens ces plaies sont-elles susceptibles? Ne semblerait-il pas, d'après cette remarque, que souvent on n'a pas distingué le tétanos primitif du secondaire? On n'a tenu compte que de la blessure, il fallait encore avoir égard aux lois de l'hygiène : et d'ailleurs, pourquoi la phrénésie spinale ne serait-elle pas déterminée par une plaie? Ne voyons-nous pas journellement l'hépatite succéder aux fractures du crâne, le vomissement à l'opération de la cataracte? Or, quel est le physiologiste assez habile, ou plutôt assez insensé, pour se flatter de connaître tous les anneaux de la chaîne qui unit le cristallin à la membrane musculeuse de l'estomac, et connaissons-nous mieux les rapports intimes du foie et des os du crâne depuis les explications de Bertrandi, Pouteau, David?

XX.

On attribue, en général, les douleurs cervicales et dorsales au spasme musculaire; je crois bien que les douleurs spasmodiques finissent par masquer les douleurs phrénétiques, « *duobus doloribus simul obortis, non in eodem loco, vehementior alterum obscurat.* » Mais je suis très-porté à croire qu'avec de l'attention on parviendrait à les distinguer, du moins dans le principe.

XXI.

Telles sont les considérations qui m'ont déterminé à regarder le tétanos comme un symptôme de la phrénésie spinale; si elles sont fondées, il est réellement à cette phlegmasie, ce qu'est la difficulté de respirer à la pleurésie, ce que sont les palpitations à la péricardite, les nausées, le vomissement à la péritonite : donc je peux l'appeler délire de la loco-motion. Cependant, je ne pense pas que l'inflammation de la méningine spinale soit la seule et unique cause du tétanos : n'admettre que celle-là, serait aussi ridicule et absurde que de faire dépendre tous les vomissemens de la péritonite. Ainsi que le vomissement peut dépendre d'une affection purement nerveuse et très-appréciable par voie d'exclusion, il reconnaît d'autres causes, telles qu'un embarras stomacal, la migraine, la grossesse, une affection morale, etc., de même le tétanos peut être l'effet d'une affection nerveuse, ou de quelque irritation topique, chimique ou mécanique. J'admets en conséquence, 1° un tétanos nerveux; tels étaient, sans doute, ces tétanos à marche chronique, dont Aretée et Forestus font mention, et qu'ils disent avoir duré plusieurs années sans faire périr les malades; tel encore le tétanos intermittent. 2° Un tétanos sympathique; je donne pour exemple le vermineux, celui dont parle Pouteau, survenu à la suite de la luxation d'un os sésamoïde du pied. 3° Un tétanos symptomatique tel que celui du jardinier, XVIII; tel que le rabique, etc. Comment les distinguer au lit du malade? Il me semble que le pouls doit être la boussole du médecin. « Règle générale, dit le professeur Pinel, toute douleur sans symptômes fébriles tient à une lésion de la sensibilité, ou à une affection nerveuse; celle au contraire qui est accompagnée de fièvre tient à une affection inflammatoire. » *Nosog. philos.*, tom. 2, pag. 6.

XXII.

L'analogie frappante de la rage avec les affections tétaniques ne permet pas de les séparer, c'est une sixième variété relative au siége que l'on doit ajouter au cinq premières, III, IV, V, VI, VII : la seule différence essentielle que j'y trouve, c'est que la rage est due à une cause spécifique. La constriction du pharynx n'est autre chose que le spasme de ce conduit musculeux, et les soulèvemens convulsifs qu'il éprouve à la vue des liquides représentent les saccades convulsives que la moindre irritation occasione dans les autres variétés. Voilà pourquoi les malades redoutent tant les tentatives pour boire, et pourquoi cette simple idée leur cause des convulsions épouvantables; tel le pharynx de l'enfant se révolte invinciblement contre la décoction de rhubarbe, et tout ce qui lui en retrace les couleurs lui devient odieux au point de le faire vomir.

XXIII.

On a vu l'hydrophobie se manifester inopinément, et devenir le signal de l'explosion des autres symptômes tétaniques, mais on conçoit qu'il peut exister un délire particulier pour des substances liquides; leur déglutition exige, en effet, un degré de contraction du pharynx beaucoup plus grand que celle des solides. Remarquez d'ailleurs qu'il est rare que cette horreur pour l'eau se déclare avant que le malade ait éprouvé la douleur constrictive de la gorge, soit spontanément, soit après quelques tentatives pour boire. « *Hydrophobi non timent aquam, sed timent cruciatum internum ab aquâ inductum, nam ab assumptione liquidorum magnoperè lædi, angustari et suffocari sentiunt.* » P. Salius. J'ajouterai une réflexion : l'hydrophobie s'observe également dans le tétanos. Le professeur Sabatier, MM. Larrey et Campet la notent comme symptôme. M. Larrey indique même ce rapprochement. Vogel parle de l'hydrophobie à l'article des fièvres, il dit : « *In acutâ et inflammatoriâ febre sponte oritur.* »

XXIV.

On trouve dans les auteurs des exemples d'hydrophobie spontanée; les causes qui peuvent la produire sont une vive affection de l'ame; des excès dans le régime, des courses ou des travaux forcés, l'exposition à l'ardeur du soleil, une boisson très-froide lorsque le corps est échauffé (Kochler, *voy.* Morgagni, *epist. VIII*), le froid et l'humidité, Dumas, obs. consignée dans le *Journal général de Médecine*, prairial an 11; ces mêmes causes ne produisent-elle pas la phrénésie? plusieurs d'entre elles n'occasionent-elles pas le tétanos? Je regrette de ne pouvoir rapporter l'observation du professeur Dumas; elle confirme mon opinion sur l'identité de ces maladies : on y trouve au nombre des symptômes le sentiment de gêne dans les muscles du cou, qui se remarque toujours dans le tétanos.

XXV.

Aromatraius, *voy.* Morgagni, *epist. VIII;* Bouteille, *Mém. sur l'Hidroph.*, couronné par la société royale de médecine, an 1787. Le docteur A. Fothergill, *voy. Journal de Méd.*, prairial an 11, prenant la constriction du pharynx comme le symptôme constitutif de la rage, ont regardé celle-ci comme une angine; mais si le spasme du pharynx est le symptôme essentiel de la rage, pourquoi n'est-il pas constant? Pourquoi voyons-nous des malades n'éprouver pas la moindre répugnance pour les liquides? Pourquoi, dans ce cas, n'observe-t-on pas des symptômes phrénétiques? « Un jeune homme, âgé de vingt-sept ans, est mordu au jarret et au genou droit par un chien enragé, on cautérise les blessures avec la clé de saint Hubert (réputée pour la guérison de la rage); au bout d'un mois, prostration excessive des forces, ensuite délire, cris, vociférations, agitation considérable, expuition d'un sang noir et grumelé, enfin mort sans avoir témoigné la moindre répugnance pour les liquides. » Fabrice de Hilden, *Cent.* 4, *obs.* 88.

XXVI.

Je ne donne point pour neuve la considération de la rage comme phrénésie, c'était déjà l'opinion des sectateurs d'Asclépiade; je pourrais citer à l'appui plusieurs ouvertures cadavériques; cependant elle a été combattu par Leroux de Dijon, dans son *Mémoire couronné par la société de médecine, an* 1787. Il se fonde principalement sur ce qu'on ne rencontre pas toujours cette inflammation de la méningine; Leroux ignorait peut-être que la rougeur des membranes séreuses enflammées disparaît promptement après la mort, lorsque la marche de l'inflammation a été très-rapide; d'une autre part, un petit nombre d'observations peut-il en infirmer un plus grand nombre.

XXVII.

Si on me demandait pourquoi le virus rabique produit spécialement l'inflammation de telle portion de la méningine, je répondrais que je l'ignore; mais je ferais à mon tour les questions suivantes : Pourquoi la morsure du céraste occasione-t-elle le tétanos; celle du serpent à sonnette, la pleurésie; celle de l'aspic, une affection comateuse; celle de la vipère, la jaunisse; celle du sépis, la gangrène; celle du dipsas, une soif extrême? Et le système cutané n'a-t-il pas son virus variolique? Les cantharides n'agissent-elles pas directement sur le col de la vessie; le mercure sur les glandes salivaires; le virus, qui produit la blennorrhagie urétrale, sur la fosse naviculaire? etc., etc.

XXVIII.

Indications curatives.

Combattre l'inflammation, calmer l'irritation du système nerveux; chercher à détendre, à ramollir les muscles devenus trop roides par leur tension extrême: telles sont, ce me semble, les principales indications que présente le tétanos inflammatoire; supprimez la première, vous aurez celle des deux autres. Je vais présenter quelques moyens de les remplir.

XXIX.

Les forts sudorifiques, tels que la poudre de Dover, donnés dans le principe, feraient peut-être avorter le tétanos; mais ils sont nuisibles, dès que les symptômes sont décidés en raison du nouveau stimulus qu'ils ajoutent à l'irritation générale. On examinera si la constitution du sujet, et les circonstances accessoires, indiquent la saignée générale, sur laquelle on ne doit pas insister, surtout dans les pays chauds. La saignée par les sangsues, les ventouses à la nuque et le long de l'épine, les ventouses scarifiées aux mêmes endroits, suivies même de vésicatoires, me paraissent des moyens préférables. Les succès que le professeur Leroy dit avoir obtenus des sangsues, dans les convulsions des enfans, me font présumer leur efficacité dans le tétanos; cependant ces moyens pourraient bien n'être pas admissibles, en raison de l'éréthisme général et de la sensibilité extraordinaire du système cutané. Aretée, après avoir conseillé les ventouses, ajoute : « *Parcè admodum flamma accendatur, nam quæ à labris cucurbitulæ fit circumpressio, doloris, convulsionisque autor esse solet.* » On prescrira l'émulsion anodine pour boisson ; c'est en général celle que les malades prennent avec le plus de plaisir. Les doux laxatifs, et surtout l'huile de ricin, sont également avantageux en raison de la dérivation qu'ils opèrent : quelques médecins emploient même les drastiques.

XXX.

Pour calmer le système nerveux, on placera le malade sur un lit mou et chaud, dans un lieu à l'abri de toute lumière vive, de toute odeur forte : « *loco lucido mediocriter, nullo odore infecto*, » dit Cœlius-Aurelianus; on évitera de faire du bruit, et l'on éloignera tout ce qui pourrait exalter la sensibilité. Dans le tétanos très-aigu, on donnera à l'intérieur l'opium, comme calmant, et non pas à haute dose, comme on le fait ordinairement : je pense que les spasmodiques actifs, excitans, doivent être proscrits; ils me paraissent plus propres à donner une nouvelle intensité à la convulsion qu'à en calmer la violence, à l'entretenir qu'à l'apaiser. On se plaint de n'avoir pu procurer du sommeil avec des doses très-fortes d'opium; mais ne serait-ce point à cette profusion qu'était due cette insomnie? n'est-il pas toujours nuisible dans les maladies inflammatoires? S'il a fait des merveilles dans les pays chauds, c'est que les véritables inflammations y sont rares ou ne s'y soutiennent guère. Les inconvéniens de l'administration de l'opium dans le tétanos phrénétique, ont suggéré au docteur Récamier l'idée de combattre directement le spasme par une action méthodiquement dirigée du gaz acide carbonique, en même tems qu'on applique les dérivatifs locaux les plus puissans. Lorsque le tétanos est simplement nerveux, que sa marche est lente, on doit moins redouter les opiatiques; il paraît même que, plus que tout autre moyen, ils méritent notre confiance. On donnera l'opium seul, ou combiné au musc. Doublet, *Journal de Médecine*, tom. 71, Heurteloup, liv. *C.*, donnent même la préférence à ce dernier et au castoréum. On pourra alterner l'usage de l'opium avec celui de la potasse, d'après le procédé du docteur Stultz : R. potasse, un gros; eau distillée, six onces; sirop, une once. Le malade en prend deux cuillerées de deux en deux heures; dans les intervalles, on lui donne l'opium (*Recueil.périod. de litt. méd. étrangère*, an VIII). Lind faisait appliquer à la plante des pieds un mélange d'un gros de camphre et de trois gros d'opium, dont il augmentait encore la dose selon l'âge, la force des sujets, et l'intensité des accidens. Dazille dit que ce moyen a autant de succès dans le tétanos, que les sinapismes en ont dans les affections soporeuses. Il faut insister sur l'usage de l'opium, même après la cessation totale des accès, pour détruire l'influence de l'habitude qui souvent entretient seule la maladie, ou détermine des rechutes.

XXXI.

Enfin, on remplit la troisième indication en faisant des embrocations avec l'huile de jusquiame, les linimens camphré, ammoniacal, opiatique, etc., par des applications de feuilles de tabac (Campet). Truka a fait les plus grands éloges des frictions mercurielles. M. Larrey a vu qu'elles aggravaient les accidens; mais le moyen le plus utile est l'usage des bains chauds. Albertini, au rapport de Morgagni, a vu réussir ceux d'huile. Le docteur Stultz les prépare avec la lessive de cendres, qu'il rend plus forte par l'addition de deux onces de potasse caustique. Il faudrait pouvoir y plonger le malade sans le mouvoir, pour ne pas renouveler les secousses convulsives. On le couche sur une planche placée obliquement d'une extrémité à l'autre de la baignoire. Les premiers bains doivent être moins chauds, et le malade doit y rester moins long-tems; on augmente la chaleur dans les suivans, et l'on en prolonge la durée. Le célèbre J. L. Petit regardait l'amputation du membre blessé, pratiquée aussitôt que le tétanos commence à se manifester, comme le moyen le plus sûr pour y remédier; le professeur Sabatier pense au contraire qu'elle devrait augmenter le trouble et l'agitation. M. Cartier, chirurgien-major de l'Hôtel-Dieu de Lyon, l'a pratiquée une fois sans succès. Un pistolet éclate entre les mains d'un jeune homme âgé de dix-neuf ans; il en résulte une plaie occupant toute la paume de la main gauche. Le quatrième jour, tétanos; le soir, amputation de l'avant-bras; mort trois jours après. M. Larrey a été plus heureux à l'armée d'Orient; il rapporte un exemple de réussite dans un tétanos chronique, et regarde l'amputation faite à propos, comme le moyen le plus certain pour en arrêter et détruire les effets.

ANALYSE DU MÉMOIRE N° IV.

DIAGNOSTIQUE.

Le tétanos est une affection spasmodico-convulsive qui attaque quelques parties du corps, et spécialement les muscles antérieurs et postérieurs du cou, ceux de la mâchoire inférieure, ou bien tous les membres simultanément. Chaque partie affectée perd entièrement la faculté loco-mobile. La fièvre, le délire, les secousses convulsives et la constriction du pharynx tellement violente, qu'elle oppose un obstacle insurmontable à la déglutition de toute espèce d'aliment, se joignent, assez souvent, aux autres signes caractéristiques qui accompagnent cette maladie.

Nomenclature du Tétanos, d'après les symptômes manifestés par les parties attaquées.

Roideur du cou, tête portée fortement en arrière, mâchoire inférieure appliquée, par ses releveurs, contre la supérieure, de manière à ne pouvoir pas les séparer ; spasme dans tous les muscles du cou, tête penchée en avant, en arrière, sur les côtés, suivant les contractions qui la meuvent.

Nom.

1° *Trismus*, ou *mal des mâchoires.*

Spasmes dans les muscles postérieurs du tronc; corps, ainsi que la tête, courbés en arrière; mâchoire inférieure tombant par son propre poids; larynx, thorax, bas-ventre poussés en avant; épaules soulevées jusqu'aux oreilles, tronc incliné en forme d'arc.

2° *Opisthotonos*, *raptus supinus*, *posterganeus.*

Muscles antérieurs du corps affectés, tête baissée, le menton touchant la poitrine, les cuisses et le tronc portant, par leur flexion, les genoux vers la tête, et pliant le corps en forme de cercle.

3° *Emprosthotonos, raptus pronus.*

Corps ployé latéralement, représentant un *c* romain.

4° *Pleurosthotonos*, *tetanus lateralis.*

Division du Tétanos établie sur l'observation clinique.

Tétanos. . . { essentiel ou idiopathique.
traumatique.
primitif.
secondaire.
accidentel.
continu.
intermittent.
chronique.
aigu.
sympathique.
symptomatique.
rabien.

Tous ces mots sont destinés, comme on le voit par leur signification, à déterminer le caractère de la maladie dont il s'agit, selon la variété et la coïncidence des causes qui l'ont produite, son intensité, sa marche, son étendue et sa durée.

Le tétanos général, ou proprement dit, est celui dans lequel on observe le développement de tous les symptômes qui signalent l'existence de cette affection névro-musculaire. (*Voyez page 273*, où l'auteur du Mémoire rapporté en fait une exacte énumération.) Nous ajouterons seulement que la mort est la terminaison la plus ordinaire du tétanos.

Quant aux causes de son invasion, elles peuvent être envisagées, en suivant les remarques du même auteur, sous le rapport physique, moral et physiologico-pathologique. Sous les deux premiers rapports, elles sont indiquées dans la partie prophylactique ci-après, tandis que, sous le dernier, nous adoptons exclusivement celle qui est le sujet de la nouvelle théorie, dont voici l'analyse.

Nouvelle théorie sur la cause physiologico-pathologique du Tétanos, par l'auteur du Mémoire.

La cause physiologico-pathologique du tétanos, quel que soit le nom par lequel on puisse le désigner, consiste, d'après l'avis unanime des bons praticiens, dans une irritation nerveuse qui détermine une rigidité spasmodique dans le système musculaire.

Mais quel est le siége principal de cette irritation?

Quelle est sa nature?

Cette irritation est-elle la même dans tous les cas?

Telles sont les questions qui sont résolues

par l'auteur du Mémoire d'une manière vraiment digne de fixer l'attention des physiologistes.

Pour ce qui concerne la première question, le raisonnement qu'il soumet à la considération des gens de l'art est présenté avec tant de précision, de clarté et d'ordre dans les idées, que nous craindrions d'en affaiblir la justesse et d'en rendre moins lucide la vérité, si nous osions ne pas le rapporter dans son entier.

PREMIÈRE QUESTION. — Quel est le siége de l'irritation qui détermine l'affection tétanique?

« L'encéphale, foyer des sensations et du mouvement, se compose de quatre parties, le cerveau, le cervelet, la protubérance annulaire et la moelle épinière. Chacune de ses parties est, sans contredit, l'organe intérieur de quelque fonction particulière; leur diversité de forme, de structure intime, l'ordre admirable qui règne dans notre organisation, me semblent démontrer ce fait d'une manière incontestable. Je laisse au docteur Gall le soin de déterminer les organes intérieurs des facultés de l'ame et des inclinations du cœur, je ne dois rechercher que celui de la loco-motion : or, tout porte à croire que c'est la moelle épinière (1). Ce prolongement de l'organe encéphalique fournit trente-quatre paires de nerfs qui donnent le mouvement au tronc et aux membres. La section de ces nerfs détruit l'influence du cerveau sur les organes auxquels ils se distribuent ; la compression de la moelle anéantit le mouvement dans toutes les parties qui se trouvent au dessous ; sa lésion au dessus de l'origine des nerfs phréniques est brusquement mortelle : pourquoi l'application d'une cause irritante n'y exalterait-elle pas le principe de la contractilité? D'une autre part, les facultés intellectuelles restent intactes dans toutes ces circonstances, de même les convulsions tétaniques ne déterminent presque jamais leur altération : donc leur cause a son siége dans la moelle épinière. Le picotement, le fourmillement le long de l'épine, ne viennent-ils pas à l'appui de ce que j'avance? Il y a plus ; la roideur de la partie postérieure du cou, le sentiment d'ardeur de la base de la langue, celui de constriction

---

(1) Le docteur Legallois, enlevé à la fleur de son âge aux nombreux admirateurs de son mérite, avait déjà prouvé, par des expériences étonnantes, la certitude physique de cette assertion.

du pharynx, la fixité de la douleur cervicale, sa violence, qui va toujours en augmentant, prouvent que l'origine même de la moelle est le plus souvent affectée; en effet, c'est d'elle que naissent le grand hypoglosse, le glosso-pharyngien et la huitième paire : leurs nombreuses connexions, soit entre eux, soit avec les paires cervicales, suffisent pour expliquer ces phénomènes. Cette opinion n'est pas nouvelle : on lit dans Galien : « *At in convulsionibus totius corporis quæ sine dolore sunt, morbus spinalis in collo medullæ est.* »

DEUXIÈME QUESTION. — Quelle est la nature de l'irritation qui fait naître le Tétanos?

L'inflammation et la compression du cerveau sont assurément deux causes bien propres à produire, dans l'économie animale, des effets morbides, ou, pour mieux dire, des suites funestes; mais ces effets, lorsqu'ils ont lieu, donnent constamment pour résultat le collapsus, ou la privation de la faculté loco-mobile de tous les membres. Puis donc que la moelle épinière est un prolongement de la protubérance annulaire, et par conséquent une partie intégrante de l'organe cérébral, il s'ensuit que si la même cause exerce une action sur celui-ci ou sur la première, les effets de cette action doivent être évidemment les mêmes; donc l'inflammation ou la compression de la moelle épinière ne peuvent pas occasioner les convulsions tétaniques, l'une et l'autre amenant les membres à l'inaction.

Or, il est de fait que l'inflammation de la méningine cérébrale provoque une altération sténique, quelquefois étonnante, des sens externes, une exaltation excessive de la sensibilité; aussi a-t-on raison de dire, avec l'auteur du Mémoire : Pourquoi la contractilité ne recevrait-elle pas la même influence de la méningine spinale?

D'ailleurs, l'autopsie cadavérique confirme complètement cette induction. « *Denique spinali medullâ* (dit le célèbre Morgagni) *à cranio ad quintam usque vertebram diligenter inspectâ, vasa sanguifera vidi quæcumque sanguinis plena, in facie præcipuè posteriore, quasi ab injectâ materiâ fuissent præter modum distenta; sed et sanguifera vascula quæ spinales nervos præsertim quosdam stipabant, turgiora sanguine animadverti.* »

Cela posé, si l'inflammation du cerveau produit l'anéantissement de la contractilité musculaire, tandis que l'inflammation de la méningine cérébrale en augmente l'activité, on sera forcé d'avouer que la cause étant la même, la différence des effets qui en résultent doit nécessairement provenir de la différente manière d'agir des deux organes. Donc la cause des convulsions tétaniques réside dans l'inflammation de la méningine.

TROISIÈME QUESTION. — L'irritation tétanique est-elle la même dans tous les cas?

Si l'inflammation de la méningine est la cause physiologico-pathologique la plus générale du tétanos, il est clair que cette cause ne peut agir sur le système nerveux qu'à l'instar d'une matière morbifique fortement stimulante, raison pour laquelle le mot d'inflammation devient synonyme, dans ce cas, de celui de *materies morbifica*, selon Willis. Ainsi, la plus ou moins grande étendue que cette inflammation embrasse sur l'organe qui en est le siége, jointe à la plus ou moins vive énergie de son action, détermine premièrement l'espèce de tétanos qu'éprouvent les parties correspondantes à une telle étendue, et, en second lieu, le degré actuel de son intensité. De là l'origine de toutes les variétés de l'affection tétanique, ainsi que de la nature des symptômes qui l'accompagnent.

Le *trisme* seul présente, au premier abord, de la difficulté à attribuer sans restriction la cause du tétanos à l'inflammation de la méningine, sachant que les nerfs de la mâchoire inférieure, provenant de la troisième branche de la cinquième paire, n'ont pas un rapport direct avec la moelle épinière; mais, l'inflammation, répond savamment l'auteur du Mémoire, peut se continuer aux prolongemens postérieurs de la protubérance annulaire, et atteindre par conséquent ces nerfs à l'endroit de leur naissance.

Il en est de même pour ceux de la huitième paire, dont les communications avec le trisplancnique transmettent les douleurs de l'épigastre aux lombes, et des lombes à l'épigastre.

Parmi tous les nerfs du corps humain, nul doute que les nerfs cutanés ne soient, par leur situation, les moins exposés à l'influence de la moelle épinière; cependant, le froid, qui produit la pleurésie, l'angine, le rhumatisme et la pneumonie, donne également naissance à l'affection tétanique, lorsqu'il surprend le corps dans l'état de chaleur en supprimant brusquement la transpiration. D'après ce fait, comment se refuserait-on à admettre, dans certains cas, la sympathie du système cutané avec la méningine?

Il faut avouer que nous sommes dans une profonde ignorance sur les causes des phénomènes qui dépendent des rapports intimes et sympathiques des organes entre eux. En effet, comment démontrer le mode d'action par lequel les fractures du crâne occasionent l'hépatite, l'opération de la cataracte, le vomissement, la cure de certaines plaies, les convulsions tétaniques?

L'étude des sciences physiques étale à chaque pas devant nos yeux l'immense étendue de ce qui reste à savoir, et nous autorise à reprocher souvent à l'orgueil humain l'étrange et téméraire prétention de pénétrer dans les mystères dont le suprême modérateur de l'univers s'est réservé la connaissance.

Quoi qu'il en soit, l'auteur du Mémoire regarde le tétanos comme un symptôme de la phrénésie spinale, et le compare, sous ce point de vue, durant l'état de phlegmasie, à la difficulté de respirer dans la pleurésie, aux palpitations dans la péricardite, aux nausées et aux vomissemens dans la péritonite. Aussi l'appelle-t-il très-ingénieusement : *Délire de la loco-motion.*

Il fait cependant remarquer, avec beaucoup de justesse, que l'inflammation de la méningine ne doit pas être considérée comme la seule et unique cause du tétanos ; car, de même que le vomissement ne dépend pas exclusivement de la péritonite, mais très-souvent d'une affection nerveuse, d'un embarras stomacal, de la migraine, de la grossesse ou d'une cause morale, de même le tétanos peut être l'effet d'une affection nerveuse, d'une irritation topique, chimique, mécanique, aussi bien que d'une cause morale. Ainsi appuyé sur l'analogie et le raisonnement, l'auteur reconnaît dans le tétanos les variétés suivantes.

1° Tétanos nerveux ou intermittent, durant plusieurs années, d'après les observations d'Aretée et de Forestus, ou se montrant à des intervalles irréguliers sans faire périr les malades.

2° Tétanos sympathique, ayant pour cause une maladie vermineuse ou une luxation.

3° Tétanos symptomatique, provenant d'une transpiration soudainement arrêtée.

4° Tétanos rabique, occasioné par la morsure des animaux enragés.

Le pouls est le seul moyen auquel le médecin doit avoir recours pour déterminer chacune de ces variétés, la règle générale à suivre, en pareil cas, étant prescrite par le professeur Pinel, dans sa *Nosologie philosophique*, en ces termes : « Toute douleur sans symptômes fébriles tient à une lésion de sensibilité ou à une affection nerveuse ; celle au contraire qui est accompagnée de fièvre tient à une affection inflammatoire. »

En continuant d'examiner les variétés de la maladie qui nous occupe relativement au siége de son action morbifique, l'auteur du Mémoire nous fait observer que les symptômes du tétanos et de la rage ont entre eux une telle ressemblance que si cette dernière n'était pas produite, comme on le sait, par une cause spécifique, on n'hésiterait pas à la prendre pour une affection tétanique la mieux caractérisée. En effet, la constriction du pharynx dans l'hydrophobe et les assauts convulsifs qu'il éprouve à la vue des liquides, correspondent exactement au spasme du même conduit musculeux et aux saccades convulsives chez le malade atteint de tétanos. Aussi redoute-t-il toutes tentatives pour boire, d'autant plus que la simple idée lui occasione des convulsions épouvantables.

Une vive affection de l'ame, des excès dans le régime, des courses ou des travaux forcés, l'exposition à l'ardeur du soleil, une boisson très-froide lorsque le corps est échauffé, le froid et l'humidité, produisent également l'hydrophobie spontanée, la phrénésie et le tétanos, celui-ci faisant même naître la première, qui, d'après Sabatier, Larrey et Campet, en devient alors un symptôme. Donc l'analogie de la rage avec le tétanos ne saurait être plus frappante. Cependant, comme la médecine clinique fournit des exemples de rage sans aucun symptôme caractéristique du tétanos, sans constriction du pharynx, sans la moindre répugnance pour les liquides, mais avec prostration excessive de forces, cris, vociférations, agitation considérable, expuition d'un sang noir et grumelé; enfin mort, quoique les malades n'aient jamais témoigné de l'horreur pour la boisson, il s'ensuit que l'on peut adopter, en pareil cas, l'ancienne opinion des sectateurs d'Asclépiade, en désignant la rage par le nom distinctif de phrénésie, et en admettant l'inflammation de la méningine pour cause pathologique de son état morbide.

Maintenant, si l'on demandait pourquoi le virus rabique produit spécialement l'inflammation de telle portion de la méningine, nous répéterions avec l'auteur, en tenant son propre langage, que nous l'ignorons; mais nous ferions en même tems les questions suivantes : Pourquoi la morsure du céraste occasione-t-elle le tétanos, celle du serpent à sonnette la pleurésie, celle de l'aspic une affection comateuse, celle de la vipère la jaunisse, celle du sepis la gangrène, celle du dipsas une soif extrême? Et le système cutané n'a-t-il pas son virus variolique? les cantharides n'agissent-elles pas directement sur le col de la vessie, le mercure sur les glandes salivaires, le virus qui produit la blennorrhagie urétrale sur la fosse naviculaire? etc., etc., etc. Toutes les savantes considérations que l'on vient d'analyser donnent la plus haute idée de l'étendue des vues médicales de leur auteur et jettent le plus grand jour sur la nature de la terrible maladie qui en est l'objet; car, à voir, dit-il avec vérité dans son introduction, le nombre des écrits faits sur le tétanos depuis le père de la médecine jusqu'à nous, on serait tenté de croire que cette maladie est parfaitement connue; qu'après en avoir décrit les causes et les effets, on a fixé les différences et déterminé le traitement qui convient à chacune. Cependant, il s'en faut de beaucoup que cela soit ainsi : plusieurs matériaux épars çà et là, de nombreuses observations faites dans tous les climats et par de grands praticiens ; en général, exposition exacte des symptômes, mais traitement vague et incertain, stérile variété des moyens employés tour à tour, difficulté extrême de choisir celui qui convient le mieux à l'état particulier du malade : voilà, en peu de mots, ce que nous offre la lecture des auteurs.

THÉRAPEUTIQUE.

Le premier objet dont le médecin doit s'occuper en commençant le traitement du tétanos, c'est de placer le malade sur un lit mou et chaud, dans un lieu éclairé par une douce lumière, à l'abri de tout bruit et de toute odeur forte pour que rien n'excite la sensibilité. *Loco lucido mediocriter*, *nullo odore infecto,* selon Cœlius-Aurelianus.

INDICATIONS À REMPLIR.

1° Détruire l'inflammation.

2° Calmer l'irritation nerveuse.

3° Favoriser, autant que possible, la détente des muscles contractés.

Première indication. — Détruire l'inflammation.

Saignée générale, si la constitution du malade ou d'autres circonstances n'y mettent point d'obstacle; remplacer, en tout cas, la saignée générale par celle des sangsues; les ventouses à la nuque et le long de l'épine, les ventouses scarifiées aux mêmes endroits, suivies de vésicatoires, lorsqu'il n'y a pas un trop grand éréthisme et une sensibilité extraordinaire du système cutané. Le succès qu'on obtient des sangsues, dans les convulsions des enfans, doit en faire adopter, par analogie, l'emploi dans la cure du tétanos; émulsion anodine pour boisson, que les malades prennent avec plaisir; préférer les doux laxatifs, tels que l'huile de ricin, la manne, etc., aux drastiques, afin d'opérer une avantageuse dérivation.

Deuxième indication. — Calmer l'irritation nerveuse.

Tétanos aigu. — Opium, par potions, à très-petites doses : ce calmant devient nuisible étant administré avec peu de modération; renoncer entièrement aux antispasdomiques actifs et excitans, plus propres à augmenter qu'à apaiser la violence du mal.

Tétanos phrénétique. — Pour calmer le spasme, substituer à l'opium, qui, dans cette espèce de tétanos, expose à de grands inconvéniens, le gaz acide carbonique, comme l'a pratiqué très-utilement le docteur Récamier, conjointement aux dérivatifs locaux les plus puissans.

Tétanos simplement nerveux. — Opium seul ou combiné au musc et au castoréum, de préférence à tout autre médicament; alterner l'usage de l'opium par la potasse donnée au malade par cuillerées de deux heures en deux heures, et préparée selon la méthode du docteur Stultz, de la manière suivante: potasse, un gros; eau distillée, six onces; sirop, une once.

D'après Lind, appliquer à la plante des pieds un mélange d'un gros de camphre et de trois gros d'opium, dont on augmente la dose suivant l'âge, la force des sujets et l'intensité des symptômes. On assure que cette application a autant d'efficacité dans la curation du tétanos, que les sinapismes dans les affections soporeuses.

Il est bon d'avertir qu'il ne faut pas discontinuer l'usage de l'opium, même après la cessation totale des accès, car souvent, comme le dit très-bien l'auteur du Mémoire, l'influence de l'habitude entretient seule la maladie ou détermine les rechutes.

Troisième indication. — Favoriser, autant que possible, la détente des muscles contractés.

Embrocations avec l'huile de jusquiame, liniment camphré, ammoniacal, opiatrique, application de feuilles de tabac, selon Campet. L'avantage des frictions mercurielles, tant prônées par *Truka,* est très-douteux. Plusieurs médecins prescrivent les bains chauds. Morgagni a vu réussir ceux d'huile; le docteur Stultz les recommande aussi, mais composés de lessive de cendres rendue plus forte par l'addition de deux onces de potasse caustique. Pour ne pas augmenter le spasme et renouveler les secousses convulsives, en communiquant au malade des mouvemens brusques et inattendus, l'auteur du Mémoire propose de le coucher sur une planche placée obliquement d'une extrémité à l'autre de la baignoire. Les premiers bains doivent être moins chauds, et le malade doit y rester moins long-tems; on augmente la chaleur dans les suivans, et l'on en prolonge la durée. Les forts sudorifiques pourraient, aux premiers instans de l'invasion tétanique, rétablir le calme en produisant le relâchement des muscles contractés; mais ils deviennent un surcroît de stimulus à l'irritation générale, lorsque la maladie manifeste le développement actuel de ses symptômes. L'amputation des membres blessés, ayant été rarement efficace pour arrêter ou détruire les effets du tétanos, ne doit pas être comptée parmi les remèdes généralement approuvés contre cette maladie.

PROPHYLACTIQUE.

Ne pas habiter les pays très-chauds si l'on a une constitution facilement irritable; ne pas s'exposer aux impressions soudaines et trop prolongées du froid, de l'humidité, des grandes variations de l'atmosphère; bannir les affections vives de l'ame, les tristes surtout; ne pas se livrer à des méditations profondes, à des travaux pénibles, à des études qui exigent une attention trop soutenue. Indépendamment des causes que l'on vient d'indiquer, celles qui peuvent faire naître aussi les symptômes tétaniques, et que l'auteur du Mémoire désigne spécialement, sont la suppression brusque de la transpiration, les évacuations abondantes, le choléra-morbus, l'abus de l'acte vénérien pendant le traitement des plaies, la présence des vers dans le tube intestinal, les fièvres, l'embarras des premières voies, etc., etc. *Voy. le Mémoire*, pag. 272.

Succès obtenu par l'auteur de cet ouvrage dans le traitement de cette espèce de Tétanos connu sous le nom de *trismus*, ou *mal des mâchoires*.

Georges Moringo, natif de l'île de Bourbon, noir d'origine et domicilié à Livourne depuis plusieurs années, avait deux garçons, l'un âgé de quatorze, et l'autre de douze ans. A la suite d'un emportement très-violent de colère occasioné par une vive altercation entre eux, l'aîné fut saisi tout à coup, quelques heures après, d'une attaque convulsive dans les muscles de la face avec une vive douleur, accompagnée de contorsions extraordinaires et sans intermittence; le cou était roide, la tête penchée en arrière, et les deux mâchoires serrées l'une contre l'autre de manière à opposer beaucoup de résistance lorsqu'on essayait de les écarter. C'était en été, et dans un jour très-chaud du mois de juillet: le père, effrayé dès la première apparition de ces symptômes, courut avec précipitation chez moi, sa maison étant contiguë à la mienne, pour me prier de vouloir bien donner un prompt secours à son fils. Quoique je n'eusse pas embrassé l'état de médecin, j'étais néanmoins assez connu par mes expériences physiques pour inspirer à cet homme, dans un pareil besoin, une entière confiance.

Ayant donc consenti à visiter le malade, je fus le voir, et, à la première inspection, je reconnus sans incertitude qu'il était atteint de cette espèce de tétanos qu'on appelle *trismus*, ou mal des mâchoires.

Ne m'étant pas permis, d'après les lois, de prendre sur moi la cure de cette maladie, je demandai un médecin. Par bonheur celui qu'on appela avait tout droit à mon estime. En conséquence, je me fis un devoir et un plaisir en même tems de l'engager à examiner, avec la plus sévère impartialité, le traitement que je m'étais proposé d'éprouver. Son entière approbation, jointe à la satisfaisante promesse d'en suivre le plan sous tous les points, m'autorisa alors à donner mes soins au jeune Moringo de la manière qui suit.

Après avoir choisi une chambre solitaire et fort tranquille, je fis placer le malade dans un bon lit et recommandai sérieusement à toutes les personnes de la maison de l'approcher d'un air toujours amical, gai, rassurant, et d'empêcher qu'il vît son frère ou qu'il en entendît la voix.

Je prescrivis ensuite une fomentation émolliente et antispasmodique, exécutée à l'aide de deux morceaux d'éponge assez épaisse imbibés d'un liquide obtenu par la décoction d'une quantité convenable de graines de lin et de têtes de pavots tenus en ébullition dans le même vase. Cette fomentation devait être renouvelée tous les quarts-d'heure, en mettant chaque fois sur les deux mâchoires les mêmes morceaux d'éponge plongés de nouveau dans le liquide indiqué et exprimés de manière à ce qu'ils retinssent seulement l'humidité nécessaire à transmettre une douce vapeur aux parties malades, et à y rendre permanente l'action salutaire de la chaleur. J'appliquai, outre cela, dix-huit sangsues à la partie antérieure du cou et j'ordonnai de donner très-souvent au malade, s'il était possible, de la tisane d'eau d'orge et de têtes de pavots, l'une et l'autre mêlées ensemble en égale quantité. On commença d'agir, suivant les trois ordonnances, à deux heures de l'après-midi. A huit heures du soir je le vis, pour la seconde fois, en compagnie du médecin, comme nous étions convenus. Nous le trouvâmes moins souffrant : les mouvemens convulsifs ne se renouvelaient que rarement ; le pouls n'était plus inégal, fréquent, dur et concentré ; mais la rigidité des muscles antérieurs et postérieurs du cou, ainsi que le serrement des mâchoires, persistait toujours au même degré d'intensité. Je pensai donc qu'il ne fallait pas différer à remplir la double indication, de calmer l'irritation nerveuse et de hâter le relâchement des muscles contractés, puisque le pouls, déjà revenu presque à son état naturel, annonçait clairement que l'affection inflammatoire, si elle existait, avait disparu.

Ne pouvant faire prendre au malade aucune boisson à cause de l'obstacle opposé par le serrement des mâchoires et la violente constriction du pharynx, j'eus recours, pour administrer les calmans, à des clystères, répétés d'heure en heure, et composés d'eau de graine de lin, d'huile de pavot, et de trente gouttes de laudanum mêlées et battues long-tems ensemble.

Après avoir provoqué des évacuations alvines, que je trouvai chargées de glaires et de bile, je me déterminai à employer le moyen curatif dont voici le détail.

Préparatifs.

Je fis coudre, comme une doublure, des larges et gros morceaux d'éponge à la surface d'un drap dont l'étendue était suffisante pour envelopper de toute part le corps du malade. Ce drap, ainsi arrangé, fut enfoncé dans un liquide provenant de la décoction d'une quantité de graines de lin et de têtes de pavots proportionnée à sa masse élevée à un haut degré de température. Soumis ensuite à une forte pression, on ne lui laissa que la seule humidité propre à émettre une chaude et continuelle vapeur.

Application.

Tout étant ainsi disposé, on plaça le malade à nu sur cette espèce de matelas garni d'éponges bien exprimées, et on l'y ensevelit de manière à ce que son corps fût comme plongé dans un bain à vapeur. Vingt minutes ne s'étaient pas encore écoulées, qu'une transpiration très-abondante, qui commença à avoir lieu sur les tégumens de tous les membres, manifesta l'action efficace de cette fomentation générale. Aussi, les effets qui en résultèrent furent-ils surprenans. Les muscles des mâchoires se relâchèrent, ceux du cou perdirent leur rigidité, la tête revint à sa situation naturelle ; les contorsions de la face et la douloureuse constriction du pharynx disparurent entièrement.

Le malade recouvra bientôt la faculté d'avaler et put faire usage immédiatement d'une potion calmante qu'on lui donna par cuillerées tous les quarts-d'heure. Cette potion consistait en une demi-pinte d'eau d'orge adoucie avec du sirop de fleur d'orange contenant trente-six gouttes de *laudanum*. La nuit fut très-bonne et le sommeil fort tranquille; en un mot, il était le jour après si bien, que je le trouvai levé, se promenant gaîment dans la chambre et répétant à chaque instant aux personnes qui allaient le voir : *Je me porte mieux qu'avant ma maladie*. Sa convalescence n'eut donc que la courte période de dix-huit heures.

Si l'on réfléchit maintenant sur le succès remarquable et pour ainsi dire instantané, obtenu par la méthode curative que l'on vient de décrire, il est certain que l'on sentira de plus en plus la nécessité de remplir, dans le traitement du tétanos quel qu'il soit, la triple indication.

1° De combattre l'inflammation.

2° De calmer l'irritation nerveuse.

3° De hâter le relâchement des muscles contractés.

On objectera peut-être qu'un seul fait ne suffit pas pour établir une règle infaillible et générale.

Nous répondons à cela qu'en médecine un seul fait devient toujours un document précieux à consulter, un guide sûr pour le bon praticien, lorsqu'il démontre, d'une manière évidente, le parfait accord qui a existé, dans le cours d'une maladie quelconque, entre la théorie médicale qu'on peut avoir adoptée et sa pratique, c'est-à-dire lorsque la marche de la maladie, traitée conformément à cette théorie, constate les effets produits par les moyens employés; enfin, lorsque après avoir exécuté ces moyens, une prompte et complète guérison en est le résultat.

Persuadés de cette vérité, nous désirons que la méthode thérapeutique dont on vient de prouver l'efficacité dans la cure du tétanos, soit dorénavant pratiquée par les médecins des colonies, où cette cruelle maladie attaque avec fureur les enfans des noirs spécialement. La mortalité qui s'ensuit, pendant les grandes chaleurs surtout, est effrayante. Heureux donc s'il nous réussit de faire cesser dans ces contrées les funestes ravages d'un si terrible fléau! La certitude de diminuer, par les lumières des sciences, les maux qui affligent nos semblables, procure assurément une des plus douces satisfactions dont puisse jouir le cœur humain.

N° V.

MÉMOIRE

SUR L'USAGE DES BAINS DANS LE TÉTANOS,

PAR M. MÉGLIN,

DOCTEUR EN MÉDECINE A COLMAR.

Le tétanos a été connu dans tous les tems : les médecins grecs et arabes les plus anciens en ont, en général, fait mention dans leurs écrits.

Il est des maladies qui ont traversé les siècles en s'atténuant, en s'affaiblissant, en perdant insensiblement de leur force et de leur gravité; telle est la siphilis : il en est qui non-seulement se sont affaiblies par la suite des tems, mais qui ont, en quelque sorte, disparu totalement, du moins dans certaines contrées, et qui ne se montrent plus guère de nos jours.

Il n'en est pas de même du tétanos, de cette cruelle, de cette formidable maladie de nerfs; de la rage, dont le nom seul inspire l'horreur et l'effroi, et de beaucoup d'autres maladies. Le tétanos est, de notre tems et dans tous les pays, ce qu'il a été il y a plus de deux mille ans. Les mêmes causes qui l'ont produit alors, le font encore naître aujourd'hui; les symptômes qu'y a observés Hippocrate se présentent et s'observent actuellement avec la même force, la même violence, la même intensité, on pourrait dire avec la même fureur, et, ce qu'il y a de pis, peu s'en faut avec la même issue, c'est-à-dire qu'il se termine le plus souvent par la mort.

Il n'est point étonnant qu'on ait cherché dans tous les tems, avec persévérance et pertinacité, les moyens de guérir une maladie aussi redoutable, aussi fréquemment mortelle, qui désole l'humanité. Malheureusement le succès a peu répondu à tous les efforts qu'on a faits pour y parvenir. Cependant, on doit le dire à la gloire des tems modernes, depuis passé trente ans, on s'est livré, principalement en France et en Amérique, à des travaux, à des recherches qui ont amené et fait connaître des méthodes curatives dont on a obtenu quelques résultats heureux; quelques remèdes ont été employés, qui ont eu des succès incontestables et avérés. Malgré ces découvertes, qui ne peuvent être révoquées en doute; nonobstant les secours les plus empressés et les mieux dirigés, la violence extrême du mal, qui est souvent au dessus de toutes les ressources de l'art, fait succomber un très-grand nombre de tétaniques.

Parmi les remèdes employés le plus fréquemment, le plus constamment, depuis les tems les plus reculés jusques à nos jours, contre le tétanos, on doit compter surtout les bains; mais les opinions sont, on ne peut pas plus, partagées sur leur emploi dans cette maladie. Il est des praticiens, et il paraît que c'est le plus grand nombre, qui emploient et recommandent dans cette cruelle affection les bains tièdes, soit simples, soit composés; d'autres ordonnent les bains chauds; ceux-ci ont recours aux bains froids, ceux-là excluent du traitement tous les bains, comme évidemment nuisibles et souvent mortels; et, comme il arrive toujours en pareil cas, les uns et les autres citent des faits à l'appui de leur opinion.

Hippocrate conseille les affusions d'eau froide dans cette maladie convulsive, mais seulement dans certains cas et avec restriction. Les circonstances principales qu'il exigeait pour les mettre en pratique, étaient que le tétanos ne fût pas traumatique, ou qu'il n'y eût pas d'ulcère à la peau; que la saison fût chaude, et les malades jeunes et bien charnus : *Etenim in tetano, id est, rigore, sine ulcere, juvene benè carnoso, æstate mediâ, frigidæ multæ affusio caloris revocationem facit.* (Sect. 5e, aphorisme 21.) Il exclut formellement les affusions d'eau froide dans le tétanos traumatique; il accuse même l'eau froide d'occasioner le tétanos dans les plaies : *Ulceribus frigidum quidem mordax....*

Facit rigores febriles, convulsiones et tetanos, id est, rigores. (Même sect., aphorisme 20.) Dans cette espèce de tétanos, il ne proscrit point l'eau chaude : *Calidum suppuratorium, non in omni ulcere, maximum signum ad securitatem : cutem emollit, attenuat; dolores sedat; rigores, convulsiones, tetanos, id est, rigores mitigat.* (Même sect., aphorisme 22.)

Les médecins grecs et latins, en général, prescrivaient le plus souvent, dans le tétanos, des inonctions huileuses ou des fomentations avec de l'eau chaude sur différentes parties du corps, et particulièrement sur les extrémités inférieures. Ils ne font guère mention de bains entiers, à moins que ce ne soit de ceux par immersion. Ils enveloppaient le corps avec des morceaux de laine trempés dans des décoctions émollientes, comme Aretée; ils appliquaient sur différentes parties musculaires des vessies remplies d'huile chaude, des sachets pleins de semence de lin rôtie, comme Cœlius-Aurelianus. Ils avaient même recours à l'insolation, en exposant leurs malades aux rayons du soleil dans les chaleurs de l'été. Aëtius conseille de plonger les tétaniques dans de l'huile chaude, mais de ne pas les y laisser long-tems.

Avicenne, médecin arabe, fait mention de plusieurs malades affectés du tétanos, guéris par les affusions d'eau froide employées par Hippocrate; du reste il n'entre dans aucun détail.

Valescus de Tarenta rapporte plusieurs exemples de tétanos qu'il a guéris également par l'affusion de l'eau froide; il y a joint les inonctions huileuses et graisseuses long-tems continuées.

Celse conseille les inonctions huileuses chaudes sur tous les vertèbres du corps, et principalement sur celles du cou, mais continuées nuit et jour, en y mettant cependant quelque intervalle : il ordonne de faire mettre le malade dans l'huile chaude, ou dans l'eau chaude, dans laquelle on aura fait cuire du *fænum-græcum*, en y ajoutant la troisième partie d'huile. (Liv. IV, chap. 3.)

Bontius a été témoin, dans l'Inde, de l'efficacité des frictions aromatiques. Il employa également les bains. Il ne dit pas s'ils doivent être tièdes ou chauds : *Æger à capite ad calcem inungatur oleis aromaticis, et balnea adeat facta ex decocto herbæ lagondi, seu ligustri indici, ad dolores sedandos optimi.* (*De medicinâ Indorum, capite secundo.*)

Forestus donne la relation d'un tétanique guéri sans l'emploi d'aucun bain. Il fit surtout usage de la saignée; indépendamment des autres remèdes, il fit frotter la nuque d'huile préparée avec de l'iris et de la comomille (*oleo irino et chamæmelino*), et la fit recouvrir de laine trempée dans la même huile. (*Observationum et curationum medicinalium*, etc., *libro X*, pag. 453.)

L'on trouve dans de Haën trois faits, on ne peut pas plus frappans, sur l'utilité des bains et des embrocations huileuses dans le traitement du tétanos. Le même auteur cite plusieurs cas où le bain froid a été efficace ; il allègue, d'un autre côté, celui d'un homme affecté du tétanos, qui mourut en sortant du bain tiède. Suivant les médecins d'Amérique, le bain froid a plus d'une fois produit le même effet.

La société royale de médecine a fait paraître, en 1786, sur la demande du ministre de la marine, un projet d'instruction sur le tétanos. Dans la méthode curative indiquée par MM. les commissaires de la société (MM. Poissonnier, Desperrières, Geoffroy, Andry, Carrère et Thouret), on propose, entre autre remèdes, l'usage des bains tièdes.

Dans le tome XX du *Journal de Médecine*, cahier de mars 1737, page 426, on trouve une observation de M. Duval, médecin de l'hôpital de Senlis, sur un tétanos survenu à la suite d'un refroidissement. M. Duval fit mettre son malade dans un bain chaud, indépendamment des remèdes antispasmodiques dont il fit usage. Le malade, de l'aveu de son médecin, ne put supporter long-tems le bain chaud, qui fut remplacé par un cataplasme émollient autour du cou. Le malade mourut trente heures après l'invasion de la maladie.

M. Lucq a publié une observation qui paraît prouver le bon effet que peuvent produire les bains chauds dans le tétanos.

En jugeant d'après les observations de MM. les médecins et chirurgiens de l'Amérique (voy. *Journal de Médecine*, cahier de juin 1788, pag. 445), il semble d'abord fort douteux si la guérison de cette terrible maladie convulsive est due à l'opium ou aux frictions mercurielles, parce que ces deux remèdes ont été administrés en même tems. Si l'on veut se laisser guider par les observations de MM. Delaroche, Monro, Duboueix, les frictions mercurielles auront le principal honneur de la guérison. Si l'on s'en rapporte à d'autres faits, qui prouvent que l'opium seul a guéri des tétanos des plus intenses, on croira que ce médicament a eu et doit avoir beaucoup de supériorité sur le mercure. Les médecins et les chirurgiens de l'Amérique, dont la méthode consiste à unir les narcotiques au mercure, ne balancent pas à accorder la prééminence à ce dernier remède.

Il y a, dans les *Mémoires du cercle des Philadelphes,* cinq faits qui paraissent bien concluans en faveur de la méthode des narcotiques combinés avec les frictions mercurielles : trois de ces observations sont dues à M. Vantage, et les deux autres à M. Arthaud.

Suivant MM. Monro, Delaroche et Duboueix, il ne faut pas exciter la salivation : MM. Vantage et Arthaud travaillent, au contraire, très-puissamment à la reproduire, en faisant appliquer tout de suite une forte dose d'onguent mercuriel tout le long de l'épine du dos. Le médecin cité par Rivière avait poussé les frictions de manière à procurer une salivation prompte et abondante. Ce qui pourrait engager à ne pas ménager la dose du mercure, c'est qu'il est urgent de secourir les malades de cette espèce, et que, d'après les faits que nous connaissons, il paraît qu'il y aurait moins de danger à exciter la salivation qu'à introduire une trop petite quantité de mercure. Au reste, je n'ai fait mention de ces observations, qui tendent à prouver la grande efficacité de l'opium et du mercure dans le traitement du tétanos (objet dont ce n'est pas mon fait de m'occuper dans ce moment), que pour faire remarquer que leurs auteurs ne parlent de bains d'aucune espèce comme d'un moyen curatif, essentiel ou nécessaire à la guérison de cette effrayante maladie des nerfs.

M. Duboueix cite une observation (*Journal de Médecine*, cahier de juin 1788, pag. 416), faite à l'hôpital de Clisson, d'un tétanos idiopathique guéri par les frictions mercurielles, lequel avait résisté aux bains, aux délayans, aux minoratifs, etc. Les frictions mercurielles eurent un succès complet.

M. Dazille emploie et recommande, dans le traitement du tétanos, les bains tièdes, unis aux autres remèdes.

Le docteur Chalmers vante, dans cette maladie, l'usage des bains chauds.

On voit, dans le *Dictionnaire des sciences médicales*, tome LV, page 26, que M. Fournier, auteur de l'article *Tétanos*, recommande les bains tièdes en même tems que la saignée, et plus généralement encore, parce que, suivant lui, ils diminuent la *tension musculaire*, *la rigidité de la peau*, et *qu'ils favorisent la transpiration*. Il pense qu'il est avantageux d'associer aux bains tièdes les affusions d'eau froide sur la tête, et il indique la manière dont ces affusions doivent être faites. Page 27, il parle avantageusement, d'après le docteur Stultz, des bains alcalins, préparés avec l'hydrate de deutoxide de potassium (la pierre à cautère).

Dans les *Elémens de médecine pratique* de Cullen, traduits par Bosquillon, il est dit, tom. II, pag. 328 : « On a communément employé les bains chauds comme remède dans cette maladie, et ils ont été souvent avantageux; mais, autant que j'ai pu m'en assurer, ils n'ont jamais produit seuls la guérison; bien plus, l'on convient que le bain chaud a été nuisible dans quelques cas, et qu'il a même occasioné la mort. »

Dans les Observations sur l'usage de l'opium dans le traitement du tétanos, insérées dans le *Journal de Médecine* (tome XVIII, année 1809, cahier de mars, page 198 et 201), les auteurs prescrivent parfois un bain chaud comme un moyen accessoire, sans doute, puisque leur but est de prouver la grande efficacité de l'opium dans cette maladie. M. Jadelot, dans les réflexions qu'il a jointes à ces observations, proclame l'opium à une dose très-élevée, six, dix, jusqu'à vingt fois plus forte qu'on ne l'emploierait dans d'autres maladies, comme le vrai moyen curatif et en quelque sorte spécifique du tétanos : il émet l'opinion formelle que l'opium offre, dans cette cruelle maladie, autant d'avantage que le quinquina dans les fièvres intermittentes, et le mercure dans les maladies siphilitiques.

M. Borie, dans le *Journal de Médecine*, tom. XIX, juin 1810, pag. 425, donne quelques observations pratiques sur le tétanos traumatique; il dit, pag. 432 : « Incapable d'avoir une opinion, je me contente de croire que les bains froids sont les seuls susceptibles de combattre cette cruelle lésion du genre nerveux, et j'observerai qu'il est important de ne les mettre en usage qu'au cinquième, sixième et septième jour de l'invasion des symptômes, quoiqu'il arrive souvent que le malade succombe pendant, même avant, ce laps de tems (1). »

M. Ozanam, docteur en médecine, donne, dans le *Journal de Médecine*, cahier d'octobre 1813, la relation d'un tétanos occasioné, chez un cultivateur âgé de quarante ans, pour avoir resté couché pendant une nuit entière sur l'herbe humide, en plein champ, au mois de mars et par un tems froid. Indépendamment d'autres remèdes, parmi lesquels se trouvent en première ligne l'émétique, ensuite le laudanum, donnés l'un et l'autre à des doses très-élevées (ce dernier remède à cent gouttes à la fois), M. Ozanam employa des onctions huileuses, les bains chauds, même très-chauds; le traitement eut un heureux succès.

M. Chomel, D. M. P., rapporte l'observation d'un tétanos chez un jeune enfant de seize ans. (*Journal*

(1) En s'exprimant ainsi, M. Borie n'émet-il pas une opinion bien précise, bien formelle, tout en déclarant beaucoup trop modestement qu'il est incapable d'en avoir une?

de Médecine pour l'année 1814, cahier de février, page 125.) L'opium fut porté à une dose excessive; le laudanum fut donné à une dose de plusieurs gros à la fois, sans qu'il en résultât de mauvais effets : seulement le malade éprouvait un peu de somnolence qui pouvait dépendre, dit l'auteur, de la nuit précédente. M. Chomel prescrivit les bains, alternativement tièdes et froids. Il dit, page 131 : « Après sept heures d'immersion dans le bain tiède, les spasmes étaient plus fréquens encore que le matin, quoique le malade eût pris deux fois autant d'opium; il fut plongé alors dans un bain froid, et reporté immédiatement après dans un bain tiède. Pendant quinze à vingt minutes, les mouvemens convulsifs furent moins fréquens et moins graves. On administra un deuxième bain froid, qui produisit de même un soulagement momentané. Une troisième immersion, faite trente minutes après la seconde, n'eut aucun effet, quoique le malade eût pris encore, dans l'espace d'une heure, deux gros de laudanum et deux grains d'opium en pilules. La diminution progressive des forces et la crainte que le malade ne succombât dans le bain, le firent replacer dans son lit. » Le malade finit par succomber.

M. Bland, médecin en chef des hospices de Beaucaire, expose (dans ses *Commentaires sur les aphorismes d'Hippocrate*, sixième article, insérés dans la *Bibliothèque médicale*, tome LXIX, cahier de septembre 1820, page 331) le cas d'un enfant de onze jours, qui pour avoir été tenu dans une chambre froide et ouverte de toute part, fut pris du trismus. Le spasme fit des progrès rapides, et le lendemain le tétanos était général. « Le troisième jour de février, dit M. Bland, nous fûmes appelés pour donner nos soins à cet enfant; mais l'occasion était échappée. Nous employâmes vainement les bains tièdes alcalins, le vin d'opium combiné avec le sous-deuto-carbonate de potasse, etc. L'enfant mourut à sept heures du soir. » Lors de l'ouverture du petit cadavre, on trouva tous les os du crâne rouges et infiltrés de sang, surtout les deux pariétaux, qui étaient d'un rouge brun, et laissaient suinter de leur substance divisée une sérosité sanguinolente; les veines et les sinus cérébraux gorgés d'un sang noir. Ne résulte-t-il pas d'une manière manifeste, pour le dire ici en passant, de cette autopsie cadavérique (qui a fait connaître une congestion sanguine cérébrale, et vers la tête en général si fortement prononcée), qu'il eût fallu, dans les premiers tems, avant tout autre médicament, et par conséquent avant que M. Bland fût appelé, une évacuation de sang par les sangsues appliquées aux deux tempes de l'enfant, lesquelles auraient probablement été le meilleur antispasmodique et le plus capable d'empêcher le trismus de dégénérer en tétanos complet?

A la suite de cette première observation, M. Bland en rapporte une seconde d'un tétanos complet, produit par un refroidissement, chez un homme de vingt-cinq ans, et guéri par une potion composée de huit grains d'extrait d'opium aqueux dans six onces d'eau administrée par cuillerées, d'heure en heure, sans avoir employé de bains d'aucune espèce.

Plusieurs médecins praticiens distingués en Amérique, pays où le tétanos est assez commun et où il y a par conséquent de fréquentes occasions d'observer cette maladie, Hillary et autres, Bajon, médecin français, établi pendant long-tems dans cette partie du monde, rejettent tous les bains dans le traitement du tétanos, comme nuisibles, dangereux et souvent mortels. Ils prouvent, par des observations nombreuses, que les bains augmentent tous les accidens chez les tétaniques : après chaque bain, les membres convulsés de ces malheureux, ainsi que leur corps, sont plus roides qu'auparavant; ils éprouvent de l'étranglement, un serrement de poitrine plus fort, une gêne plus grande dans la respiration, une oppression qui va quelquefois jusqu'à la suffocation. Hillary a vu des tétaniques mourir dans le bain ou peu de tems après en être sortis.

Ce que les médecins d'Amérique ont observé, je l'ai vu moi-même dans le cours d'une pratique de quarante et quelques années. Dans ce long espace de tems, j'ai eu d'assez fréquentes occasions de traiter et d'observer des tétanos, tant idiopathiques, traumatiques et autres, que symptomatiques : j'ai employé les bains tièdes et surtout alcalins dans les premières années de ma pratique, et assez long-tems pour avoir pu en bien remarquer tous les effets, et je puis affirmer que je n'ai pas vu un seul succès heureux qui ait pu leur être attribué, pas même un amendement, une amélioration de symptômes de quelque durée. Mes tétaniques, en sortant du bain, éprouvaient communément une roideur plus grande dans les muscles convulsés qu'avant d'y être entrés, ainsi que l'a observé Hillary, surtout une plus grande gêne dans la respiration, plus d'embarras dans la poitrine, une plus grande constriction du thorax, au point d'être menacés parfois d'étouffement; de sorte que, éclairé par une expérience longue, par des observations nombreuses, j'ai renoncé, depuis passé quinze ans, à l'usage de tous les bains chez les tétaniques que j'ai eu lieu de traiter depuis cette époque. Je considère les bains, dans cette maladie, comme un moyen pour le moins inutile, s'ils ne sont pas toujours nuisibles. Mais comment ne le seraient-ils pas toujours, ne fût-ce que par la gêne, le tourment cruel, la douleur qu'éprouvent ces malheureux, placés et devant se tenir dans une baignoire, eux dont les membres et le corps convulsés ne peuvent se plier ni se prêter à aucun mouvement qu'avec la plus grande difficulté, abstraction faite d'ailleurs de l'effet de la pression de l'eau et de l'action du bain sur la surface du corps et sur tout le système.

Je pense que tant que le spasme général tonique subsiste dans toute sa force, cette seule pression mécanique de l'eau rend la circulation dans les vaisseaux sous-cutanés encore plus difficile qu'elle ne l'était déjà par l'effet du spasme et de l'état convulsif lui-même; qu'elle porte davantage le sang vers l'intérieur, en surcharge les viscères, et produit par là l'augmentation de tous les symptômes qu'on a lieu d'observer, c'est-à-dire, les angoisses, la gêne dans la respiration, l'oppression qui va quelquefois jusqu'à la suffocation et la mort.

Ce n'est que lorsque le spasme a été en grande partie levé par l'effet de la saignée (beaucoup trop négligée, soit dit en passant) plus ou moins réitérée, des antiphlogistiques, dans les premiers tems, des antispasmodiques et des narcotiques à forte dose, c'est-à-dire lorsque ce mal atroce a déjà beaucoup cédé; que le malade est en quelque sorte en train de guérison et donne de l'espoir; que la détente générale sera déjà assez grande et assez avancée pour que l'absorption cutanée, qui auparavant était devenue impossible, puisse avoir lieu : ce n'est qu'alors que les bains tièdes d'eau simple ou alcalins ne feront plus de mal, et fourniront peut-être un remède accessoire qu'on pourra employer dans cette période de la maladie, mais dont, dans tous les cas, on pourra se passer.

En parlant, au reste, contre l'usage des bains dans le tétanos, je n'entends point improuver celui des affusions (mode adopté par Hippocrate); je n'entends point improuver non plus les immersions, les irrigations ou arrosemens, les lotions, les inonctions huileuses, dont la manière d'agir est différente de celle des bains, et n'en présente pas les inconvéniens.

J'ai été assez heureux de guérir quelques personnes affectées du tétanos, par des moyens énergiques connus, entre autres, l'opium, le mercure, et le musc, à dose élevée; ils l'ont été sans avoir fait usage des bains : tous les tétaniques que j'ai vus mourir ont péri nonobstant les bains que j'avais employés.

Il y a plusieurs années qu'on a vu ici une femme mourir dans le bain, où elle avait été placée par ordonnance de son médecin.

Je fus appelé, il y a environ deux ans, en consultation, par un de mes collègues de cette ville, pour un vigneron, âgé d'environ quarante ans, affecté du tétanos traumatique depuis la veille. N'ayant pu me rendre à l'instant même (huit heures du matin) à cette invitation, puisque j'étais sur le point de monter en voiture pour aller voir un malade pressant à la campagne, je fixai pour onze heures et demie celle de la consultation. De retour de ma course, je me transportai de suite au lieu du rendez-vous; j'y trouvai mon collègue, qui m'attendait. Il m'apprit que, depuis le tems que j'avais été convoqué pour consulter avec lui, on avait appelé un troisième médecin, lequel, en mon absence, comme dans la sienne, et sans sa participation, quoique étant le médecin ordinaire et appelé le premier, avait entrepris de suite le malade et s'était chargé tout seul du traitement; que ce médecin avait ordonné une préparation opiatique et surtout les bains chauds. Je vis en effet, en ma présence, porter l'eau chaude dans la baignoire placée dans l'appartement du malade. Mon collègue n'avait encore jamais été appelé pour un cas pareil, et il désirait acquérir des lumières sur le traitement d'une maladie que, pour la première fois, il était à même d'observer. Je lui fis part de tout ce que mon expérience m'a enseigné sur l'usage des bains dans le tétanos : je lui fis connaître tout ce que je présumais devoir arriver; je lui prédis que le malade se trouverait plus mal chaque fois qu'il sortirait de l'eau; que ses membres et son corps seraient plus roides; qu'il serait plus angoissé, plus oppressé, et peut-être comme suffoqué; je lui citai les observations de Hillary, l'un de ceux qui ont le mieux décrit les mauvais effets des bains dans le traitement du tétanos. Je me retirai et ne vis plus le malade, mais mon collègue le suivit, plutôt comme curieux que comme médecin. Il m'apprit, après la mort de cet infortuné père de famille, qui eut lieu plusieurs jours après notre entrevue, que les choses s'étaient passées précisément, et à point nommé, comme je l'avais prédit; que les gens de la maison avaient eux-mêmes si bien reconnu tout le mal que faisaient les bains au malheureux tétanique, que, deux jours avant sa mort, ils en avaient suspendu l'usage, de leur propre mouvement et malgré les ordres contraires du médecin, pour ne pas tourmenter le malade, et aggraver sans cesse, inutilement et sans fruit, ses souffrances et ses angoisses.

D'après tout ce que je viens d'exposer sur l'usage des bains dans le tétanos, depuis l'antiquité la plus reculée jusques à nos jours, que penser sur cet objet? quelle idée s'en former? N'est-on pas autorisé à croire que l'emploi des bains dans le tétanos, jusques à ce jour, a été bien peu rationnel et presque entièrement empirique? Peut-on s'imaginer raisonnablement que les bains tièdes, chauds, d'après quelques-uns, même très-chauds, et les bains froids, puissent être, les uns et les autres, un remède également utile dans une seule et même maladie, telle que le tétanos idiopathique (car ce n'est que de cette espèce que j'entends parler), soit traumatique, soit produit par d'autres causes, telles qu'un refroidissement subit et violent, le corps étant échauffé (source la plus fréquente de ce cruel mal), ou occasioné par des affections très-vives de l'ame, etc.? Si les bains chauds sont avantageux, les bains froids peuvent-ils ne pas être nuisibles? Et si les bains froids sont les seuls qui puissent convenir, comme le croit M. Borie, les bains chauds ne sont-ils pas évidemment contre-indiqués?

Peut-on, doit-on employer, comme l'a fait M. Chemel, chez le même malade affecté du tétanos, alterternativement et sans intervalle, les bains tièdes et les bains froids (1)?

Doit-on, au contraire, rejeter du traitement de cette maladie tous les bains, comme nuisibles, dangereux et souvent mortels, d'après l'exemple et le

(1) Une méthode aussi perturbatrice est-elle bien rationnelle, ou serait-elle rationnelle par cela même qu'elle est perturbatrice? Quoi qu'il en soit, l'essai de M. Chomel n'a point été couronné d'un heureux succès, et il n'a été répété depuis lui, que je sache, par aucun médecin praticien.

précepte de plusieurs auteurs recommandables et dignes de foi, comme mes propres observations, assez multipliées, me portent et m'autorisent à le penser moi-même ?

Dans cette divergence si extraordinaire d'opinions sur l'emploi d'un remède dans une maladie aussi grave, divergence qui ne peut être que préjudiciable à l'humanité souffrante, tout médecin praticien doit former des vœux pour que ce point de pratique important soit enfin éclairci. On doit désirer qu'une société de médecins veuille bien s'en occuper, faire un appel à tous les médecins praticiens éclairés et instruits par une sage et longue expérience, en faisant de cette matière le sujet d'un prix, afin de parvenir à fixer d'une manière invariable et précise, si toutefois il y a possibilité, l'opinion que l'on doit avoir sur l'usage des bains dans le tétanos.

ANALYSE DU MÉMOIRE N° V.

L'avis des médecins sur l'usage des bains dans le traitement du tétanos est très-partagé. L'auteur du Mémoire que nous analysons passe en revue, avec beaucoup d'ordre et de clarté, tout ce qui a été fait à ce sujet par les médecins de l'antiquité, et par ceux qui leur ont succédé jusqu'à nos jours.

ASPERSIONS D'EAU FROIDE SUIVANT LES MÉDECINS DE L'ANTIQUITÉ.

Hippocrate conseille les affusions d'eau froide toutes les fois que le tétanos n'est pas traumatique; qu'il n'y a pas d'ulcères à la peau; que la saison est chaude et le malade jeune et bien charnu. (Sect. V, aph. 21.)

Avicenne, médecin arabe, et Valescus de Tarenta, assurent qu'ils ont employé, comme Hippocrate, les affusions d'eau froide avec un plein succès.

Parmi nos contemporains, M. Fournier, auteur de l'article sur le tétanos inséré dans le *Dictionnaire des sciences médicales*, propose les affusions d'eau froide sur la tête et indique la manière de les faire.

BAINS SIMPLES D'EAU FROIDE ET D'EAU TIÈDE SUIVANT LES MÉDECINS MODERNES.

Bains simples d'eau froide.

De Haën cite plusieurs cas où le bain froid a été très-efficace.

M. Borie regarde les bains froids comme le seul et vrai remède contre le tétanos, pourvu qu'on les emploie au cinquième, au sixième et au septième jour de l'invasion.

Cependant, il ne faut pas oublier qu'Hippocrate accuse l'eau froide d'occasioner le tétanos, s'il existe des plaies. *Ulceribus frigidum quidem mordax facit rigores febriles, convulsiones et tetanos.*

Bains simples d'eau tiède.

Dans l'instruction sur le tétanos, publiée en 1786 par la société royale de médecine à la demande du ministre de la marine, MM. les docteurs Poissonier, Desperières, Geoffroi, Andry, Carrère et Thouret prescrivent, entre autres remèdes, les bains tièdes.

Les médecins Lucq, Dazille et Chalmer, les bains chauds, et M. Chomel, les bains alternativement tièdes et froids, ce qui décèle son penchant pour la médecine perturbatrice.

Bains huileux et alcalins.

Celse est le premier médecin de l'antiquité qui ait pratiqué les bains huileux. Il faisait mettre le malade dans l'huile chaude, ou bien dans l'eau chaude qui avait cuit du *fœnum-græcum* avec la troisième partie d'huile. Actius plongeait aussi les tétaniques dans l'huile chaude, mais pour peu de tems. Le docteur

Stultz préférait aux bains huileux ceux qui étaient préparés avec la pierre à cautère. M. Fournier en parle avantageusement dans son article sur le tétanos. (*Voy. le Dict. des sciences médicales.*)

Effets des bains chauds et froids.

Coullen affirme, dans ses *Elémens de médecine pratique*, que si les bains ont été quelquefois avantageux, ils n'ont cependant jamais produit seuls la guérison, bien plus, que le bain chaud a été nuisible dans quelques cas, et qu'il a même occasioné la mort.

Hillary, Bajon, médecin français, établi depuis long-tems en Amérique, ainsi que plusieurs praticiens distingués de ce pays, rejettent absolument les bains dans le traitement du tétanos comme dangereux et souvent mortels. Voici, d'après leurs nombreuses observations, quelles en sont les suites.

Les membres convulsés et le corps plus roides qu'auparavant, une gêne plus grande dans la respiration, une oppression qui va quelquefois jusqu'à la suffocation, enfin, la mort dans le bain même, ou peu de tems après en être sorti, comme le prouvent les faits suivans.

Dans le tome XX du *Journal de Médecine*, cahier de mars 1787, page 426, M. Duval, médecin de l'hôpital de Senlis, nous apprend qu'ayant employé le bain chaud dans le traitement d'un tétanos survenu à la suite d'un refroidissement, le malade ne put pas le supporter et mourut trente heures après l'invasion de la maladie.

M. Bland, médecin en chef des hospices de Beaucaire, expose, dans ses *Commentaires sur les Aphorismes d'Hippocrate,* le cas d'un enfant de onze jours, qui, pris du trismus, devenu le lendemain tétanos général, périt le soir malgré l'emploi des bains tièdes alcalins.

L'auteur du Mémoire dont nous nous occupons a vu mourir une femme dans le bain où elle avait été placée par ordonnance de son médecin.

Un vigneron, âgé d'environ quarante ans, affecté du tétanos traumatique, ayant été traité par un médecin de l'endroit, qui ordonna sur-le-champ les bains chauds, manifesta l'augmentation de tous les symptômes observés par les médecins américains et rapportés plus haut. Les gens qui l'assistaient reconnurent si bien le mal que faisaient les bains à ce malheureux tétanique, que, deux jours avant sa mort, ils en suspendirent l'usage de leur propre mouvement, et malgré les ordres contraires du médecin, pour ne pas tourmenter le malade davantage et aggraver sans cesse, inutilement et sans fruit, ses souffrances et ses angoisses.

M. Chomel prescrivit à un tétanique les bains alternativement tièdes et froids. Après sept heures d'immersion dans le bain tiède, les spasmes étaient plus fréquens. Une seconde, une troisième immersion dans un bain froid, et ensuite dans un bain chaud, immédiatement pour l'une, et à trente minutes d'intervalle pour l'autre, ne produisirent qu'un soulagement momentané. Le malade finit par succomber, quoiqu'il eût pris, avant la dernière immersion, deux gros de laudanum et deux grains d'opium en pilules dans l'espace d'une heure.

Tous ces faits seront-ils entièrement perdus de vue par les médecins qui regardent toujours les bains froids, ou tièdes, comme un moyen thérapeutique d'une indispensable nécessité dans la cure du tétanos? Nous ne le pensons point.

Méthode des médecins grecs et latins.

Bains par simple immersion, inonctions huileuses, ou fomentations avec de l'eau chaude sur différentes parties du corps, et particulièment sur les extrémités inférieures ; enveloppes de morceaux de laine trempés dans des décoctions émollientes (Aretée) ; des vessies remplies d'huile chaude, ou des sachets pleins de semence de lin rôtie (Cælius-Aurelianus) ; insolation, en exposant le malade aux rayons du soleil dans les chaleurs de l'été.

Méthode des médecins américains.

L'opium et le mercure, sans aucune espèce de bains, sont les deux médicamens que les médecins américains administrent en même tems pour vaincre le tétanos. Aussi, est-il douteux si la guérison de cette maladie est due à l'opium ou aux frictions mercurielles. Cependant, puisqu'on a la certitude que l'opium seul guérit les tétanos les plus intenses, il paraît, d'après l'avis unanime de ces médecins, qu'on peut lui accorder beaucoup de supériorité sur le mercure.

Plusieurs faits cités dans les *Memoires du Cercle de Philadelphie* par MM. Vantage et Arthaud, constatent les bons effets des narcotiques combinés avec les frictions mercurielles, quoiqu'on ne soit pas encore d'accord sur la dose du mercure qu'il convient de prescrire pour atteindre le but désiré. MM. Monro, Delaroche et Duboueix, prétendent qu'il ne faut pas exciter la salivation; MM. Vantage et Arthaud soutiennent qu'on doit, au contraire, la reproduire, en appliquant sans délai une forte dose d'onguent mercuriel tout le long de l'épine du dos, par la raison qu'il y a moins de danger à exciter la salivation qu'à introduire une trop petite quantité de mercure. Il en est de même de l'opium. Donné à la dose vingt fois plus forte que celle qu'on emploie dans d'autres maladies, M. Jadelot le proclame comme le vrai spécifique du tétanos, et assure qu'il offre, dans cette redoutable maladie, autant d'avantage que le quinquina dans les fièvres intermittentes, et le mercure dans les maladies siphilitiques.

Que penser maintenant au milieu d'un conflit si extraordinaire d'opinions sur l'emploi des bains tièdes, chauds ou froids, dans le traitement d'une maladie aussi grave? Si les bains chauds sont avantageux, les bains froids peuvent-ils ne pas être nuisibles? et si les bains froids sont les seuls qui puissent convenir, les bains chauds ne sont-ils pas évidemment contre-indiqués? Peut-on, doit-on employer, chez le même malade affecté du tétanos, alternativement et sans intervalle, les bains tièdes et les bains froids?

Telles sont les questions que l'auteur du Mémoire propose aux gens de l'art pour en obtenir une solution qui ne laisse plus aucun doute, en faisant connaître d'une manière péremptoire la vérité.

Quant à nous, s'il nous était permis d'émettre notre sentiment, nous ne balancerions pas un instant à convenir, avec l'auteur du Mémoire, que tant que le spasme général tonique subsiste dans toute sa force, la seule pression mécanique de l'eau rend la circulation, dans les vaisseaux sous-cutanés, encore plus difficile qu'elle ne l'était déjà par l'effet du spasme et de l'état convulsif lui-même; qu'elle porte davantage le sang vers l'intérieur, en surcharge les viscères, et produit, par là, l'augmentation de tous les symptômes qu'on a lieu d'observer, c'est-à-dire les angoisses, la gêne dans la respiration, l'oppression, qui va quelquefois jusqu'à la suffocation et la mort. Ce n'est que lorsque le spasme a été en grande partie levé par l'effet de la saignée (beaucoup trop négligée, soit dit en passant) plus ou moins réitérée, des antiphlogistiques, dans les premiers tems, des antispasmodiques et des narcotiques à forte dose, c'est-à-dire lorsque ce mal atroce a déjà beaucoup cédé; que le malade est en quelque sorte en train de guérison et donne de l'espoir, que la détente générale sera déjà assez grande et assez avancée pour que l'absorption cutanée, qui auparavant était devenue impossible, puisse avoir lieu, ce n'est qu'alors que les bains tièdes d'eau simple, ou alcalins, ne feront plus de mal, et fourniront peut-être un remède accessoire qu'on pourra employer dans cette période de la maladie, mais dont, dans tous les cas, on pourra se passer. A ce raisonnement, si conforme aux principes de la bonne médecine, l'auteur que nous suivons joint la pratique de quarante ans, document le plus valide, assurément, qu'on puisse alléguer, et qui lui donne tous les droits à la confiance des vrais amis de l'humanité.

« Dans ce long espace de tems, dit-il, j'ai eu d'assez fréquentes occasions de traiter et d'observer des tétanos, tant idiopathiques, traumatiques et autres, que symptomatiques; j'ai employé les bains tièdes et surtout alcalins dans les premières années de ma pratique, et assez long-tems pour avoir pu en bien remarquer tous les effets, et je puis affirmer que je n'ai pas vu un seul succès heureux qui ait pu leur être attribué, pas même un amendement, une amélioration des symptômes de quelque durée. Mes tétaniques, en sortant du bain, éprouvaient communément une roideur plus grande dans les muscles convulsés qu'avant d'y être entrés, surtout une plus grande gêne dans la respiration, plus d'embarras dans la poitrine, une plus grande constriction du thorax, au point d'être menacés, parfois, d'étouffement; de sorte que, éclairé par une expérience longue, par des observations nombreuses, j'ai renoncé, depuis passé quinze ans, à l'usage de tous les bains chez les tétaniques que j'ai eu lieu de traiter depuis cette époque. Je considère les bains dans cette maladie comme un moyen pour le moins inutile, s'ils ne sont pas toujours nuisibles; car, toutes les personnes affectées du tétanos que j'ai eu le bonheur de guérir par des moyens énergiques connus, entre autres, l'opium, le mercure et le musc, à dose élevée, l'ont été, sans avoir fait usage des bains : tous les tétaniques que j'ai vus mourir ont péri nonobstant les bains que j'avais employés. »

Un aveu aussi franc de la part d'un médecin dont les talens sont, à juste titre, estimés, et les succès dans l'art salutaire généralement connus, inspire certainement le plus grand intérêt, et donne en même tems plus de poids à la modeste et philanthropique demande adressée aux sociétés de médecine, « de faire un appel à tous les praticiens éclairés et instruits par une sage et longue expérience, afin de parvenir à fixer, d'une manière invariable et précise, l'opinion qu'on doit avoir sur l'usage des bains dans le tétanos. »

VI.

MÉMOIRE ET OBSERVATIONS

SUR L'ÉPIDÉMIE

DE CHOLÉRA-MORBUS

Qui a régné au Bengale pendant l'été de l'an 1818,

PAR J. J. DEVILLE,

CHIRURGIEN DU NAVIRE *LA SEINE*, etc., etc.

Cholera-morbus epidemicè jam sæviebat, et tempestatis calore evectus, atrociora convulsionum symptomata....... secum trahebat. SYDENHAM.

Tous les journaux de l'Europe ont parlé des grands ravages que le choléra-morbus a faits dans l'Inde, et surtout dans le Bengale. M'étant trouvé sur les lieux, et, par conséquent, spectateur de cette terrible épidémie, ayant eu occasion de la traiter souvent et de connaître les moyens employés par les médecins anglais, et plus particulièrement encore ceux des soi-disant médecins du pays, je crois devoir exposer les faits dont j'ai été le témoin, et que ma place de chirurgien d'un vaisseau marchand français, qui est resté plusieurs mois à Calcutta, m'a mis à même d'observer.

L'invasion du choléra était si prompte, sa marche si rapide et ses suites si funestes, que l'histoire de cette maladie doit exciter la curiosité et le plus vif intérêt des gens de l'art. La manière dont elle était traitée par quelques Anglais et par les jongleurs du pays, mérite surtout d'être connue. La superstition livrait chaque jour à la mort des centaines d'individus qui, trop confians ou trop fanatiques, venaient réclamer des secours, et s'abandonnaient au traitement mystérieux des brames. Tous les jours les rives de l'Ougly, branche sacrée du Gange, étaient couvertes de ces malheureuses victimes; vingt minutes, et quelquefois moins, suffisaient pour faire périr les hommes les plus forts et les plus robustes : à peine les premières douleurs se faisaient-elles sentir, que les malades perdaient souvent connaissance, et si un prompt secours ne leur était administré, ils expiraient au milieu des plus cruelles souffrances.

Des observations bien détaillées pourront être de quelque utilité, non-seulement pour faire connaître l'état de barbarie dans lequel la médecine se trouve encore dans le Bengale, mais elles pourront jeter un nouveau jour et aider à reconnaître les symptômes de cette terrible maladie, qui, n'étant pas toujours les mêmes, pourraient induire en erreur le médecin le plus expérimenté, circonstance d'autant plus fâcheuse, que le moindre retard dans l'administration des médicamens considérés, et à juste titre, comme spécifiques, serait une faute irréparable, et qui coûterait la vie aux malheureux attaqués de ce cruel fléau.

Situé sous un ciel brûlant, au milieu des plus fortes chaleurs de l'été, n'ayant pour tout aliment que du riz, buvant l'eau fangeuse du Gange, couché dans la malpropreté, et en plein air la plupart du tems, l'Indien de la dernière classe du peuple surtout, devait, plus que tout autre, être exposé aux ravages du choléra. La mauvaise qualité des alimens, la grande quantité d'eau que la chaleur obligeait de boire, et surtout le changement brusque qui s'opéra dans l'atmosphère, les chaleurs de l'été ayant immédiatement suivi l'hiver, ou la saison froide et humide, peuvent encore être considérés comme les causes de cette épidémie. C'étaient particulièrement les ouvriers employés dans les chantiers et les plus exposés à l'ardeur du soleil qui en étaient atteints les premiers. Les douleurs qu'ils éprouvaient étaient si fortes que les malades entraient dans des convulsions telles qu'il s'en suivait un emprosthotonos des plus violens, dans lequel tout le corps ne faisait bientôt plus qu'une boule; j'en ai vu expirer dans cette situation, et on ne pouvait les dérouler après leur mort, tant les articulations étaient roides.

L'épidémie régnait à notre arrivée, et je formai, dès lors, le projet de mettre en pratique le traitement indiqué dans nos bons auteurs, et particulièrement celui que j'avais vu constamment réussir à Paris. Je commencerai mes observations par celles des Européens qui faisaient partie de l'équipage dont j'étais le chirurgien.

PREMIÈRE OBSERVATION.

Le nommé Francisque Lacroix, âgé de vingt-deux ans, matelot, fut pris tout à coup de violentes douleurs d'estomac, accompagnées de vomissemens et de selles très-abondantes; le pouls était petit, intermittent; les yeux égarés, la faiblesse extrême; en moins d'une demi-heure on comptait déjà vingt-quatre vomissemens et presque autant de selles; les douleurs étaient si vives que le malade fut bientôt livré aux plus fortes convulsions; ses membres étaient tremblans, sa figure violette; enfin les symptômes augmentant toujours, tout annonçait une mort prochaine. Une potion, dans laquelle je fis entrer le laudanum à la dose de quarante gouttes, lui fut administrée en deux fois, dès les premiers vomissemens : cela ne produisit pas de changement, et, pendant une demiheure encore, l'état du malade ne s'améliora aucunement; au contraire, il n'existait plus d'intervalle entre les vomissemens et les selles; la région frontale était très-douloureuse, le délire augmentait à chaque instant; les yeux étaient comme couverts d'un voile au rapport du malade. Des sinapismes furent appliqués sous la plante des pieds, et une troisième dose de laudanum lui fut donnée. Alors les vomissemens commencèrent à se calmer, les selles diminuèrent peu à peu, mais les douleurs d'estomac continuaient toujours à être aussi violentes, lorsque l'effet de soixante gouttes de laudanum, qui avaient été données dans l'espace de trois quarts d'heure, se fit sentir : le malade croyait voir autour de lui des spectres; il disait son lit entouré d'une foule d'individus, quoique je l'eusse prévenu qu'il devait s'attendre à ce phénomène causé par l'opium. Cependant il ne ressentait plus de douleurs, et le pouls, dont les battemens avaient presque cessé de se faire sentir pendant les vomissemens, reprit peu à peu et devint même assez bon. Le malade s'assoupit un instant après, s'endormit même jusques au soir, où il fut reveillé par de nouvelles douleurs d'estomac qui n'eurent pourtant pas de suite. Une potion antispasmodique, dans laquelle je fis entrer quinze grains de camphre, calma ses nouvelles souffrances et lui permit de reposer une partie de la nuit. Le lendemain, Lacroix fut mis à l'usage de l'eau de riz et fit diète deux jours, au bout desquels ses forces et sa santé étant entièrement rétablies, il put reprendre son travail ordinaire.

DEUXIÈME OBSERVATION.

Nicolas Jutlet, âgé de trente-trois ans, contremaître d'équipage, se plaignait, peu d'instans après son dîner, d'éprouver des envies de vomir, suivies de fortes douleurs intestinales; les vomissemens ne tardèrent pas à se prononcer, mais les selles furent peu fréquentes; ne me trouvant pas à bord du navire dans ce moment, il ne put recevoir des secours que près d'une heure après l'invasion de la maladie. A mon arrivée, je trouvai le malade mordant le matelas sur lequel on l'avait couché, et se roulant sur le pont. Le pouls était très-irrégulier, la face colorée, les muscles tendus par de fortes convulsions, les jambes et les pieds froids et presque sans mouvement; une soif des plus ardentes le dévorait; la tête était très-douloureuse et les efforts qu'il faisait pour vomir me faisaient d'autant plus craindre pour ses jours, qu'il était attaqué, depuis près de deux ans, d'un anévrisme passif du cœur. Je composai sur-le-champ une potion dans laquelle je fis entrer trente-six gouttes de laudanum, et dont Jutlet prit les deux tiers en une seule fois. Cependant, les vomissemens continuant toujours, je ne tardai pas à faire prendre ce qui restait de la potion; il parut alors éprouver un peu de soulagement, et, dans l'espace d'une heure, il n'eut que trois vomissemens. Ils avaient commencé à trois heures de l'après-midi, et, à huit heures du soir, on en comptait trente-deux. Le malade étant toujours très-altéré, je lui donnai pour boisson de l'eau de riz dans laquelle j'ajoutai trente gouttes d'éther, pour achever de calmer tout-à-fait les vomissemens et surtout l'oppression qu'il éprouvait, et qui était causée par l'anévrisme. Le lendemain le malade eut la fièvre toute la journée et un peu de dévoiement : l'eau de riz fut continuée, et, pendant la nuit, je lui fis prendre une potion composée avec le diascordium et la thériaque. La convalescence ne fut pas de longue durée, et Jutlet se remit à faire son service quelques jours après, conservant toujours son oppression, ses battemens de cœur, et tous les symptômes qui caractérisent les maladies organiques de cette partie.

TROISIÈME OBSERVATION.

Rechute de Francisque Lacroix.

Quoique parfaitement rétabli de sa maladie, et se livrant à ses occupations depuis plus d'un mois, Lacroix fut de nouveau atteint du choléra, avec cette différence pourtant que la première fois il n'avait fait aucun excès, et que, cette dernière, le rhum et l'eau-de-vie paraissaient être les causes de sa rechute. Après avoir bu de ces liqueurs une partie de la nuit, il ressentit de violentes douleurs d'estomac et vomit même plusieurs fois. Ses camarades croyant que c'était une indigestion, le couchèrent dans sa cabane, et le laissèrent jusques au lendemain matin sans me prévenir. A six heures je fus appelé, et je trouvai le malade sans connaissance, sans mouvement, nageant au milieu de toutes les matières qu'il avait rendues par haut et par bas. Les extrémités étaient froides; le pouls ne se faisait sentir qu'à de grands intervalles; la chaleur de la poitrine et les battemens du cœur étaient les seuls indices que le malade vécût encore. Quelques cuillerées d'une potion dont la base était le diascordium, fut la première chose que je lui donnai, après l'avoir fait retirer de l'ordure dans laquelle il était couché : je lui appliquai des sinapismes sous la plante des pieds, et je lui fis des frictions avec des linges chauds sur toute la surface du corps. Trois quarts-d'heure se passèrent sans qu'il me fût possible d'avoir le moindre espoir. Cependant, les yeux, qui étaient restés fermés jusques à ce moment, commencèrent à s'ouvrir. La potion fut continuée, et un large vésicatoire appliqué entre les deux épaules. L'état du malade fut le même jusques au soir, et plusieurs fois, dans la journée, il eut quelques envies de vomir, mais qui n'eurent pas de suites. La nuit fut assez bonne, le pouls était un peu intermittent, et il y eut des sueurs très-abondantes. Le second, le troisième et le quatrième jours, légère agitation dans le pouls, et surtout vers le soir. Prescription : eau de riz, pilules camphrées, diète. Le huitième jour, les forces étaient revenues, la convalescence était parfaite, l'appétit bon, et Lacroix ne paraissait pas avoir supporté une rechute du choléra, qui eût sans doute été mortelle, si l'on eût tardé d'un quart-d'heure à lui donner des secours.

QUATRIÈME OBSERVATION.

François ***, matelot, âgé de quarante ans, d'un tempérament sanguin, fort et robuste, étant couché sur le pont du navire par une nuit d'orage, resta exposé à la pluie depuis dix heures du soir jusques au jour. Le lendemain, lassitude dans les jambes, douleurs céphalalgiques, perte d'appétit; vers le soir, fréquentes envies de vomir, suivies de si grandes douleurs d'estomac, que le malade ne pouvait plus respirer. Dix selles en trente minutes, pouls intermittent et dur, les muscles de la face contractés, engourdissement des bras, des mains et des pieds, vomissenmens d'une matière jaunâtre et très-amère, hoquet fréquent. Trente gouttes de laudanum dans quatre onces d'eau ayant été données en trois fois, vers minuit, les selles commencèrent à s'arrêter; mais les vomissemens continuèrent jusques à quatre heures du matin, époque à laquelle le pouls changea de nature; il devint fort, vibrant, fréquent; la soif était des plus vives. Je donnai pour boisson de la limonade faite avec deux gros d'acide tartreux; le pouls devint meilleur dans la soirée, et, le lendemain, la fièvre était entièrement dissipée. Le malade a conservé un peu de malaise pendant deux ou trois jours, après lesquels s'est fait sentir un mieux bien marqué; l'appétit ne tarda pas à revenir, et tout le reste de la campagne François s'est bien porté.

CINQUIÈME OBSERVATION.

Le nommé Henri Masson, matelot, âgé de trente-deux ans, fatigué par l'abus des boissons, quelques jours après avoir fait une orgie, fut pris tout à coup d'une violente douleur du bas-ventre, accompagnée d'une forte tension de cette même partie. La tête était très-douloureuse; le malade éprouvait une grande envie d'uriner, sans cependant pouvoir la satisfaire. Une demi-heure après, les vomissemens commencèrent, et ils devinrent si nombreux qu'il fut impossible de les compter; ils furent presque continuels pendant deux heures, et composés d'une matière d'abord verdâtre et presque noire vers la fin. Les déjections alvines ne furent pas aussi considérables; cependant on en comptait dix-neuf. Le laudanum fut encore ma ressource, et j'eus le même succès que j'avais obtenu près des autres malades attaqués du choléra. Masson en prit quarante gouttes en deux heures de tems, en quatre fois, et la dernière dose arrêta entièrement les selles et les vomissemens. Cet accident ne l'empêcha pas de recommencer à boire deux jours après; aussi sa santé ne s'est jamais bien rétablie; ses forces sont tellement épuisées par l'ivrognerie et la débauche, que ce malheureux succombera probablement à la moindre maladie.

SIXIÈME OBSERVATION.

Le capitaine d'un navire américain, se trouvant dans le port de Calcutta, me fit appeler pour traiter un matelot attaqué du choléra. A mon arrivée, ses camarades m'apprirent qu'il avait déjà vomi cinquante à soixante fois, et que le nombre des selles était presque égal. Tous mes soins furent inutiles, je trouvai le malade sans connaissance, ayant les extrémités froides, sans mouvement, le pouls battant encore, mais ayant les mâchoires tellement resserrées que j'eus beaucoup de peine à lui faire avaler quelques cuillerées d'une potion cordiale, et il expira un quart-d'heure après. Sur un équipage de vingt-quatre hommes, c'était le huitième qu'on avait déjà perdu de cette maladie. Cette mortalité peut être attribuée au manque du chirurgien, les lois américaines n'obligeant pas les capitaines navigant au commerce d'en prendre à leur bord.

SEPTIÈME OBSERVATION.

Appelé quelques jours après sur un navire anglais, j'arrivai encore trop tard pour sauver le malade. Les premiers symptômes s'étaient déclarés à deux heures de l'après-midi ; à quatre heures et demie il était mort. On n'avait pas compté le nombre des selles ni des vomissemens ; mais il paraît qu'ils avaient été presque continuels. Pour tout traitement, on n'avait donné au matelot que de l'eau chaude. On pourrait adresser le même reproche aux Anglais qu'aux Américains ; cette nation n'a point de chirurgien, même sur des navires qui ont quarante à cinquante hommes d'équipage.

Réflexions.

Les superstitions religieuses sont souvent la source de grands maux ; les peuples qui manquent de lumières sont la plupart du tems victimes de leurs préjugés ; ils paient presque toujours bien cher la trop grande confiance qu'ils ont dans les ministres de leur religion. Persuadés que la mort n'est qu'un changement de vie, ils s'en effraient moins, et se livrent sans crainte à ceux qui, au Bengale, se disent les interprètes des dieux. La caste des Brames et celle des

Soudrahcs, trop instruites pour ne pas savoir discerner la vérité, ne laissent pas pourtant de maintenir, dans le plus grand des abrutissemens, les classes inférieures de la société. C'est principalement au sujet de la médecine qu'on peut juger combien cette science est peu avancée, et du service qu'on rendrait à ces peuples en les instruisant et leur facilitant les moyens de se procurer les médicamens nécessaires à la guérison des maladies; mais les Anglais, dont la principale philosophie consiste à savoir gagner de l'argent, ne s'occupent que de leur commerce et ne cherchent pas à tirer de l'ignorance des malheureux dont on trompe tous les jours la bonne foi.

Il était difficile de ne pas faire ces réflexions en voyant la manière dont on traitait le choléra. On couchait le malheureux atteint de cette maladie sur un plan horizontal; après lui avoir mis le ventre à découvert, on préparait avec le tabac à fumer, dans le *gargouly*, une pâte homogène, et la prenant ensuite par petites poignées, on l'étalait sur la région épigastrique. Alors on se servait d'une bouteille ou d'un cylindre de bois, en les roulant sur toute la surface abdominale à peu près de la manière que font les pâtissiers pour préparer la pâte de leurs gâteaux. A cette opération, qui augmentait les souffrances du patient plutôt qu'elle ne les diminuait, les médecins bengalys joignaient des paroles mystiques; aussi n'ai-je vu aucun malade résister à cette cruelle opération : ils périssaient souvent cinq minutes après qu'elle était commencée, au milieu des plus grandes douleurs. La plupart du tems ils ne se bornaient pas à traiter la maladie comme je viens de le décrire : ils employaient l'eau en grande abondance et en faisaient boire au malade jusqu'au moment où il ne donnait plus de signe de vie.

On ne saurait donner le nom de traitement à ces pratiques superstitieuses employées par les médecins bengalys, et avec lesquelles il n'est pas permis de croire qu'ils puissent jamais guérir un malade, à moins que la nature soit assez forte pour triompher de la maladie et de ces pratiques ridicules; mais le traitement que j'ai vu faire aux Anglais, quoique plus méthodique et en apparence plus médical, ne me paraît pas propre à guérir plus de malades ; l'eau de tamarin et le *calomèle*, qui ne sont que des laxatifs et des purgatifs, voilà tous les moyens qu'ils employaient, au lieu des antispasmodiques et des calmans qui sont, d'après l'expérience, les seuls qui paraissent efficaces.

S'il est un cas où la médecine expectante doive être rejetée de la pratique, c'est sans contredit celui dont nous traitons. Cependant j'ai vu les médecins anglais, loin de faire leur profit du peu de succès qu'ils obtenaient tous les jours par leur mode de traitement, s'obstiner au contraire dans un système tout-à-fait erroné, et augmenter par là, chaque jour, le nombre de leurs victimes ; mais tel est l'esprit systématique, que les exemples les plus frappans ne servent pas même à les corriger. Appelés près des malades atteints du choléra, ils se contentaient d'ordonner une simple boisson, en attendant que les symptômes fussent plus amplement développés; aussi la plupart du tems, en arrivant la seconde fois, ils trouvaient le malade mort. Le *calomèle* employé avec succès pour guérir des symptômes véroliques, des ulcères invétérés, des douleurs musculaires, ne peut produire aucun effet salutaire dans une maladie d'irritation, et dans laquelle les évacuations ne sont déjà que trop nombreuses.

Le nombre de naturels que j'ai traités du choléra est si grand que je me contenterai seulement de présenter les observations les plus curieuses. Le succès n'ayant pas toujours couronné mes soins, parce que très-souvent on ne me fit voir les malades que lorsqu'ils étaient près d'expirer, je joindrai en même tems les observations de ceux qui ont succombé à la force de la maladie.

Pour donner une idée générale de l'invasion, des symptômes, de la marche et de la terminaison de cette épidémie, je dirai qu'elle se manifesta au commencement du mois d'avril 1818, et qu'elle exerça ses funestes ravages jusqu'à la fin d'août. Des chaleurs, comme on en voit rarement, se firent sentir de très-bonne heure après un printems court et très-humide. Tous les jours, pendant le mois de mai et le milieu du mois de juin, le thermomètre montait et se soutenait, pendant huit ou dix heures, à trente-quatre degrés (R). Obligé de travailler au soleil pendant tout ce tems, ne se nourrissant que d'alimens grossiers, la classe ouvrière fut la première attaquée du choléra. La chaleur augmentant toujours, la maladie se propagea bientôt chez toutes les classes de la société; les Européens ne tardèrent pas à en ressentir les funestes effets, et tous les jours, depuis le matin jusqu'au soir, les bûchers étaient allumés sur les rives du Gange pour consumer les corps des nombreuses victimes moissonnées par ce terrible fléau. Ceux à qui leur peu de fortune ne permettait pas de se faire brûler, jetés dans le fleuve sans sépulture, venaient souvent s'arrêter sur les câbles qui servaient d'amarre aux vaisseaux, et c'était alors qu'il m'était possible de juger du nombre de Bengalys qui périssaient chaque jour, et ce grand nombre de cadavres ne contribuait pas peu à propager les miasmes putrides.

Les naturels éloignés de Calcutta, ceux qui habitaient sur la rive opposée, furent bien moins sujets à la maladie, et le nombre des morts fut beaucoup moins considérable parmi eux. Cependant ils éprouvaient le même degré de chaleur; mais n'étant pas obligés de travailler dans les chantiers et sur les bords de l'eau, se nourrissant mieux, usant de substances plus stimulantes, ne couchant pas en plein air, et par conséquent n'étant pas exposés à l'humidité de l'atmosphère pendant la nuit, ils se garantissaient plus aisément d'une épidémie qui a étendu ses plus grands ravages sur un rayon de vingt lieues.

Rarement la maladie se manifestait-elle lentement;

la plupart du tems ceux qui en étaient attaqués se sentaient tout à coup frappés comme d'un coup de foudre; les douleurs à l'épigastre et dans les intestins étaient extrêmement violentes, les vomissemens très-fréquens et pénibles; les matières que rendaient les malades étaient vertes, mais plus souvent noires. Les selles étaient en nombre à peu près égal aux vomissemens; elles étaient presque d'une nature semblable par la couleur à ce qui était rendu par le haut, mais ce n'était que dans le commencement car vers le milieu, les gardes-robes n'étaient plus que de l'eau noirâtre avec quelques flocons blanchâtres qui s'y trouvaient parfois mêlés. La tête était toujours douloureuse, principalement vers la région frontale ou sous-orbitaire, et il y avait souvent impossibilité de tenir les yeux ouverts; les tranchées étaient atroces au rapport des malades, et il semblait qu'on leur déchirait les intestins : les momens de calme étaient très-rares, les douleurs commençaient avec les premiers vomissemens et ne cessaient qu'à la mort ou à la disparition de tous les symptômes; le ventre était ordinairement dur, tendu au point qu'on ne pouvait le toucher sans augmenter les souffrances du malade; les urines ne coulaient qu'en petite quantité, et même la vessie semblait participer de l'irritation au point qu'il existait une sorte d'envie d'uriner sans cependant pouvoir la satisfaire. Le pouls était petit, intermittent, se faisant à peine sentir; la soif des plus ardentes; une chaleur brûlante dévorait le malade à l'intérieur;

souvent une sueur froide se répandait sur toute la surface du corps, les membres étaient froids, roides; au milieu des vomissemens le malade tombait en syncope, ses forces l'abandonnaient entièrement, la faiblesse était extrême; le délire commençait quelquefois en même tems que les premiers symptômes; souvent il était précédé par des vertiges, des étourdissemens très-fréquens. La durée de la maladie en Europe, comparée à celle du Bengale, offre une grande différence : en Europe, lorsqu'elle se termine d'une manière malheureuse, la mort arrive rarement avant la fin du premier ou du deuxième jour de l'invasion. Au Bengale, au contraire, il ne fallait souvent que deux ou trois heures pour décider de l'issue funeste de la maladie, et ce n'est que lorsque les malades devaient guérir que les accidens , alors moins intenses , se prolongeaient pendant un jour ou deux. La terminaison en bien avait lieu quelquefois comme par enchantement; les symptômes d'amélioration étaient la cessation des vomissemens en même tems que celle des déjections alvines. Ordinairement le pouls devenait meilleur; un léger assoupissement s'emparait du malade et lui procurait un doux sommeil, après lequel les souffrances étaient entièrement calmées. Le rétablissement des urines, des forces, et la diminution de la soif, étaient encore de très-bons signes.

Ce qui m'a le plus étonné, c'est la manière dont l'éther sulfurique soulageait à l'instant même qu'il était administré.

Notre navire, entouré toute la journée par une foule de bateaux bengalys servant à décharger nos marchandises, ou bien à nous en apporter, il était rare que dans le nombre des naturels qui étaient dans ces bateaux, il ne s'en trouvât pas toujours quelqu'un qui fût pris du choléra pendant son travail. Sachant qu'il y avait un chirurgien à bord, on me l'amenait sur-le-champ. Il me serait difficile de peindre les douleurs atroces de ces malheureux, perdant connaissance, la plupart du tems, presque aussitôt que les premiers vomissemens se déclaraient, poussant des cris aigus, éprouvant les plus fortes convulsions, se roulant sur eux-mêmes, de manière que leur tête se trouvait entre leurs jambes, ou roidissant leurs membres d'une manière épouvantable. Le supplice le plus affreux peut seul être comparé aux cruelles souffrances que paraissaient éprouver ces malheureux Indiens. Dans cet état presque désespéré, l'éther sulfurique m'a très-souvent réussi : cinquante ou soixante gouttes dans la moitié d'un verre d'eau étaient d'un effet miraculeux. Quelques minutes suffisaient pour leur rendre la vie et la santé; aussi, pénétrés de reconnaissance, ils se jetaient à mes pieds, et les baisaient pour me remercier de ce que j'avais fait pour eux. La réussite était presque certaine toutes les fois que je pouvais donner mes secours peu de tems après l'invasion de la maladie Mais les effets étaient si prompts, qu'il ne fallait que dix minutes de retard pour causer la mort des malades, et telles étaient pourtant leurs superstitions qu'ils ne se décidaient que difficilement à venir consulter un médecin européen, leur religion leur défendant de prendre nos médicamens, et surtout nos liqueurs fermentées. Ceux qui conservaient encore toutes leurs facultés ne voulaient pas approcher de leur bouche les vases dans lesquels je leur faisais prendre les substances nécessaires à leur guérison; ils ouvraient la bouche très-largement, et laissaient tomber le liquide de deux pouces de haut, craignant de porter à leurs lèvres les verres dans lesquels nous avions bu. J'en ai vu très-souvent mourir plutôt que de prendre ce que je leur prescrivais.

Je ne rapporterai pas les observations de tous ceux qui sont morts sans avoir voulu se confier à mes soins, ni du très-petit nombre de ceux qui ont guéri spontanément, soit par la force du tempérament, soit par celle de la nature.

OBSERVATIONS

SUR DES BENGALYS ATTAQUÉS DU CHOLÉRA.

HUITIÈME OBSERVATION.

Le nommé Rhamcanto, magi ou patron du bateau qui nous conduisait à terre, me fut amené dans l'état suivant : Violentes douleurs intestinales; dix vomissemens et presque autant de selles en une heure de tems; pouls petit, irrégulier; extrémités roides et froides. Trente gouttes d'éther, données en une seule fois dans un demi-verre d'eau sucrée, produisirent un effet merveilleux; cessation presque instantanée des vomissemens et des déjections alvines; si bien que le soir il put se livrer à son travail ordinaire (1).

NEUVIÈME OBSERVATION.

Un Madécasse d'origine, que nous avions surnommé *Gargouly*, sa paresse et son penchant à fumer lui

---

(1) Je n'ai pas parlé ici des raisons qui me firent administrer l'éther sulfurique au malade qui fait le sujet de cette observation, plutôt que le laudanum. Quelques jours auparavant, un Paria, qui se trouvait sur le pont du navire, fut pris tout à coup de douleurs d'estomac extrêmement violentes, et eut même plusieurs vomissemens; je descendis sur-le-champ dans ma chambre, et, considérant que les symptômes de la maladie n'étaient pas très-intenses, je versai seulement trente à quarante gouttes d'éther dans un verre d'eau sucrée. L'ayant alors fait prendre au malade, les douleurs cessèrent à l'instant même. Cette guérison subite ne m'étonna point, mais je fis la réflexion que la nature de l'individu devait avoir une grande influence sur la nature de la maladie, et qu'à des doses moindres, un médicament pouvait, chez des individus dont les organes n'étaient pas habitués aux liqueurs spiritueuses, produire les mêmes effets que lorsqu'il était administré à des doses plus fortes chez les Européens. Je pensai même que, dans quelques cas, les antispasmodiques seuls pouvaient agir d'une manière salutaire; c'est ce qui me détermina à les donner seuls lorsque les symptômes de la maladie n'étaient pas très-intenses, et, dans le cas contraire, à les associer au laudanum.

faisant passer toute la journée la pipe à la bouche, fut pris vers les neuf heures du matin de tranchées si violentes, qu'il se roulait sur le pont comme un homme furieux. Je voulus lui administrer des antispasmodiques pour calmer ses souffrances; mais, pendant deux heures que durèrent les douleurs, il s'y refusa constamment; cependant celles-ci s'étant un peu apaisées, les vomissemens et les selles ne tardèrent pas à se déclarer. Le *facies* du malade changea en un instant, au point qu'il était impossible de le reconnaître; les yeux étaient presque sans mouvemens, la bouche béante; une sueur froide découlait sur ses joues, qui étaient luisantes comme si l'on avait passé un vernis dessus. Ce malheureux ayant entièrement perdu connaissance, il me fut possible de lui donner une potion composée avec cinquante gouttes d'éther sulfurique. Il y avait alors cinq heures depuis l'invasion de la maladie, et deux heures seulement que les vomissemens avaient commencé; ils furent si considérables qu'on ne put les compter. Le nombre des déjections alvines ne fut guère que de huit ou dix. A peine le malade eut-ils pris les cinquantes gouttes d'éther, que les convulsions cessèrent sur-le-champ, et, dans l'espace d'une heure, il n'eut que trois vomissemens. Peu à peu il reprit connaissance, les sueurs froides se dissipèrent, le pouls se rétablit, et le soir tous les symptômes avaient entièrement disparu; mais, ce qui rend cette observation curieuse, c'est qu'en trois jours de tems le malade éprouva une maigreur telle, que tout son corps ressemblait à un squelette; cependant l'appétit était revenu, il ne ressentait plus aucune douleur, et pouvait même travailler sans être fatigué; je l'ai vu, pendant un mois, toujours dans le même état de maigreur, et je suis parti sans savoir quelle en serait la suite.

DIXIÈME OBSERVATION.

Le Bengaly qui faisait tous les jours nos provisions arriva un matin, éprouvant des douleurs intestinales si violentes, qu'en quelques minutes sa situation devint alarmante; tous les symptômes du choléra se déclarèrent presque instantanément; les vomissemens et les selles étaient continuels. J'administrai une forte dose d'éther dans un verre d'eau sucrée, et je parvins, par ce moyen, à arrêter les évacuations comme par enchantement. Mais les douleurs ne se calmèrent que le soir très-tard, quoique dans la journée je lui eusse donné une potion antispasmodique, dans laquelle j'avais fait entrer trente gouttes de laudanum. La nuit fut assez bonne, et le lendemain le malade n'était qu'un peu faible; au reste, il était assez bien portant, et ne cessait tous les jours, quand je le voyais, de m'exprimer par des gestes toute sa reconnaissance.

ONZIÈME OBSERVATION.

Le sircar Nilon, âgé de quarante-quatre ans, éprouvait, depuis deux ou trois jours, des douleurs de tête extrêmement fortes; l'appétit était nul, l'abdomen tendu et douloureux par moment. Ayant eu quelque rapport avec lui, il me fit appeler; je crus d'abord qu'il avait un embarras gastrique, et mon intention fut même de lui faire prendre l'émétique; fort heureusement qu'avant de le prescrire, je remis au lendemain à examiner de nouveau l'état du malade, et cette attente me fut favorable. Lorsque j'arrivai, on me fit entendre que, depuis minuit, Nilon vomissait et allait à la selle, et en m'approchant de lui je le trouvai sans connaissance, la figure violette, froide, les bras et les jambes étant sans mouvement, mais tout le corps éprouvant comme une vive secousse toutes les fois que les vomissemens revenaient. Je courus sur-le-champ à la pharmacie du docteur Saubolle, et je fis faire une potion composée de quatre onces d'eau distillée, de trente gouttes d'éther, et de trente gouttes de laudanum. En rentrant, j'en donnai moitié au malade en une seule fois, et j'eus la satisfaction de voir que je pourrais le sauver, car, une demi-heure après, les vomissemens s'arrêtèrent. Les extrémités reprirent un peu de chaleur; le pouls, qui jusques alors s'était à peine fait sentir, devint beaucoup meilleur. Vers les onze heures du matin, les déjections alvines continuant encore de tems en tems, je fis prendre l'autre moitié de la potion, et je parvins, par là, à arrêter tout-à-fait les évacuations. Le soir je retournai voir le malade et je le trouvai bien mieux; il avait cependant un peu de fièvre, la tête était lourde, mais les douleurs d'estomac s'étaient entièrement dissipées. Le malade ayant alors refusé de prendre d'autres médicamens que ceux que j'avais donnés dans la matinée, je ne pus rien prescrire pour la nuit qui, du reste, fut assez bonne. Les jours suivans se passèrent très-tranquillement, et le rétablissement de la santé ne se fit pas long-tems attendre.

DOUZIÈME OBSERVATION.

Le nommé Ragonat Dynguy s'endormit au soleil pendant la plus forte chaleur du jour. Il y resta près de trois heures, et se réveilla en poussant de grands cris, tant les douleurs qu'il éprouvait dans le bas-ventre étaient fortes. On le transporta sur le pont du navire, et, en le voyant, je désespérai de le sauver. A peine l'eut-on amené à bord, qu'il commença à vomir et à rendre par le bas une matière noire mêlée de flocons très-épais et de même couleur. Tout le corps était froid, la figure tout-à-fait décomposée, les yeux fixes et sans mouvement; le laudanum, administré à la dose de vingt gouttes, n'ayant produit d'abord aucun effet, des sinapismes furent appliqués sous la plante des pieds; mais les vomissemens continuant toujours, je fis prendre au malade le quart d'une seconde potion, composée de ving-cinq gouttes d'éther et d'autant de laudanum. Les mêmes symptômes durèrent une partie de la nuit, pendant laquelle on acheva de donner le reste de la potion. Le lendemain, cessation de tous les accidens qui avaient eu lieu la veille, mais impossibilité au malade de remuer le bras gauche et le pied du même côté. Cette paralysie était-elle un effet de l'irritation qui, changeant de lieu, se serait portée sur tout un côté du corps? Ayant perdu Dynguy de vue quelques jours après, je n'ai pu savoir si sa guérison avait été complète.

TREIZIÈME OBSERVATION.

Tacourdache, sircar du navire, ayant passé toute la journée dans les rues de Calcutta par une pluie très-considérable, rentra vers les quatre heures du soir, se plaignant d'éprouver des douleurs d'estomac extrêmement violentes. Le malade ayant mangé le matin en grande abondance d'un *carry* fait avec le fruit du *dana*, croyait que c'était la cause de ses souffrances. Les symptômes ayant augmenté, et les vomissemens s'étant déclarés presque en même tems que les selles, je fis prendre au malade cinquante gouttes d'éther en une seule fois. L'effet en fut des plus heureux, et deux jours après Tacourdache reprit ses occupations, conservant cependant un léger dévoiement et une grande altération, ce qui n'est pas extraordinaire, l'individu qui fait le sujet de cette observation étant d'une santé très-délicate.

Dans les observations que je viens de citer, j'ai autant que possible cherché à rapporter celles qui m'ont paru les plus curieuses. J'ajouterai cependant que presque tous les jours je voyais des Bengalys attaqués du choléra, et que le nombre de ceux que j'ai guéris avec l'éther et le laudanum, fut si grand que je ne puis au juste le déterminer; mais les symptômes étant moins prononcés, les vomissemens et les selles n'étant pas en aussi grande abondance que dans les observations précédentes, je les passerai sous silence pour donner quelques détails sur certains malades que j'ai traités par les mêmes moyens, et qui cependant ont succombé.

QUATORZIÈME OBSERVATION.

Le nommé Prennechant, travaillant dans les chantiers de sir Smith, devant lesquels nous étions mouillés, me fut amené vers les deux heures de l'après-midi dans l'état suivant : douleur très-forte à l'épigastre, vomissemens d'une matière noirâtre, selles de même nature, dont l'odeur était telle qu'il était impossible de la supporter; le hoquet n'avait pas cessé depuis l'invasion de la maladie; les extrémités étaient glacées. J'administrai le tiers d'une potion faite avec soixante gouttes de laudanum; mais tous mes soins furent inutiles : le malade succomba quatre heures après son arrivée à bord, pendant lesquelles il eut trente-deux vomissemens et dix-huit selles, sans compter qu'il y avait plus d'une heure qu'il vomissait à l'époque où il me fut amené.

QUINZIÈME OBSERVATION.

Colon, patron d'un bateau qui nous apportait des sucres, éprouvait depuis quelques jours des douleurs céphalalgiques, une soif des plus ardentes et des frissons presque continuels; cependant il ne cessait pas de se livrer à son travail ordinaire, lorsque trois jours après l'apparition de tous ces symptômes, étant sur son bateau le long de notre navire, on vint me chercher pour administrer quelques secours à ce malheureux qui, depuis deux heures, ne faisait autre chose que vomir et aller à la garde-robe. Les muscles de la face étaient contractés avec prostration totale de forces; le pouls était accéléré, mais petit, irrégulier, les extrémités froides. Le malade ayant été pris de violentes convulsions, il parut tout à coup, sur toute la surface de son corps, des taches violettes, larges comme une pièce de vingt sous; je lui administrai l'éther, à la dose de soixante gouttes, mais inutilement; les symptômes, déjà très-graves, s'accrurent en quelques minutes, et ils furent promptement terminés par la mort.

SEIZIÈME OBSERVATION.

Chanrouly, calfat, étant à travailler sur le pont du navire, éprouva tout à coup des douleurs d'estomac si aiguës, qu'il fut obligé de cesser son ouvrage. Il fut bientôt pris de violentes convulsions, qui commencèrent presque en même tems que les vomissemens et les déjections alvines. Connaissant les progrès rapides de cette terrible maladie, je lui donnai sur-le-champ trente gouttes d'éther mêlées à trente gouttes de laudanum dans un verre d'eau sucrée; mais cette potion ne parut faire aucun effet. Bientôt les membres devinrent froids; le malade paraissait éprouver une vive oppression; le pouls, qui chez les autres malades était ordinairement petit, était au contraire très-élevé chez celui-ci, et il y avait une sueur des plus abondantes. Le hoquet survint au milieu de tous ces symptômes, et le malade périt deux heures et demie après l'invasion de la maladie, ayant eu vingt-deux à vingt-quatre vomissemens et douze selles seulement.

DIX-SEPTIÈME OBSERVATION.

L'observation du moresque Visampore paraîtra encore plus extraordinaire, si l'on considère que, se portant parfaitement bien à midi, à deux heures il était mort; pendant ce court intervalle, il ne cessa pas un instant d'aller par haut et par bas. A la réunion de tous les symptômes que j'ai déjà décrits dans les autres observations, ce malade joignait un spasme si violent, qu'ayant saisi le pied d'une table, auprès de laquelle on l'avait couché, il le cassa, et cependant c'était un morceau de bois si fort, que j'aurais défié l'homme le plus vigoureux de pouvoir le rompre. Les sinapismes, l'éther et le laudanum restèrent sans effet. Ce malheureux périt au milieu des plus affreuses douleurs.

CONCLUSION.

Je m'arrête ici, bornant ma tâche au rôle d'observateur que je m'étais prescrit; je laisse à d'autres à considérer, sous différens rapports, la terrible maladie dont je viens de tracer les exemples qui se sont passés sous mes yeux; à la comparer à celle qui porte le même nom en Europe; à voir quelle part l'influence d'un climat brûlant peut avoir eu sur la rapidité de ses terminaisons fâcheuses; je me contenterai de faire remarquer combien un traitement simple, mais méthodique et rationel, a eu d'heureux résultats, et combien on eût sauvé d'individus, s'il eût été mis généralement en usage dans la contrée; car je puis, sans craindre d'être accusé d'exagération, assurer que, sur huit malades, j'en ai généralement guéri sept. J'avais pris les idées de ce traitement dans les lectures des ouvrages de Sydenham, et dans la doctrine de l'école de Paris; et, par un heureux hasard, il se trouve que c'est surtout à des Anglais, ou à des peuples soumis à leur domination, que j'ai eu l'occasion d'en faire une heureuse application.

Sans doute que mes observations eussent été plus curieuses, si j'avais pu y joindre l'autopsie cadavérique d'un certain nombre de ceux que j'ai vus succomber; il m'eût été facile, alors, de déterminer d'une manière précise le siége de la maladie, et le degré d'altération des organes; mais de telles recherches m'ont été impossibles dans un pays où la vénération pour les morts, les préjugés religieux sont poussés très-loin, et ou un étranger s'exposerait, non-seulement au blâme général, mais à la vindicte publique, s'il ne paraissait pas avoir le même respect que les naturels pour les objets de leur croyance.

ANALYSE DU MÉMOIRE N° VI.

D'après les observations rapportées dans le Mémoire précédent, on peut diviser les symptômes qui accompagnent le *choléra*, en symptômes généraux et constans, et en symptômes particuliers, ou qui se joignent aux premiers dans certains cas.

Symptômes généraux et constans.

Fréquentes envies de vomir au commencement de la maladie, ou bien violentes douleurs d'estomac, à l'épigastre et aux intestins, avec tension du bas-ventre, très-douloureux à la moindre pression ; vomissemens et selles très-abondans, tantôt à peu d'intervalle les uns des autres, tantôt continuels, d'une matière d'abord verdâtre et presque noire à la fin, ou toujours noire, mêlée avec des flocons très-épais, et de même couleur ; pouls petit, irrégulier, intermittent, dur.

Le spasme de l'estomac et des intestins est quelquefois si fort, que l'auteur du Mémoire a vu des malades entrer dans des convulsions telles, qu'il s'ensuivait un *emprosthotonos* des plus terribles, dans lequel tout leur corps ne faisait qu'une boule, expirant dans cette situation sans pouvoir les dérouler après leur mort, tant les articulations étaient roides.

Symptômes particuliers, et qui se joignent aux généraux dans certains cas.

A. Faiblesse extrême, les yeux égarés, et comme couverts d'un voile, au rapport du malade; convulsions, membres tremblans, figure violette, région frontale très-douloureuse, délire augmentant à chaque instant, pouls se faisant à peine sentir.

B. Face colorée, muscles tendus et convulsés, jambes et pieds froids, et presque sans mouvement, soif ardente, tête très-douloureuse, pouls très-irrégulier; fièvre le second jour de la maladie.

C. Perte de connaissance et de mouvement, extrémités froides, les yeux fermés, pouls ne se faisant sentir qu'à de grands intervalles.

D. Lassitude le premier jour dans les jambes, douleurs céphaliques, perte de l'appétit, muscles de la face contractés, engourdissement des bras, des mains et des pieds; le jour suivant, après l'administration des médicamens jugés convenables, soif ardente, hoquet fréquent, pouls fort, vibrant, accéléré, d'intermittent et dur qu'il était auparavant.

E. Tête très-douloureuse, grande envie d'uriner, sans pouvoir la satisfaire.

F. Extrémités glacées et roides, avec tous les autres symptômes généraux qu'on observe dans cette maladie.

G. Face changée tout à coup, au point de ne pas reconnaître le malade; les yeux sans mouvement, bouche béante, joues luisantes, comme vernissées, et inondées d'une sueur froide; perte de connaissance, pouls à peine sensible.

H. Douleurs de tête très-fortes, manque d'appétit, abdomen tendu et douloureux par moment; sans connaissance; figure violette et froide; les bras et les jambes privés de mouvement et froids; secousses convulsives à chaque vomissement, pouls presque éteint.

I. Tout le corps froid, figure totalement décomposée, les yeux fixes et sans mouvement; paralysie survenue au bras et au pied gauche du malade après l'usage des médicamens ordonnés.

THÉRAPEUTIQUE.

Traitement curatif pratiqué avec succès par l'auteur du Mémoire dans tous les cas notés ci-dessus (1).

A. Sinaspisme sous la plante des pieds, potion de *laudanum*, à la dose de quarante gouttes, administrée en deux fois dès les premiers vomissemens; troisième dose de *laudanum*, les deux précédentes n'ayant produit aucun effet; enfin, soixante gouttes de *laudanum*, données dans l'espace de trois quarts d'heure, domptent la maladie; potion antispasmodique contenant quinze grains de camphre, afin d'apaiser les douleurs de l'estomac, qui se renouvellent de tems en tems; bonne convalescence à la suite de tout cela; diète pendant deux jours seulement; eau de riz pour boisson; rétablissement parfait.

B. Potion rendue narcotique par trente-six gouttes de *laudanum*, dont on fait prendre les deux tiers dans une seule fois, et l'autre tiers bientôt après, à cause de la continuation des vomissemens; eau de riz, à laquelle on ajoute trente gouttes d'éther pour calmer la soif et

(1) *Voyez* les lettres alphabétiques correspondantes.

l'oppression qu'éprouve le malade; la fièvre durant toute la journée, ainsi qu'un léger dévoiement, eau de riz et potion composée avec le *diascordium* et la *thériaque;* courte convalescence, retour à la santé sans autres accidens.

C. Sinaspisme sous la plante des pieds, potion calmante, ayant pour premier composant le *diascordium;* frictions avec des linges chauds sur tout le corps; aucune amélioration; la même potion continuée; large vésicatoire entre les deux épaules, sueurs abondantes la première nuit; le deuxième, le troisième et le quatrième jour, légère agitation dans le pouls, surtout vers le soir; eau de riz, pilules camphrées, diète; le huitième jour, commencement d'une très-bonne convalescence, grand appétit, santé aussi parfaite qu'avant la maladie.

D. Trente gouttes de *laudanum* dans quatre onces d'eau, données en trois fois; le pouls devenu ensuite fort, accéléré, vibrant, et la soif très-ardente, boisson de limonade avec deux gros d'acide tartreux : le malade n'éprouve plus de malaise; un mieux bien marqué se fait sentir; l'appétit revient, ainsi que le primitif état de santé.

E. Quarante gouttes de *laudanum* dans l'espace de deux heures, en quatre fois ; la dernière dose procure l'entière guérison.

F. Trente gouttes d'*éther sulfurique*, dans un demi-verre d'eau sucrée, produisent un effet miraculeux ; cessation instantanée de tous les symptômes, au point que, le soir même, le malade peut se livrer à son travail ordinaire.

G. Potion composée avec cinquante gouttes d'*éther sulfurique*. Après cette potion, les convulsions cessent sur-le-champ, ainsi que les vomissemens; le soir, tous les symptômes alarmans disparaissent, le malade se porte bien, et reprend ses travaux sans être fatigué. Le phénomène remarquable qu'on observe ensuite, c'est une telle maigreur, en trois jours, dans son corps, qu'il ressemble à un squelette. Cette maigreur persiste même après un mois qu'il est guéri, quoiqu'il mange comme à son ordinaire, et avec appétit.

H. Potion composée de quatre onces d'eau distillée, de trente gouttes d'*éther* et de trente gouttes de *laudanum*, la moitié donnée en une seule fois; une demi-heure après, cessation des vomissemens; le jour suivant, les déjections alvines se renouvellent de tems en tems; on administre l'autre moitié de la potion; depuis lors tout rentre dans l'ordre, et la meilleure santé succède à une très-courte convalescence.

I. Vingt gouttes de *laudanum*, sans aucun effet; sinaspismes sous la plante des pieds; les vomissemens continuent. On ordonne le quart d'une seconde potion faite avec vingt-cinq gouttes d'*éther* et autant de *laudanum*; les symptômes ne diminuent point : on donne le reste de la potion; le lendemain, la maladie n'existe plus, mais elle est suivie d'une paralysie dans les bras et le pied gauche du malade, ce qui dénote une métastase de l'affection morbifique sur tout un côté du corps.

Symptômes qui persistent, avec la même intensité, jusqu'à la mort des malades, malgré l'emploi des médicamens qui, dans toutes les autres cures, avaient complètement réussi.

1° Douleur très-vive à l'épigastre, vomissemens et selles de matière noirâtre d'une odeur insupportable et sans interruption; hoquet continuel depuis l'invasion de la maladie; extrémités glacées; mort en quatre heures de tems.

2° Fortes douleurs céphaliques, soif des plus ardentes, frissons presque continuels, vomissemens et selles abondans sans intervalle depuis deux heures, muscles de la face contractés, prostration totale des forces, pouls accéléré, petit, irrégulier, extrémités froides, convulsions sur tout le corps, apparition de taches violettes de la largeur d'une pièce de vingt sous; mort très-prompte.

3° Douleurs d'estomac très-aiguës, violentes convulsions en même tems que les vomissemens et les déjections alvines; membres froids, vive oppression, pouls très-élevé, sueur très-abondante, hoquet, mort deux heures après l'invasion de la maladie.

4° Vomissemens et selles sans discontinuer pendant deux heures; spasme si atroce, que le malade casse le pied d'une table qu'il avait saisi, quoique ce fût un morceau de bois si fort que, suivant l'auteur du Mémoire, on aurait défié l'homme le plus vigoureux de pouvoir le rompre; mort dans ce court espace de tems.

5° Perte instantanée de connaissance, extrémités froides, sans mouvement, vomissemens et selles à chaque moment, mâchoires tellement resserrées, que l'on peut à peine faire avaler au malade quelques cuillerées d'une potion cordiale; mort un quart-d'heure après.

Méthodes curatives pratiquées dans le traitement du Choléra par les naturels du pays et les médecins anglais.

Pour ce qui regarde le traitement du choléra, pratiqué par les naturels du pays, nous renvoyons au détail qu'en donne l'auteur du Mémoire, pag. 368. Quant à celui qu'au Bengale les médecins anglais ont mis en vogue de préférence à tout autre, nous dirons franchement qu'il nous paraît tout-à-fait erroné, quoiqu'il soit en apparence plus méthodique et plus médical. Appelés au lit du malade, ils se bornent à prescrire une simple boisson ordinaire pour attendre les développemens de tous les symptômes; mais, est-ce le cas, demandera-t-on à ces praticiens, d'adopter les règles de la médecine expectante, puisque l'expérience démontre évidemment que les progrès du choléra sont, au Bengale, si rapides, que le délai de deux ou trois heures suffit pour décider de l'issue funeste de la maladie? Voilà pourquoi, à leur seconde visite, ils trouvent très-souvent le malade mort. D'ailleurs, les médicamens dont ils font usage, dès le commencement de la cure jusqu'à sa fin, ne sauraient être plus contre-indiqués. L'eau de tamarin et le calomèle, tels sont les spécifiques exclusifs auxquels ils ont recours.

Or, s'il est vrai que la bonne médecine n'a d'autre guide à suivre que celui des indications qui se présentent pendant l'existence d'une maladie quelconque, indications qu'en pareille circonstance on peut appeler le vrai langage de la nature, comment approuvera-t-on l'emploi des laxatifs et des purgatifs là où l'irritation la plus vive, étant la principale cause de l'affection morbide qu'on traite, réclame impérieusement, et sur-le-champ, les antispasmodiques et les calmans reconnus pour les plus efficaces? Aussi, l'auteur du Mémoire est-il parvenu à guérir la dangereuse maladie dont il s'agit, en prescrivant toujours cette sorte de médicamens. Il fait même remarquer que les effets de l'éther sulfurique sont tellement prompts et surprenans, que l'on peut regarder maintenant cet agent chimique comme le remède souverain contre le choléra. Il confirme cette assertion en assurant que, sans craindre d'être accusé d'exagération, sur huit malades il en a sauvé sept, et, de plus, que la réussite était certaine toutes les fois qu'il pouvait donner ses secours peu de tems après l'invasion de la maladie, car le seul retard de dix minutes causait immanquablement la mort. « Il me serait difficile, dit-il, de peindre les douleurs atroces de ceux auxquels je donnais mes soins, perdant connaissance, la plupart du tems, presque aussitôt que les premiers vomissemens se déclaraient, poussant des cris aigus, éprouvant les plus fortes convulsions, se roulant sur eux-mêmes, au point que leur tête se trouvait entre leurs jambes, ou roidissant leurs membres d'une manière épouvantable. Le supplice le plus affreux peut être comparé aux cruelles souffrances que paraissaient éprouver ces malheureux Indiens. Dans cet état presque désespéré, cinquante ou soixante gouttes d'éther sulfurique étaient suffisantes pour faire cesser, en quelques minutes, leurs tourmens, et pour leur rendre en même tems la vie et la santé. Aussi, pénétrés de reconnaissance, ils se jetaient à mes pieds, et les baisaient pour me remercier de ce que j'avais fait pour eux. »

Remarques particulières.

1° La durée du choléra, en Europe, a rarement une terminaison funeste avant le premier ou le second jour de l'invasion, tandis qu'au Bengale, elle ne dépasse pas la période de deux ou trois heures.

2° Les signes précurseurs de la guérison sont l'amélioration des symptômes, qui se prolonge pendant un jour ou deux, la cessation des vomissemens, ainsi que des déjections alvines, le pouls meilleur, un léger assoupissement, suivi d'un doux sommeil, le rétablissement des urines et des forces, la diminution de la soif, le retour de la chaleur sur les extrémités et les autres parties qui étaient froides.

3° Les médecins établis dans les contrées où le choléra fait les plus grands ravages, ne doivent jamais oublier la manière étonnante dont l'éther sulfurique soulage les malades à l'instant même qu'il est administré.

4° L'auteur du Mémoire qu'on vient d'analyser mérite l'estime des gens de l'art et la reconnaissance de la société pour avoir premièrement éprouvé et fait connaître ensuite le véritable remède contre l'une des maladies les plus destructrices du genre humain.

PROPHYLACTIQUE.

Se garantir, autant que possible, de la chaleur, toutes les observations ayant fait connaître sa nuisible influence sur la production du choléra. En effet, l'effrayante épidémie de ce mal redoutable, qui régna au Bengale l'an 1818, eut pour principale cause l'excessive chaleur qui se fit sentir dans ce pays après un printems court et humide. Tous les jours, pendant le mois de mai et le milieu du mois de juin, le thermomètre montait et se soutenait pendant huit à dix heures à trente-quatre degrés (R.). Suspendre les travaux dans les journées les plus chaudes, pour ne pas exposer la classe ouvrière à l'ardeur des rayons solaires ; ne pas s'endormir sur le sol au grand air, éviter l'humidité de l'atmosphère, pendant la nuit surtout; ne pas coucher dans la malpropreté, ne pas boire, pour étancher la soif, une grande quantité d'eau, et principalement lorsque le corps est échauffé; choisir la moins fangeuse, et par conséquent la meilleure; ne pas charger l'estomac d'alimens difficiles à digérer, en rejetant toujours ceux soupçonnés de mauvaise qualité; faire usage, le plus souvent que l'on peut, d'une nourriture excitante. L'utilité de ces précautions est constatée par l'observation due à l'auteur du Mémoire, que « les naturels éloignés de Calcutta, ceux qui habitaient sur la rive opposée du fleuve, furent bien moins sujets à la maladie, et le nombre des morts fut beaucoup moins considérable parmi eux. Cependant, ils éprouvaient le même degré de chaleur; mais, n'étant pas obligés de travailler dans les chantiers et sur les bords de l'eau, se nourrissant mieux, usant de substances stimulantes, ne couchant pas en plein air, et par conséquent n'étant pas exposés à l'humidité de l'atmosphère pendant la nuit, ils se garantissaient plus aisément d'une épidémie qui a étendu ses plus grands ravages sur un rayon de vingt lieues. »

N° VII.

SUR

LE CHOLÉRA-MORBUS DE L'INDE

ET DES PAYS MÉRIDIONAUX DE L'EUROPE,

PAR M. ROBERT,

Médecin du Lazaret de Marseille, Professeur d'Hygiène navale et des Maladies des gens de mer à l'Ecole secondaire de Médecine de la même ville, etc.

Le nom donné par le père de la médecine à cette maladie désigne sa véritable nature. Les auteurs qui s'en sont occupés après lui avec cette profondeur de génie qui caractérise leurs écrits, tels que Aretée, Cœlius, Aurélianus, Forestus, Hoffman, Rivière, Baillou, Sydenham, Lieutaud et Coullen, se sont généralement accordés, malgré la différence de leurs théories, sur la cause première de ce flux bilieux. M. Pinel, lui-même, n'a pas balancé à le classer dans l'ordre de ses fièvres bilieuses, en le regardant comme une variété de l'embarras gastrique. Si l'on considère que c'est toujours après les fortes chaleurs de l'été, surtout dans les mois de juillet et d'août, que le choléra-morbus attaque les individus les plus forts et à tempérament bilieux, d'une manière brusque et sans prélude; que, selon la constitution atmosphérique qui a précédé, il règne épidémiquement et prolonge sa durée tant que la température est chaude et brûlante, mais qu'il disparaît dès qu'elle se refroidit, ce qui arrive, pour l'ordinaire, dans nos climats au mois de septembre ; si on examine ensuite les symptômes qui accompagnent l'invasion de cette maladie, dont les rapides progrès sont quelquefois si effrayans et si promptement funestes, il est impossible, sans se refuser à l'évidence, de ne pas reconnaître que la cause matérielle qui la produit est la même que celle qui détermine le développement de la terrible maladie des Antilles, et que l'une et l'autre doivent leur origine à l'influence de la chaleur, en admettant toutefois les modifications qui naissent de la différence des climats et de quelques autres circonstances particulières qui conservent à chacune d'elles leur type spécial dans leur reproduction, de la même manière que la nature, dans le règne végétal, n'intervertit jamais l'ordre des genres et des espèces, quoiqu'elle créé tous les jours un grand nombre de variétés.

Le premier symptôme que l'on remarque au début de la maladie est une évacuation abondante des matières bilieuses par le haut et par le bas; ces matières ne tardent pas à acquérir un certain degré d'acrimonie, d'où provient ensuite la phlogose de la membrane muqueuse de l'estomac et des intestins, ce qui nous explique la cause de ces vomissemens abondans de matières d'abord jaunes, puis verdâtres et très-souvent noires; ces crampes nerveuses d'estomac, ces tortillemens des intestins, ces douleurs atroces des lombes (1), ces tiraillemens des extrémités, ces anxiétés, ces angoisses, ces hoquets, ces défaillances, ces syncopes et cette prostration totale des forces qui annoncent toujours la gravité de la maladie, et, lorsqu'ils persistent, une terminaison funeste.

Les symptômes que je viens d'énumérer ici et que tous les praticiens peuvent reconnaître dans un choléra-morbus intense, ne sont-ils pas ceux qui appartiennent en propre au typhus d'Amérique, si l'on en

(1) La douleur des lombes et la suppression des urines, signes caractéristiques de la fièvre jaune, se retrouvent encore dans le choléra-morbus, et concourent à établir de plus en plus l'analogie que je reconnais dans ces deux maladies, dont la nature m'est démontrée être parfaitement identique.

excepte l'ictère et la fièvre? Ne voit-on pas, dans l'une et dans l'autre, les mêmes circonstances atmosphériques déterminer leur invasion, et leurs diverses périodes présenter une succession de mêmes symptômes pathognomoniques? L'autopsie cadavérique ne nous démontre-t-elle pas enfin que le choléra-morbus a, comme la fièvre jaune, son siége dans le foie et dans le canal digestif? En effet, lorsqu'il a été assez intense pour amener la mort, l'ouverture des cadavres offre souvent l'inflammation et la gangrène de l'estomac et des intestins; une altération visible du foie et de la vésicule biliaire, des épanchemens de matières noirâtres dans le tube alimentaire et digestif, semblables à celles qui ont été rendues par le vomissement. Outre ces lésions qui lui sont communes avec la fièvre jaune, le choléra-morbus a encore cette particularité, lorsqu'il a été promptement funeste, comme chez ces malheureux Indiens que M. Denans a vus succomber à Calcutta, en 1818, après une ou deux heures de maladie, de ne laisser aucune altération dans les organes, ce qui se présente de même lorsque la fièvre jaune a été foudroyante.

Dans le rapport fait au conseil supérieur de santé sur les maladies pestilentielles désignées sous le nom de choléra-morbus de l'Inde et de Syrie, M. Moreau de Jonnès décrit ainsi les résultats de l'autopsie : Estomac contracté, sa substance est dure et épaissie, sa capacité est vide et remplie d'un fluide de couleur et de consistances très-diverses, clair ou grumeleux, blanc, vert ou noir, des ulcérations ou des taches rouges se trouvent parfois dans sa membrane ainsi que dans les intestins. Le foie présente des inflammations, des congestions et une couleur plus sombre qu'à l'ordinaire ; le cerveau et les autres organes nécessaires à la vie semblent n'avoir éprouvé aucune altération.

La particularité la plus remarquable des organes internes, est l'existence, dans le canal alimentaire, d'une substance argileuse qui est en assez grande quantité pour plâtrer le drap sur lequel le corps est enveloppé quand le fluide trouble qui la contient s'est écoulé à travers. Ce singulier produit de la maladie ne la caractérise pas moins que ne le fait pour la fièvre jaune la matière du vomissement noir.

Pour ce qui concerne le rapprochement physiologique des deux maladies dont je m'occupe ici, on doit voir que j'assigne à la bile le même excès d'abondance, le même degré d'acrimonie et de causticité que je lui ai attribué dans la fièvre jaune. Son effet sur l'estomac et les intestins doit être, dans ce cas, assimilé à celui d'un poison irritant, à l'aide de quoi on explique d'une manière satisfaisante tous les symptômes nerveux et pathologiques qui caractérisent cette maladie, ainsi que les résultats particuliers que la lésion des organes ou viscères abdominaux nous présente par l'autopsie cadavérique.

Je sais que les auteurs détaillent très-longuement les causes prédisposantes et occasionelles de cette maladie. Les premières sont relatives au climat, aux saisons, à l'âge, au sexe et au tempérament des individus; et, parmi les dernières, on compte les alimens indigestes pris en excès, les fruits acides et non mûrs, ceux mêmes qui sont trop relâchans, comme les pêches, les melons, les concombres, les ananas, les bananes, les vins doux et nouveaux: ceux qui sont acides, la bière, les boissons froides ou à la glace lorsque le corps est échauffé, l'impression subite du froid, les substances vénéneuses, soit animales, soit végétales, soit minérales, introduites dans l'estomac ou les intestins, la présence des vers, des fatigues excessives, des courses trop long-tems prolongées, la répercussion de quelque humeur cutanée, un accès violent de colère, enfin une chaleur intense succédant brusquement à une température froide, *et vice versâ*. Je conviens de bonne foi que toutes ces causes peuvent avoir une influence plus ou moins marquée et directe, selon les circonstances, sur le développement de cette maladie dans quelques cas isolés; mais toutes les fois que ce fléau sera épidémique, toutes les fois que son invasion sera en rapport avec une haute température ou avec les mois les plus chauds de l'année, alors je n'admettrai d'autre cause matérielle de son développement que la bile, devenue trop abondante par l'effet de la saison, ou ayant subi des altérations dans l'organe qui la sécrète, organe si morbifiquement influencé par la chaleur sous les tropiques dans les Indes-Orientales et dans le midi de l'Europe, comme je l'ai déjà dit en faisant connaître son état pathologique pour expliquer l'origine de la fièvre jaune des Antilles. C'est à l'appui de cette opinion que je rapporterai ici ce que le docteur Bally dit de l'action de la chaleur rayonnante comme cause déterminante de la maladie. « Nous avons déjà parlé, dit-il, d'un jeune homme mort en fort peu de tems de la fièvre jaune qui avait revêtu les formes d'un choléra-morbus. La veille, dans une course à la campagne, il avait été vivement frappé par les rayons perpendiculaires du soleil. »

L'opinion que j'émets ici sur la cause existante la plus ordinaire et la plus essentielle du choléra-morbus, se trouve confirmée par celle des plus grands praticiens. Ainsi Sidenham, qu'on a surnommé à si juste titre l'Hippocrate anglais, et qui a décrit avec son talent ordinaire le choléra-morbus qui fut épidémique à Londres en 1669 et 1676, dit, en commençant ses observations : « Cette maladie arrive presque aussi constamment sur la fin de l'été et aux approches de l'automne que les hirondelles au commencement du printems et le coucou vers le milieu de l'été. » Il la définit une contraction spasmodique de l'estomac et des intestins, causé par une matière âcre et caustique, accompagnée d'une évacuation prodigieuse des matières bilieuses par haut et par bas. Le traitement qu'il conseille consiste à corriger l'acrimonie et la chaleur de la bile, et à délayer son abondance par une ample boisson d'eau de poulet, d'eau d'orge, de gruau, ce qui prouve de plus en plus combien sa pratique était une conséquence naturelle de sa doctrine. Cullen, qui, dans son système de médecine, a tout accordé au spasme et si peu aux humeurs, s'exprime néanmoins ainsi : « La matière évacuée par haut et par bas paraît évidemment être particulièrement de la bile. Je conclus de cette dernière circonstance que la maladie dépend de la sécrétion augmentée de la bile et de son épanchement abondant dans le canal alimentaire, où elle excite et détermine les mouvemens dont j'ai parlé ci-dessus, ce qui me donne lieu de croire que cette liqueur, ainsi épanchée en plus grande quantité que de coutume, acquiert en même tems une âcreté plus considérable. Cela paraît vraisemblable par les tranchées violentes et douloureuses qui accompagnent la maladie, et qu'on ne peut attribuer qu'aux contractions spasmodiques et violentes des intestins qui ont lieu dans ce cas. Cette maladie règne dans les plus grandes chaleurs : elle peut, dans les climats très-chauds, paraître quelquefois dans tous les tems de l'année; mais dans ces climats mêmes, elle est plus fréquente pendant les saisons les plus chaudes. Il est, à ce que je crois, très-évident par toutes ces circonstances, que cette maladie est l'effet de la chaleur de l'atmosphère, qui produit quelque changement dans l'état de la bile; ce changement consiste peut-être en ce que la matière de la bile acquiert plus d'âcreté et devient plus propre à déterminer une sécrétion abondante; or, cette matière est préparée de manière qu'elle coule en plus grande quantité que de coutume (1). » Le célèbre M. Portal, premier médecin du Roi, nous dit que tous les anciens médecins, et ceux qui leur ont succédé, ont reconnu dans la bile la cause fréquente du choléra-morbus, soit qu'elle fut trop abondante, soit qu'elle eut acquis trop d'acrimonie; la bile, en découlant avec trop d'abondance dans le canal intestinal, pouvait refluer dans l'estomac et l'irriter en même tems qu'il irritait aussi les intestins, d'où résultait une espèce de convulsion avec une disposition plus ou moins grande à l'inflammation. Souvent, après le choléra-morbus, l'estomac et les intestins sont réduits au dernier degré de putréfaction, de gangrène, percés en quelques endroits, leur membrane interne étant excoriée, détruite par la bile plus ou moins âcre, et quelquefois avec épanchement d'une portion de cette bile dans la cavité abdominale. C'est par la seule acrimonie de cette bile que les parois du canal alimentaire peuvent être atteintes d'érosion..... Elle a fait périr quelquefois des animaux du choléra bientôt après qu'on leur en a fait avaler une certaine quantité extraite des cadavres des personnes mortes de diverses fièvres malignes. D'autres animaux sont

(1) On voit ici que Cullen a été sur le point de reconnaître l'état pathologique du foie par l'influence de la chaleur. Il en a très-bien décrit les effets; mais il s'est arrêté lorsqu'il n'avait plus qu'un seul mot à écrire pour énoncer les causes qui les produisent.

aussi morts de convulsions, après qu'on leur avait insinué quelques gouttes de bile sous la peau par une légère picure. C'est à l'appui de son assertion sur les ravages que peut occasioner la bile dans le choléra-morbus, que le même praticien cite l'observation suivante : « Le sieur Caire, qui avait été mon instituteur, vint de Gaillac, en Albigeois, à Paris, à l'âge d'environ cinquante ans. Il parut d'abord jouir de la meilleure santé; cependant il lui survint quelques légères coliques environ un an après son arrivée dans cette capitale; il devint jaune, il fit quelques remèdes, et il paraissait entièrement rétabli, lorsqu'il éprouva une douleur affreuse dans la région épigastrique; des vomissemens horribles survinrent, il rendit par les selles une grande quantité de matières très-jaunes et ensuite très-noires et fétides; il tomba dans des syncopes fréquentes; il eut des convulsions; ses extrémités se refroidirent, enfin son corps se couvrit d'une sueur froide qui fut celle de la mort. A l'ouverture du corps on trouva la vésicule du fiel pleine d'une bile noirâtre, de même que le canal cholédoque, l'intestin duodénum et l'estomac; le foie était enflammé vers son bord antérieur; l'estomac était très-rouge, et sa membrane interne détachée et corrodée en divers endroits, les intestins grêles et surtout le duodénum gangrénés et percés; les gros intestins n'étaient pas exempts d'inflammation, surtout le colon; les autres viscères étaient dans l'état naturel........ » M. Portal ajoute : « Nous nous abstenons de rapporter diverses autres observations avec ouverture des corps, sur le choléra-morbus, dont les ulcérations du foie ont été la cause bien reconnue. On en trouvera plusieurs autres dans les ouvrages de Morgagni, de Lieutaud, et dans la collection des thèses pathologiques d'Haller, tome II (1). »

Les résultats que nous offre ici cette autopsie cadavérique donnent une nouvelle démonstration aux funestes effets que peut occasioner l'acrimonie de la bile. L'inflammation et la gangrène en ont été évidemment la suite. A quelle autre cause pourrait-on attribuer cette redoutable et si rapide désorganisation? Une substance corrosive a seule pu agir *à priori* sur les intestins; et où chercherons-nous cette substance si ce n'est dans celle qui est si abondante, en contact immédiat et perpétuel avec le canal alimentaire, et qui, dans ses qualités naturelles, peut éprouver encore de si grandes altérations, selon les circonstances physiologiques qui sont propres à influencer morbifiquement l'organe qui la sécrète. Cleghron, et tous les médecins anglais qui ont habité long-tems les

(1) Morgagni, *lib. IV*, *Epist.* LXX, *art.* 18, 20; Portal, *Traitement des personnes empoisonnées*, *et Observations sur les Maladies du foie*, pag. 387, 388 et 590. Suivant les expressions de M. Deidier, dans la peste de Marseille de 1720, la bile tirée de la vésicule du fiel des cadavres pestiférés, inoculée à des chiens, a toujours communiqué la maladie, tandis que la chair et le sang, dévorés par quelques-uns de ces animaux, n'ont pas altéré leur santé.

(*Journal des Savans*, mars 1722, pag. 541.)

Indes et ont été témoins de ces grandes épidémies de choléra-morbus, qui y sont si fréquentes parmi les naturels du pays et les troupes européennes, sont d'un avis unanime pour en attribuer la cause à la surabondance de la bile et aux altérations physiques qu'elle éprouve par la force de la chaleur. « Les gens ardens et colères, dit Lieutaud, qu'on sait être tourmentés par la bile, sont les plus sujets au choléra-morbus. La bile joue un très-grand rôle dans cette maladie : elle est tantôt d'un jaune verdâtre, tantôt érugineuse, noire et quelquefois dans un état de putridité acide. Le choléra est souvent épidémique dans la canicule, et plus commun à la fin de l'été que dans aucune autre saison de l'année. » Poissonnier, dans son *Traité des maladies des gens de mer*, reconnaît aussi dans la colique bilieuse des pays chauds, qu'il confond avec le choléra-morbus, l'existence d'une bile acrimonieuse et presque corrosive, qui, agissant tant sur le plexus hépatique lui-même que sur le gastrique et le mésentérique supérieur, jette les parties dans lesquelles ils se distribuent dans un état de resserrement convulsif, qui produit à la fois le vomissement, les douleurs vives qui caractérisent cette colique. L'acrimonie bilieuse n'étant qu'un excès de tendance à la putréfaction, dont la bile est très-susceptible, et la chaleur des climats la favorisant, la colique qui en est le résultat doit être, comme elle l'est effectivement, plus commune et plus dangereuse dans les pays chauds que dans les pays froids ou tempérés. » Enfin on lit ce passage remarquable dans l'ouvrage de M. le docteur Audouard : « Ce serait s'inscrire contre les faits d'observation que de ne pas reconnaître une essence bilieuse à la fièvre intermittente aussi bien qu'à la fièvre jaune. Nées de mêmes causes, ces maladies existent conjointement et dans les mêmes circonstances. On pourra observer une intermittente bénigne ou pernicieuse, un choléra-morbus ou la fièvre jaune. Toutes ces nuances n'expriment que les différentes impressions du climat. »

Tous les journaux ont parlé de l'épouvantable contagion qui, transportée de l'Inde à Bagdad, y fit périr dans moins de vingt jours quinze mille individus. Cette contagion a été reconnue pour être de la même nature que le choléra-morbus, qui, depuis sept ans environ, exerce de si grands ravages dans l'Indoustan, où il a embrassé un territoire dont l'étendue est de onze degrés de latitude et la surface de plus de mille lieues carrées. M. le docteur Denans, de Marseille, ayant fait en 1818 un voyage au Bengale, en qualité de chirurgien, sur l'*Epaminondas*, vaisseau marchand parti de Marseille, a eu l'occasion favorable de voir et d'étudier cette maladie à Calcutta. Il a consigné, dans une thèse présentée à la faculté de Paris le 11 août 1820, les observations qu'il a recueillies sur cette épidémie. La description qu'il en donne nous offre une similitude parfaite avec le choléra-morbus d'Europe, soit qu'on considère l'un et l'autre dans leurs causes prédisposantes et occasionelles, soit qu'on les compare dans leur invasion, leur marche, leur durée et dans leurs diverses périodes, et jusque dans leur traitement curatif et prophilactique. C'est en décrivant les phénomènes morbides qui marquent la troisième période qu'il dit littéralement : « C'est dans cette période que des symptômes acquièrent un degré d'intensité qui caractérise cette maladie ; les douleurs deviennent plus vives, les vomissemens plus fréquens, plus difficiles, de nature bilieuse comme dans le commencement de la fièvre jaune, avec laquelle le choléra-morbus, dans les pays chauds, a beaucoup d'analogie. Les médecins anglais de Calcutta jugent, d'après la fréquence des vomissemens et la grande quantité des matières bilieuses évacuées, que la bile est viciée, qu'elle est la seule cause de la maladie. En conséquence, pour rendre son expulsion par le haut plus facile, ils gorgent leurs malades d'eau de tamarin, et provoquent celles d'en bas par des doses répétées de calomel ; puis, quand la maladie est très-avancée, ils donnent le laudanum à des doses excessivement élevées, en y associant toujours le calomel. »

Ce fut au mois de novembre 1819 qu'une frégate anglaise venant de Calcutta avec cette maladie à bord, la communiqua à l'Ile-de-France, où elle fit les plus terribles ravages. Malgré toutes les précautions prises par le gouverneur de l'Ile Bourbon pour la repousser et pour s'en défendre, une cupidité criminelle ayant favorisé le débarquement clandestin de plusieurs nègres de traite, la contagion éclata à Saint-Denis, capitale de cette île, où elle fit périr, depuis le 14 janvier jusqu'aux premiers jours de mars 1820, cent soixante-dix-huit personnes, parmi lesquelles on compte cent cinquante-quatre nègres. C'est dans la notice intéressante lue à l'académie des sciences, le 16 avril 1821, par M. le chevalier Moreau de Jonnès, que l'on trouve tous les documens précieux qui concernent l'historique de cette redoutable contagion et de ses funestes ravages dans l'Inde (1). M. Moreau de Jonnès est un de ces philantropes éclairés qui, sans avoir reçu le bonnet de docteur, en possèdent toute la science, et il est trop avantageusement connu dans le monde médical par l'étendue de ses connaissances, son talent d'observation et la rectitude de son jugement, pour que je donne ici la nomenclature de ses nombreux ouvrages. Il suffit de prononcer son nom pour savoir qu'il n'y aura jamais d'entreprise utile à l'humanité à laquelle il ne se trouve heureusement associé.

---

(1) C'est au mois d'août 1817 que cette maladie meurtrière parut dans l'Indoustan. On croit que sa première irruption eut lieu à Jessore, ville située à trente-trois lieues au N. E. de Calcutta, dans le Delta du Gange. Après avoir détruit le plus grand nombre des habitans de Jessore et des villages voisins, elle envahit tout le territoire compris entre les différentes branches du Gange, s'étendit en remontant leur cours, et atteignit Bénarès, qui est à plus de trois cents lieues de Calcutta. C'est dans la première semaine de septembre que cette dernière ville, capitale de l'Inde britannique, fut infectée. Elle n'attaqua d'abord que peu de personnes, et bientôt

Il me semble que l'analogie que j'ai voulu établir dans les pays chauds entre le choléra-morbus et la fièvre jaune, repose sur des faits trop authentiques et sur des argumens trop irrésistibles pour que j'appelle de nouvelles autorités au secours de mon opinion. Si quelque chose doit étonner sur ce point, c'est que cette analogie dans les causes et cette identité dans les symptômes de ces deux maladies n'aient pas été prononcées depuis long-tems, puisque l'une et l'autre sont si apparentes aux yeux des praticiens, qu'il n'est aucun d'eux qui ne les reconnaisse dans le premier malade de ce genre soumis à son examen. Si cependant je ne craignais d'affaiblir trop les preuves en les multipliant, je rappellerais ici ce qu'a rapporté l'estimable auteur de la notice sur la maladie pestilentielle de l'Inde, et qui vient toujours à l'appui du rappro-

---

l'armée anglaise fut assaillie par cet ennemi formidable. Le 18 novembre, la division du centre en fut attaquée; elle était tout au plus de dix mille hommes, et en douze jours trois mille succombèrent. Plusieurs autorités élèvent sa perte à beaucoup plus, et la portent de cinq à huit mille. Des lettres de Canton, du 18 octobre, annoncent que des bâtimens anglais mouillés dans ce port étaient attaqués du choléra-morbus de l'Inde, et que cette maladie, qui avait pénétré dans les provinces méridionales de la Chine, y faisait les plus grands ravages. Les habitans périssaient par milliers. (*Notice sur la Maladie pestilentielle importée aux îles de France et de Bourbon, et désignée sous le nom de choléra-morbus de l'Inde*, par M. Moreau de Jonnès.)

chement que j'ai cherché à établir entre deux maladies si terribles dans leurs symptômes et si effrayantes et désastreuses dans leurs résultats. « On a fait usage, dit-il, à l'Ile-de-France, d'huile d'olive prise intérieurement à grandes doses, et mêlée au camphre et à l'éther. On prétend en avoir obtenu d'étonnans succès; on assure même qu'un M. Gaurdemar l'ayant employée pour tâcher d'arracher à la mort trente-six nègres de son habitation, qui étaient atteints de la contagion, il n'en perdit que deux. Il est digne de remarque que le même moyen médical dont on s'est servi en 1819 à l'Ile-de-France contre la maladie pestilentielle désignée sous le nom de choléra-morbus, ait été employé avec un pareil succès dans le cours de la même année, à la Havane, contre la fièvre jaune, et à Tanger contre la peste du Levant. » Qu'aurait dit le même auteur si, en traçant ces lignes, il avait pu avoir connaissance des cures miraculeuses qui ont été obtenues au lazaret de Marseille, en 1821, par l'administration des potions huileuses aux malades atteints de la fièvre jaune, puisque les deux tiers de ces malades ont été guéris, ce qui surpasse de beaucoup toutes les chances les plus heureuses que l'on ait jamais pu obtenir dans cette maladie.

Dans son rapport au conseil supérieur de santé, le même auteur établit d'une manière bien plus démonstrative encore l'analogie qui existe entre la fièvre jaune et le nouveau fléau pestilentiel qui s'avance de l'Inde vers l'Europe. Quand on a lu ce rapport, qui donne tant à craindre à l'humanité, et qui annonce un si grand talent d'observation, on reconnaît que la maladie s'est propagée de proche en proche depuis 1817 jusqu'en 1823, en l'espace de sept ans, depuis les Moluques jusqu'aux rivages de la Syrie, et depuis l'embouchure du Volga, dans la mer Caspienne, jusqu'aux îles de France et de Bourbon, dans la mer d'Afrique, ce qui place les points extrêmes de ces ravages à une distance de treize cent quarante lieues dans la direction du nord au sud, et de dix-neuf cent lieues dans celle de l'est à l'ouest; qu'elle attaque tous les âges, tous les sexes, tous les tempéramens, toutes les races, l'Indien, le Chinois, le Malais, l'Arabe, le Nègre, le Turc et l'Européen; qu'elle règne dans toutes les saisons de l'année, soit que la température atmosphérique soit froide ou chaude, sévissant avec une égale violence dans les hautes montagnes de Népaul, dans les mornes élevés de l'Ile de France, dans les déserts du Diabékir et les steppes de la Tartarie. Cette formidable maladie se propage d'une manière analogue à celle des contagions, s'étendant de proche en proche par les communications, remontant les fleuves et pénétrant dans les provinces les plus reculées au moyen de la navigation intérieure; suivant les armées dans leurs marches, les Indiens dans leurs pélerinages, les bâtimens de guerre et du commerce dans leurs expéditions, et traversant les mers avec les navigateurs, les déserts avec les caravanes, et les chaînes des montagnes avec les voyageurs et les fuyards. On estime enfin que cette maladie ayant enlevé au Bengale, à Madras, à Bombay et dans leurs dépendances deux millions et demi d'individus, ce nombre doit être encore doublé par les autres contrées où elle a également porté ses ravages.

Ce n'est pas, sans doute, sur une pure hypothèse que j'établis l'identité de la fameuse peste noire du quatorzième siècle et du choléra pestilentiel de l'Inde. On n'a qu'à lire le point de départ de cette première peste, d'apres les historiens, les contrées qu'elle parcourut avant de dévaster l'Europe pendant seize ans, le nombre des victimes qu'elle y enleva, et l'on pourra juger si le fléau moderne de l'Inde n'a pas une origine commune, une marche égale et un venin également destructeur. En effet, suivant les auteurs, dit Papon, elle partit du royaume de Catay, au nord de la Chine, en 1346, se glissa dans l'Inde, parcourut la Turquie d'Asie et d'Europe, pénétra en Egypte et dans une partie de l'Afrique, fut portée en Sicile en 1347; elle passa de là à Pise et à Gênes, infecta, en 1348, toute l'Italie, excepté Milan, franchit les Alpes la même année, désola la Savoie, la Bourgogne, le Dauphiné, la Provence, le Languedoc, pénétra en Catalogne et parcourut presque toute l'Espagne. Elle ravagea ensuite l'Angleterre, l'Ecosse, l'Irlande et la Flandre, à l'exception du Brabant, où elle fit peu de mal; porta, en 1350, ses fureurs en Allemagne, dans la Hongrie, le Danemarck et dans presque tout le nord de l'Europe, d'où elle revint pour ainsi dire sur ses pas, dévasta la partie de la France qu'elle avait laissée intacte, désola de nouveau, en 1361, celle qu'elle avait déjà attaquée, retomba en Italie, qu'elle dépeupla, et finit en 1363, après avoir emporté, s'il faut en croire Villani et d'autres historiens tels que l'Inarins et Boccace, témoins oculaires, les quatre cinquièmes des habitans de l'Europe (1). Qui peut méconnaître ici la marche actuelle du choléra-morbus, qui, né à Jessorre en 1817, est déjà parvenu sur les bords de la Méditerranée et de la mer Caspienne en 1823, après avoir parcouru, durant cet intervalle, des contrées aussi vastes que celles qui ont été désignées ci-dessus dans son itinéraire, et dont la seule étendue effraie l'imagination.

Quant à l'identité des symptômes de cette formidable maladie du quatorzième siècle avec ceux de la fièvre jaune et du choléra de l'Inde, elle ne laisse rien à désirer au médecin observateur. On voit dans l'une et dans les autres des vomissemens affreux et perpétuels, des hémorragies par le nez, les poumons, les intestins et les reins; des évacuations alvines jaunes, noires et cendrées; des exanthèmes rouges, noirs ou bleuâtres sur la peau et des tumeurs aux aisselles et aux aines. Tous ces différens symptômes se retrouvent également dans les trois maladies que je viens de mentionner, c'est-à-dire la fièvre jaune ordinaire, le

(1) *De la Peste*, ou *Epoques mémorables de ce fléau*, par J. J. Papon. Au rapport de Boccace, Florence seule compta cent mille victimes enlevées par ce fléau.

choléra-morbus actuel de l'Inde et la peste noire du quatorzième siècle, que je considérerai toujours, au reste, comme identiques, quoiqu'elles puissent être différenciées, à la rigueur, par quelques nuances légères sous le rapport de leurs symptômes, d'après l'influence diverse des siècles, des climats, du tempérament particulier des individus qui en sont atteints, et surtout de l'état des lieux qu'ils habitent, lorsque ceux-ci sont insalubres et marécageux. Mais avant de terminer ce chapitre, je crois devoir mettre dans la dernière évidence les rapports d'analogie qui existent entre le choléra-morbus du Midi et celui de l'Inde, en insérant ici diverses observations recueillies dans ces deux différens climats, et par lesquelles on pourra juger que la maladie de cette dernière contrée a été quelquefois plus bénigne et moins meurtrière que celle de notre continent, ce qui doit exciter de plus en plus la sollicitude du gouvernement et des intendances sanitaires du royaume, pour ne pas laisser pénétrer sur le sol français le nouveau germe pestilentiel des bords du Gange, d'après la crainte trop justement fondée que l'affection analogue que ce germe exotique rencontrerait ne lui facilitât les moyens d'un prompt acclimatement, ainsi que l'on voit souvent, en économie rurale, des graines étrangères fructifier au centuple dans le nouveau terrain qu'on leur présente.

C'est à l'obligeance de M. le docteur Reymonet, de Marseille, que je dois l'observation suivante. Comme il l'a rédigée sous le nom de gastro-duodéno-hépatite, j'ai la faculté de la classer ou parmi les fièvres jaunes sporadiques, ou parmi le choléra de même nature, d'après l'identité pathologique que je reconnais à ces deux maladies. Cependant la marche si rapide d'une affection qui a été mortelle dans le court espace de vingt-cinq heures, après avoir eu des symptômes aussi effrayans que ceux d'une cardialgie active, d'une suffusion ictérique générale de la peau, d'une suppression d'urine, de vomissemens noirs, d'ongles violets et d'extrémités de la même couleur, m'a porté à lui assigner une place parmi les choléra qui, quoique nés sporadiquement en Europe, n'ont pas moins quelquefois de malignité, comme je l'ai déjà dit, que ceux de l'Indoustan.

Le sieur M***, âgé de cinquante ans, peseur public à Marseille, d'une constitution maigre, disposé, par son organisation et son caractère, aux émotions vives, avait depuis plusieurs années son appétit diminué. Il ne trouvait le moyen de l'exciter que dans l'usage des substances fortement assaisonnées. Ses digestions se faisaient mal et donnaient souvent lieu à la diarrhée, ainsi qu'à des gaz qu'il rendait souvent par la bouche. Quand ces rapports le fatiguaient, qu'ils distendaient le ventre (ce qu'il appelait des vapeurs), il achetait sa tranquillité en prenant divers condimens ou infusions aromatiques ; mais ces remèdes le laissaient abattu, mélancolique et même irascible pendant quelques jours.

Le 8 août 1824, il prit en se levant une tasse de

café pur et sans sucre : il avait peu mangé la veille, et il resta à jeun jusqu'à midi, époque où il commença à éprouver de violentes coliques. Avant de poursuivre, il est important de signaler que le sieur M*** était demeuré exposé à un soleil très-chaud toute la matinée, ce qui lui arrivait souvent quand il cultivait son jardin, genre de distraction qu'il aimait. A ces coliques succèdent des vomissemens verdâtres avec sentiment d'ardeur à la gorge : arrivé près de lui, je le trouve dans un état d'abattement difficile à dépeindre; le pouls était concentré, la langue un peu rouge, comme d'habitude, sans pourtant être sèche, les extrémités refroidies. — Limonade à la glace, lavement avec le pavot et la graine de lin, frictions huileuses chaudes sur l'abdomen. La chaleur est rappelée et entretenue aux extrémités.

A quatre heures, le vomissement et les tranchées continuent, le pouls est toujours concentré, les angoisses sont insupportables; le malade dit ressentir un déchirement dans l'estomac, la région ombilicale est déprimée, son découragement est extrême, ce qui est loin de son naturel. — Opium administré sous plusieurs formes et rejeté à l'instant même, fomentations sur le ventre, eau glacée et lavement huileux.

Dix heures du soir. — Il est survenu de la réaction ; le pouls bat fréquemment, mais il est facile à déprimer; peau chaude, langue sèche, joues colorées, yeux brillans, tête pesante; d'autre part absence du vomissement, des tranchées, mais la douleur épigastrique, quoique moins vive, persiste, et l'agitation est extrême. — Trente sangsues sur l'épigastre, même boisson.

Six heures du matin. — Les sangsues ont peu donné, cependant l'affaissement est général : le malade a vomi noir plusieurs fois dans la nuit, qu'il a passée dans les angoisses; il y a légère suffusion jaune à la peau, surtout aux tempes, aux paupières inférieures, au cou et à l'abdomen; pouls petit et fréquent. Le malade n'a point uriné depuis près de 24 heures, et l'hypogastre est affaissé; le bain tiède est proposé, mais la prostration des forces, l'état d'accablement et la répugnance que les parens et le malade lui-même manifestent, font différer l'emploi de ce moyen. On se borne à faire des fomentations chaudes et légèrement sinapisées sur les membres inférieurs dont la température est basse.

Onze heures du matin. — Une légère réaction s'est manifestée; il n'y a que très-peu de teinte jaune à la peau et point de vomissemens : le malade paraît tranquille, quant au physique, mais la crainte d'une mort prochaine ne l'abandonne pas. Je fais part de mes craintes aux parens. Le docteur Roubaud m'est adjoint. Nous demeurons convenus de profiter de cette courte opportunité que doit nous donner cette faible réaction, pour tâcher d'arrêter les progrès alarmans d'une phlegmasie si violente. Quelque forte que nous paraisse la concentration des forces, cinquante sangsues sont répandues sur l'abdomen. Le pouls tombe aussitôt, avant même que l'on puisse admettre la moindre déplétion des capillaires; d'ailleurs quelques sangsues seulement ont piqué et se détachent un moment après.

Midi. — Le sieur M*** est sans pouls, son corps se refroidit et se couvre de sueur; les traits se décomposent, les ongles et les extrémités ont une teinte noirâtre; il conserve cependant le libre usage de ses facultés; il paraît sensible aux exhortations de son directeur et aux dernières preuves de sollicitude que lui prodigue sa famille; il expire avec calme et résignation vers les trois heures de relevée, ayant conservé dès le principe la conviction qu'il succomberait rapidement à cette douloureuse maladie.

Réflexions de M. le docteur Reymonet. — Des considérations particulières ont mis empêchement à ce que le cadavre du sieur M*** fût ouvert; mais n'est-on pas en droit de penser que le siége probable de l'affection était dans les premières voies et l'appareil biliaire; qu'elle a commencé par l'estomac; qu'elle s'est propagée au duodénum et de là au foie, par la communication des conduits biliaires? Ne doit-on pas rapporter l'excessive acuité de cette phlegmasie à l'irritation chronique de cette portion de la muqueuse digestive? Ne nous est-il pas démontré qu'une inflammation aiguë entée sur une chronique devient quelquefois mortelle en peu d'heures? L'histoire de toutes les épidémies en a fourni de nombreux exemples, et la plupart des médecins qui ont séjourné aux colonies ont fait ces remarques sur les individus morts en peu de tems du typhus ictérode. On a pu se convaincre qu'ils étaient affectés de gastrite et d'entérite chroniques, et que c'est à cette cause que l'on devait attribuer la rapidité des troubles sympathiques qui s'opéraient. Si dans les cas de perforations spontanées de l'estomac et du tube intestinal, et de choléra-morbus violens qui se terminent promptement par la mort, on a recours aux signes commémoratifs, on s'assure que les malades qui y ont succombé entretenaient sur les organes digestifs, par une nourriture excitante et habituelle, une stimulation permanente. D'après les faits de cette nature, rapportés par des médecins physiologistes, n'est-il pas permis de poser en thèse générale qu'une phlegmasie aiguë entée sur une irritation chronique est presque toujours et rapidement mortelle? Cette observation, quoique peu probante par le défaut d'autopsie cadavérique, ne laisse pas que de déposer en faveur de cette assertion.

Le 16 *juillet* 1824. — Le sieur Poudret, jeune négociant établi à Marseille, a l'imprudence de boire une carafe de limonade à la glace, après avoir fait des courses qui l'avaient beaucoup échauffé. Bientôt après il éprouve des tranchées violentes, puis des vomissemens bilieux, suivis d'évacuations alvines de la même nature; les symptômes d'un choléra-morbus intense se prononcent. La nuit est marquée par de vives angoisses, et le malade appelle à son secours M. le docteur Roubaud. Cet estimable praticien combat, par les remèdes ordinaires, tels que l'opium, les sangsues, les délayans, les révulsifs, cette affection qui acquiert d'un moment à l'autre un caractère plus grave, et nécessite la présence d'un second médecin, M. le docteur Ducros. La cardialgie et le tiraillement des intestins donnent au malade un état de souffrance extraordinaire : la journée et la nuit du 17 sont également mauvaises par la fréquence des vomissemens et des déjections alvines. Tous les symptômes s'exaspèrent le 18, et laissent le malade dans un état désespéré pour la nuit. Dans la matinée du 19 il expire. Les facultés intellectuelles ont été intactes jusqu'à la mort. Les soins les plus éclairés et les plus prompts ont été ici inutiles; l'art n'a pas triomphé d'une maladie qui, dès son début, s'est annoncée avec des symptômes nouveaux et inflammatoires de la plus pernicieuse intensité.

L'autopsie cadavérique, faite par MM. les docteurs Roubaud, Ducros et leurs élèves, a donné pour résultat une inflammation qui se prolongeait de l'estomac aux intestins grèles, et même jusqu'au colon transverse; la muqueuse était rongée, gonflée, mais ne présentait aucune altération dans son tissu.

Il est bon d'observer ici que dès les premiers jours du mois de juillet, le thermomètre de Réaumur s'était élevé et soutenu de 14 à 16 degrés, et que le sieur Jacquinet, homme d'un âge avancé, avait été déjà rapidement enlevé, à cette époque, par un choléra-morbus accompagné de déjections noires.

Les trois observations suivantes sont extraites de

l'intéressante notice du choléra-morbus, ou mordéchi, publiée par M. le docteur Keraudren, connu par ses savantes recherches sur l'hygiène navale, les maladies des gens de mer et des colonies, et ses autres travaux si en rapport avec ses fonctions d'inspecteur général du service de santé de la marine royale, et de membre du conseil supérieur de santé du royaume (1).

Première observation. — Madame S....., d'un tempérament lymphatique nerveux, d'une constitution grêle et débile, atteinte d'une affection de la matrice, avait déjeuné le matin, selon sa coutume, avec du riz. Elle éprouva bientôt une tension de l'épigastre, suivie de tous les symptômes du choléra-morbus, qui persistaient depuis dix heures du matin. Je fus appelé à dix heures du soir; cette dame avait été vue par un médecin bengali qui lui avait fait prendre de l'eau de vie, et avait aussi administré, à plusieurs reprises, l'alcool de menthe et l'alcool de lavande, sans plus de succès. La malade avait alors vomi huit fois et avait eu vingt selles : les déjections étaient involontaires. Voici l'état dans lequel je la trouvai : douleurs vives à l'épigastre, soif ardente avec sentiment d'ustion à l'estomac et dans les intestins; respiration entrecoupée; face hippocratique; pouls petit, intermittent, presque insensible; crampes dans les membres abdominaux, prostration des forces; immobilité, supination, excepté

(1) *Du Choléra-Morbus de l'Inde*, ou *Mordéchi*, par P. F. Keraudren, 1824.

dans les crampes; extrémités froides, sécheresse de la peau, selles muqueuses et noirâtres.

Je prescrivis une potion avec le laudanum et le camphre à prendre par cuillerées tous les quarts d'heure.

Le lendemain matin, le pouls était relevé, la chaleur rétablie, la malade transpirait abondamment; les évacuations étaient suspendues; la même potion fut continuée d'heure en heure. Le soir, tout était dans l'état naturel; il y avait eu une selle assez liée; il ne restait que de la faiblesse : la malade prit pour boisson du vin de Madère dans de l'eau.

Le troisième jour, convalescence ; la malade fut nourrie avec le sagou aromatisé avec la canelle : on lui donnait, avant de manger, un petit verre de vin amer.

Deuxième observation. — Madame C......., d'une constitution grêle et débile, d'un tempérament lymphatique, avait déjeuné avec du riz sec; une demi-heure après le choléra-morbus se déclare. On administre à plusieurs reprises l'alcool de menthe et de lavande. Je suis appelé à cinq heures du soir ; il y avait eu dix à douze selles; j'observai : vive sensibilité à l'épigastre, nausées très-douloureuses, respiration lente, pouls fréquent, petit, changement presque continuel de position.

Je fais préparer l'éther et l'eau de fleur d'oranger, avec une potion à prendre par cuillerées chaque demi-heure.

A dix heures du soir, violentes douleurs épigastriques, point de vomissemens, respiration entrecoupée, pouls petit, sentiment d'ustion dans l'abdomen, soif ardente ; crampes dans les membres, prostration, supination, défaillances fréquentes, déjections involontaires, extrémités froides, face hippocratique.

Potion avec le laudanum, le camphre et l'éther sulfurique, dont la malade prend une cuillerée tous les quarts d'heure.

Le lendemain, plus de choléra ; faiblesse assez grande, maigreur, pâleur du visage : on permet le sagou aromatisé avec la canelle, et après deux jours la santé est parfaite. (Ces deux observations ont été recueillies dans l'Inde par M. Saint-Yves, chirurgien de la marine royale.)

Troisième observation.—Henri Caledec, matelot, âgé de quarante-sept ans, d'une constitution faible, usée, éprouve dans la nuit du 1er au 2 février des vomissemens de matières amères et des déjections considérables, accompagnées de douleurs vives à l'estomac et au ventre et d'une grande faiblesse. Il ne prévient personne : je le vois à six heures du matin. Alors, débilité extrême, sueurs froides, traits décomposés, douleurs très-fortes à la région épigastrique et dans l'abdomen très-sensible à la pression ; urines supprimées ; vomissemens de tems en tems de matières muqueuses, amères ; déjections de mêmes matières peu fréquentes ; hoquets, crampes dans les extrémités abdominales et aux mains, pouls extrêmement petit, accéléré, intermittent ; respiration pénible et courte. (Potion composée de quinze gouttes d'éther et dix de laudanum dans deux onces d'eau sucrée; pour une seule dose.) La potion est rejetée; le malade fait de grands efforts pour vomir. (Même dose d'éther et de laudanum à prendre par cuillerées; eau de riz tiède, deux lavemens émolliens.) Les vomissemens, les hoquets et les crampes continuent; la faiblesse est extrême. (Potion composée de deux gros d'eau de menthe, quinze gouttes d'éther et de laudanum, vingt de teinture aloétique dans trois onces d'infusion de camomille, à prendre par cuillerée de quart d'heure en quart d'heure; frictions sèches sur les membres.) A midi, il n'y a pas d'amélioration. (Embrocation d'huile et d'alcali volatil sur la région épigastrique, suivie d'un vésicatoire deux heures après.) A quatre heures le malade paraît sans ressources; rien n'a produit de soulagement; les traits sont tout-à-fait décomposés; le pouls est imperceptible, la voix nulle; mort à sept heures du soir. (Cette observation a été recueillie par M. Lefebure, chirurgien-major de la frégate du roi *la Cléopâtre*, pendant sa relâche à Marseille.)

Les observations recueillies par M. Denans aux îles de Nicobar, dans l'Inde, n'offrent pas moins d'intérêt, et doivent faire suite aux précédentes.

1. Louis Delmas, matelot, âgé de vingt-trois ans, d'une faible constitution et d'un tempérament nerveux, fut pris, le 5 novembre 1817, premier jour de notre relâche aux îles Tricity, Naitcovery et Coury,

de violentes douleurs dans le bas-ventre, suivies de vomissemens et de selles abondantes; pouls petit, fréquent, irrégulier, ventre dur et météorisé; boissons adoucissantes, lavemens émolliens, fomentations; quinze gouttes de laudanum sont données dans une potion aromatisée avec l'eau de fleur d'oranger. A dix heures, langue sèche, sueur froide par tout le corps, crampes dans les membres. Linges chauds appliqués aux pieds, quinze gouttes d'éther et vingt gouttes de laudanum dans un demi-verre de tisane. A dix heures et demie, respiration plus libre; les vomissemens et les selles diminuent; le pouls reprend de la force; la chaleur du corps revient; le malade s'endort, et deux heures après il s'éveille sans douleur. Le lendemain il est en convalescence.

2. Louis Robin, contre-maître, âgé de trente-cinq ans, d'une bonne constitution et d'un tempérament nervoso-bilieux, étant de garde durant la nuit et par un tems d'orage, eut ses habits mouillés pendant trois heures. En descendant de garde, il fut se coucher, et une demi-heure après il fut pris de vomissemens et de violentes douleurs d'estomac. Les matières rendues étaient verdâtres; la face était grippée; les yeux fixes, hagards, le pouls petit, intermittent, pieds froids et sueur froide au visage. Tisane de guimauve, linges chauds aux pieds. Le malade refuse de boire de la tisane, disant que les Indiens y avaient touché. Je prescrivis vingt gouttes de laudanum dans un peu d'eau de fleur d'oranger. A six heures, hoquets, crampes vives; les

vomissemens et les selles se succèdent avec rapidité; j'eus recours au même mélange d'éther, de laudanum et de sucre, que dans l'observation précédente : deux lavemens opiacés diminuèrent les vomissemens et les selles. Ces douleurs calmées, le pouls se développa; la peau devint moite; les crampes cessèrent; il s'endormit, et ne s'éveilla qu'après plusieurs heures tout inondé de sueur. La convalescence fut très-courte. Il continua à percevoir l'odeur des Indiens plus de huit jours après que nous les eûmes quittés.

3. Le 6 février 1818, je fus appelé vers les dix heures du soir pour aller voir M***, chirurgien d'un navire de Bordeaux, mouillé à Calcutta. Anxiétés extrêmes; vomissemens verdâtres; douleurs vives à l'abdomen; pouls presque insensible; face pâle, décomposée; ventre dur, tendu, douloureux; sueur froide et visqueuse sur tout le corps; crampes aux extrémités qui étaient froides. Tisane de graine de lin, fomentations sur l'abdomen et linges chauds aux extrémités; potion avec laudanum liquide; les symptômes persistent; nouvelle dose de laudanum; soulagement marqué; le pouls se relève; un grain d'opium amène la guérison en faisant cesser tous les symptômes fâcheux.

ANALYSE DU MÉMOIRE N° VII,

EN CE QUI CONCERNE LES TROIS PARTIES DE LA PRATIQUE MÉDICALE APPLICABLES AU CHOLÉRA-MORBUS.

DIAGNOSTIQUE.

Le premier symptôme du choléra, à son début, est une évacuation abondante de matières bilieuses par le haut et par le bas ; ces matières ne tardent pas à acquérir un grand degré d'acrimonie, d'où provient ensuite la phlogose de la membrane muqueuse de l'estomac et des intestins ; vomissemens très-fréquens, d'abord jaunes, puis verdâtres et souvent noirs ; crampes nerveuses de l'estomac, tortillemens des intestins, douleurs atroces des lombes, tiraillemens des extrémités, anxiétés, angoisses ; hoquets, défaillances, syncopes ; refroidissement presque général du corps ; pouls à peine sensible, prostration totale des forces ; soif ardente ; suppression des urines, respiration entrecoupée ; ces symptômes annoncent toujours, lorsqu'ils persistent, une terminaison funeste.

Autopsie cadavérique.

L'ouverture des cadavres, en faisant connaître le parfait accord qui règne entre la nature des symptômes indiqués ci-dessus et leurs effets, démontre clairement que le choléra-morbus a son siége dans le foie et dans le canal digestif. Aussi remarque-t-on souvent l'inflammation et la gangrène de l'estomac et des intestins, une altération visible du foie et de la vésicule biliaire, des épanchemens de matières noirâtres dans le tube alimentaire et digestif semblables à celles rendues par la bouche.

Cependant, lorsque le choléra a été foudroyant, c'est-à-dire, qu'il s'est terminé par la mort, après une ou deux heures de maladie, il présente la singulière particularité de ne laisser aucune lésion dans les organes, ce qui nous autorise à penser qu'il n'appartient pas primitivement à la classe des maladies inflammatoires, mais à celle des nerveuses et spasmodiques; et puisque les nerfs sont les conducteurs du sentiment et du mouvement, c'est aussi par eux que le spasme, quelle que soit la cause qui le produise, en se communiquant des viscères abdominaux au diaphragme et jusqu'au cœur, ralentit et abolit enfin l'exercice de la respiration et de la circulation, et occasione, s'il est, dès son origine, très-intense, la perte presque instantanée de la vie. Ainsi, l'opinion générale que, pour déterminer les causes qui ont rendu mortelle une maladie, il est essentiel, indispensable même d'examiner, après la mort, l'état des organes destinés à remplir les fonctions vitales; que de la connaissance positive de cet état dépend uniquement et entièrement celle des suites funestes qui en sont dérivées; en un mot, que toutes les lumières de la science médicale émanent de recherches nécroscopiques: une telle opinion, disons-nous, ne saurait être admise qu'avec une prudente restriction, les phénomènes qui accompagnent un grand nombre des maladies n'étant pas soumis à une loi évidemment connue et invariable. Or, si l'on nous demandait: peut-on asseoir sur l'autopsie cadavérique un jugement infaillible dans tous les cas? Nous répondrions avec le savant docteur Keraudren « que les ouvertures des cadavres montrent bien ce qui s'est passé dans les derniers tems de l'existence; mais indiquent-elles ce qui a lieu à l'origine, ou dans l'état des maladies? L'inspection anatomique ne nous offre plus les organes tels qu'ils étaient pendant le premier stade morbide, le plus important à connaître, puisqu'il constitue primitivement la maladie, et c'est alors que les médicamens peuvent être appliqués avec le plus de succès. Plus tard, l'affection pathologique n'est plus la même; elle a dégénéré; la tendance vers la mort, et enfin l'action organique amènent des changemens plus ou moins étrangers à la nature propre de la maladie. »

Cela posé, nous ne craignons pas d'affirmer que l'exacte distinction des symptômes qui répondent au caractère respectif des maladies est le meilleur guide du médecin qui, devenu par ce moyen l'interprète fidèle du langage de la nature, voit d'abord à quelle classe nosologique appartient l'affection morbide qu'il traite; retrace à son esprit le mode d'agir de la partie qui en est le siége, et dont il connaît, par les lumières de l'anatomie physiologique, la structure, les fonctions et les rapports, prévoit les désordres qui peuvent survenir pendant le cours de la maladie, songe aux moyens d'y remédier; après quoi, il n'hésite plus à prescrire les médicamens qu'il juge convenables pour en obtenir la guérison.

Telle doit être aussi la marche à suivre dans la curation du choléra.

THÉRAPEUTIQUE

D'APRÈS LES CAS DE CHOLÉRA-MORBUS RAPPORTÉS PAR L'AUTEUR DU MÉMOIRE.

Premier cas. — Le malade est âgé de cinquante ans et disposé par son organisation et son caractère aux émotions vives; appétit diminué depuis long-tems et ranimé par des subtances fortement assaisonnées ; mauvaises digestions et gaz renvoyés de l'estomac à la bouche. Le malade oppose, de son chef, à ces rapports fatigans des condimens et des infusions aromatiques qui le rendent abattu, mélancolique et même irascible pendant plusieurs jours; diarrhée de tems en tems, coliques violentes après avoir été exposé à un soleil très-chaud toute une matinée, vomissemens verdâtres avec sentiment d'ardeur à la gorge, abattement extraordinaire, pouls concentré, langue rouge sans être sèche, extrémités refroidies.

Traitement.

Limonade à la glace, lavement avec le pavot et la graine de lin ; frictions huileuses chaudes sur l'abdomen.

La chaleur est rappelée aux extrémités; continuation du vomissement et des tranchées; pouls toujours concentré; angoisses insupportables, déchirement dans l'estomac, dépression de la région ombilicale, découragement extrême.

Opium administré sous plusieurs formes, qui est rejeté à l'instant même; fomentations sur le ventre, eau glacée et lavement huileux.

Il survient de la réaction; le pouls est fréquent, mais facile à déprimer; peau chaude, langue sèche, joues colorées, yeux brillans, tête pesante, absence du vomissement et des tranchées, douleur épigastrique moins vive, mais persistante, agitation extrême.

Trente sangsues sur l'épigastre, même boisson.

Aucun résultat des sangsues; affaissement général, vomissement noir à plusieurs reprises, angoisses pendant la nuit, légère suffusion jaune à la peau et surtout aux tempes, aux paupières inférieures, au cou et à l'abdomen; pouls petit et fréquent; suppression des urines, affaissement de l'épigastre; prostration des forces.

Bain tiède, qui, n'ayant pas pu être pratiqué à cause de l'accablement et de la répugnance du malade, est remplacé par des fomentations chaudes et un peu sinapisées sur les membres inférieurs.

Légère réaction, point de vomissement, diminution de la teinte jaune à la peau.

On profite de l'état assez tranquille du malade pour arrêter les progrès alarmans de la phlegmasie par l'application de cinquante sangsues sur l'abdomen.

Le pouls tombe aussitôt, plusieurs sangsues se détachent un instant après avoir piqué, imperceptibilité du pouls, refroidissement du corps couvert de sueur, traits décomposés, les ongles et les extrémités prennent une teinte noirâte; mort, sans avoir jamais perdu le libre exercice des facultés intellectuelles.

Deuxième cas. — Un jeune homme boit de la limonade à la glace après avoir fait des courses qui l'avaient beaucoup échauffé. Il éprouve bientôt des tranchées violentes, des vomissemens bilieux, des évacuations alvines de la même nature, de vives angoisses pendant la nuit.

On prescrit l'opium, les sangsues, les délayans et les révulsifs.

La maladie prend d'un moment à l'autre un caractère plus grave; cardialgie, tortillement des intestins qui cause une grande souffrance, vomissemens et déjections alvines très-fréquens, l'intensité des symptômes est à son comble, le malade expire, ayant conservé intactes ses facultés intellectuelles jusqu'à la mort.

Autopsie cadavérique.

Inflammation depuis l'estomac jusqu'aux inintestins grèles et au colon transverse; la muqueuse est rouge, gonflée, mais sans altération de son tissu.

Troisième cas. — La malade est d'un tempérament lymphatique nerveux, d'une constitution grèle, débile et atteinte d'une affection de la matrice; ayant déjeuné avec du riz, elle ressent, peu de momens après, de la tension à l'épigastre; tous les symptômes du choléra se présentent. Un médecin bengali administre l'eau-de-vie, l'alcool de menthe et l'alcool de lavande sans aucun succès; huit vomissemens et vingt selles dans un court espace de tems, déjections involontaires, douleurs vives à l'épigastre, soif ardente, sentiment d'ustion à l'estomac et dans les intestins, respiration entrecoupée, face hippocratique, pouls petit, intermittent, presque insensible, crampes dans les membres abdominaux, prostration des forces, immobilité, supination, excepté dans les crampes, extrémités froides, sécheresse de la peau, selles visqueuses et noirâtres.

Potion avec le laudanum et le camphre par cuillerées, tous les quarts d'heure.

Pouls relevé, chaleur rétablie, transpiration abondante, évacuations suspendues, selles assez liées.

Continuation de la même potion d'heure en heure.

Tout revient à l'état naturel, il ne reste que de la faiblesse.

Vin de Madère dans de l'eau pour boisson; convalescence.

Sagou aromatisé avec la canelle, pour nourriture, et un petit verre de vin amer avant de manger.

Quatrième cas. — La malade est pareillement d'une constitution grèle, débile, et d'un tempérament lymphatique; une demi-heure après avoir déjeuné avec du riz sec, le choléra se déclare.

L'alcool de menthe et de lavande ne produisent, comme dans le cas précédent, aucun effet.

Vive sensibilité à l'épigastre, dix à douze

selles en peu de tems, nausées très-douloureuses, respiration lente, pouls fréquent, petit; la malade change de place à chaque instant.

Potion avec l'éther et l'eau de fleurs d'oranger par cuillerées, toutes les demi-heures.

Violentes douleurs épigastriques, point de vomissemens, respiration entrecoupée, pouls petit, sentiment d'ustion dans l'abdomen, soif ardente, crampes dans les membres, prostration, supination, défaillances fréquentes, déjections involontaires, extrémités froides, face hippocratique.

Potion avec le laudanum, le camphre et l'éther sulfurique, par cuillerées de quart d'heure en quart d'heure.

Tous les symptômes disparaissent; le choléra n'existe plus.

Grande faiblesse ensuite, maigreur, pâleur du visage.

Sagou aromatisé avec la canelle.

Bonne convalescence, santé parfaite après deux jours.

Cinquième cas observé par M. Lefébure, chirurgien-major de la frégate du roi *la Cléopâtre*. Age du malade, quarante-sept ans, matelot, constitution faible et usée, vomissemens de matières amères, déjections considérables, fortes douleurs à l'estomac et au ventre, débilité extrême, sueurs froides, traits décomposés, douleur intense à la région épigastrique, abdomen très-sensible à la pression, urines supprimées, vomissemens de matières muqueuses amères, déjections de mêmes matières, peu fréquentes, hoquets, crampes dans les extrémités inférieures et aux mains, pouls très-petit, accéléré, intermittent, respiration courte et pénible.

Potion de quinze gouttes d'éther et dix de laudanum dans deux onces d'eau sucrée en une seule dose.

Cette potion est rejetée avec de grands efforts pour vomir.

Même dose d'éther et de laudanum, par cuillerées, eau de riz tiède, lavemens émolliens.

Les symptômes les plus alarmans persistent; faiblesse extrême.

Potion de deux gros d'eau de menthe, quinze gouttes d'éther et de laudanum, vingt de teinture aloétique dans trois onces d'infusion de camomille, par cuillerées, de quart d'heure en quart d'heure, frictions sèches sur les membres.

Point d'amélioration.

Embrocations d'huile et d'alcali volatil sur

la région épigastrique, application des vésicatoires.

Le malade est sans ressource, traits tout-à-fait décomposés, pouls nullement sensible, voix éteinte, mort.

Sixième cas. — L'âge du matelot qui tombe malade est de vingt-trois ans; constitution faible, tempérament nerveux; violentes douleurs dans le bas-ventre, vomissemens et selles abondantes, pouls petit, fréquent, irrégulier, ventre dur et météorisé.

Boisson adoucissante, lavemens émolliens, fomentations; quinze gouttes de laudanum dans une potion aromatisée avec l'eau de fleur d'oranger; langue sèche, sueur froide, crampes dans les membres.

Linges chauds aux pieds, quinze gouttes d'éther, et vingt gouttes de laudanum dans un demi-verre de tisane.

Respiration plus libre, diminution des vomissemens et des selles, pouls ranimé, chaleur du corps rétablie, sommeil paisible pendant deux heures, cessation de la douleur après le réveil, prompte convalescence.

Septième cas. — Bonne constitution et tempérament nervoso-bilieux du malade, âgé de trente-huit ans; vomissemens et fortes douleurs d'estomac après avoir gardé ses habits mouillés pendant trois heures.

Déjections alvines verdâtres, face grippée, yeux fixes, hagards, pouls petit, intermittent, pieds froids, sueur froide au visage.

Tisane de guimauve, linges chauds aux pieds, vingt gouttes de laudanum dans un peu d'eau de fleur d'oranger.

Hoquets, crampes vives, vomissemens et selles se succédant avec rapidité.

Potion d'éther, de laudanum et de sucre; lavemens opiacés, les vomissemens et les selles diminuent, les douleurs sont calmées, le pouls reprend de la vigueur, la peau devient moite, les crampes cessent, sommeil pendant plusieurs heures, transpiration très-abondante, pleine convalescence et très-courte.

Huitième cas. — Le choléra-morbus se manifeste dans le chirurgien d'un navire de Bordeaux par des anxiétés extrêmes; vomissemens verdâtres, douleurs vives à l'abdomen, pouls presque insensible, face pâle, décomposée, ventre dur, tendu, douloureux, sueur froide et visqueuse, crampes aux extrémités froides.

Tisane de graine de lin, fomentation sur l'abdomen, linges chauds aux extrémités, potion avec le laudanum liquide, continuation des symptômes.

Nouvelle dose de laudanum.

Amélioration remarquable, le pouls se développe.

Un grain d'opium fait disparaître tous les signes patognomoniques et amène la guérison.

Ces trois dernières observations ont été recueillies par M. Denans, aux îles de Nicobar, dans l'Inde.

Nous recommandons ici de nouveau l'huile d'olive administrée de la manière indiquée plus haut, son efficacité contre le choléra étant incontestable.

PROPHYLACTIQUE.

A ce que nous avons exposé touchant ce même sujet, dans l'analyse du Mémoire n° 6, nous ajouterons les avis suivans :

1. D'empêcher que le corps, après un travail long-tems soutenu et laborieux, n'éprouve une réfrigération soudaine par l'impression d'un air humide et froid qui répercuterait la transpiration, et occasionerait un désordre extraordinaire dans le système de la circulation.

2. De ne pas se nourrir d'alimens indigestes, de ceux surtout qui sont d'une nature froide ou trop échauffans; mais d'observer un régime mixte, c'est-à-dire composé de légumes assaisonnés avec du vinaigre; de poisson, de chair, celle des volatiles méritant la préférence.

3. De ne pas boire trop d'eau, ayant soin de l'améliorer en la purifiant au moyen des fontaines filtrantes, et en y faisant dissoudre une dose modérée de nitre, ce qui la rendra une boisson hygiénique très-salutaire, pendant les fortes chaleurs principalement.

4. De faire usage, le matin à jeun, de tems en tems dans la journée, et surtout avant de se coucher, de quelques verres d'eau sucrée où on aura versé cinq à six gouttes d'éther, tous les bons praticiens ayant reconnu la grande vertu de l'éther sulfurique dans le traitement du choléra.

REMARQUES

SUR LE CHOLÉRA-MORBUS,

PAR LE DOCTEUR LIND.

La ressemblance qui existe entre les signes patognomoniques de la dyssenterie, flux morbide le plus souvent funeste aux Européens dans les climats chauds, et ceux qui caractérisent le choléra-morbus, connu aux Indes-Orientales sous le nom de *mordechian*, au début de l'une et de l'autre maladie, a déterminé l'illustre médecin que l'on vient de citer, à commencer par faire d'utiles considérations sur la première, avant de prescrire, d'une manière positive, le traitement convenable à la seconde.

« Le flux, dit-il, est également une maladie qui attaque fréquemment les Européens dans les pays chauds. Nous y voyons fort peu de fièvres malignes épidémiques qui ne soient accompagnées de cet accident.

» Quelquefois le flux paraît seul; très-souvent il fait venir la fièvre, mais plus ordinairement il se montre avec elle. Dans le premier cas, il est plus doux en général, et expose moins la vie que dans le second. Il y a une autre distinction très-essentielle à établir entre les flux dans tous les climats. Ceux qui se manifestent chez les individus très-bien portans, avant leur invasion, peuvent être considérés comme des maladies primitives; au lieu que lorsqu'ils se déclarent chez ceux que la fièvre a affaiblis, ou que tout autre circonstance a jetés dans l'épuisement, on doit les regarder comme symptomatiques. Ces derniers dépendent en grande partie de l'affaiblissement de la machine, qu'ils décèlent évidemment.

Quand une personne qui a joui jusque là d'une parfaite santé se trouve atteinte d'une dyssenterie violente pendant les chaleurs, les moyens suivans sont les plus propres à la guérir. On peut commencer par la saignée, si toutefois le cas le requiert, car il faut être très-circonspect à cet égard. Aussi, ne doit-on faire saigner que quand les douleurs sont vives et la fièvre très-forte; mais il faut s'en abstenir lorsque les malades ont beaucoup de faiblesse, sont abattus, ont le pouls peu élevé et peu de douleurs. Il en est de même dans le cas où l'on n'est appelé que quelques jours après l'invasion. La saignée ayant été reconnue nécessaire et exécutée, on doit faire prendre au malade quelques grains d'ipécacuanha comme vomitif et un narcotique après l'opération de ce remède, n'oubliant point que les vertus de l'ipécacuanha résident dans la seule écorce qui est résineuse, et que par conséquent il faut la séparer exactement du bois, ou corps ligneux, et la piler seule. Ainsi, on ne doit jamais réduire le tout ensemble en poudre, sous le prétexte que la substance ligneuse, se pulvérisant difficilement, il sera tems de l'enlever ensuite ; c'est une erreur qu'on se persuade par paresse. L'expérience prouve qu'il se réduit alors en poudre une quantité de bois, plus ou moins considérable, qui altère la vertu de ce médicament. Cela est de la plus grande importance, parce que quand on le donne en petite dose, dans l'idée qu'on a la partie attive, il ne produit aucun effet, ou n'en produit pas assez.

En général, les émétiques réunissent, dans la curation des flux dyssentériques, plusieurs avantages. Ils débarrassent l'estomac, évacuent l'humeur acrimonieuse, excitent une légère sueur fort utile. Mon usage est d'y revenir, lorsque le mal d'estomac reparaît pendant le cours de la maladie, lorsqu'il survient des vertiges, des tranchées et que le mal est opiniâtre. Ces remèdes peuvent se prescrire même dans les cas où les selles sont très-sanguines; mais il convient de s'en abstenir lorsqu'on a à traiter des personnes attaquées d'hernies, ou quand on soupçonne inflammation; l'ipécacuanha est préférable à tous les autres vomitifs, parce qu'il débarrasse l'estomac et les intestins sans relâcher les solides. Après avoir fait saigner le malade, on administre les deux médicamens indiqués ci-dessus; il ne faut pas négliger d'évacuer les intestins avec une dose convenable de sel catarctique amer. Les plus habiles praticiens conseillent ce purgatif uni à la manne et à l'huile. M. Huck, qui a été fort long-tems médecin des troupes anglaises dans les

Indes-Occidentales, en faisait fondre une once avec deux onces de manne dans une pinte d'eau. Les malades en buvaient quatre onces toutes les demi-heures jusqu'à ce qu'il vînt deux ou trois selles copieuses. Dans les pays chauds, j'ai préféré, lorsqu'il y avait beaucoup d'irritation et des douleurs vives, de donner la manne seule dans un verre d'émulsion. Au reste, on purge encore avec succès dans ces pays avec l'ipécacuanha, mêlé à la rhubarbe; le mercure doux uni au même remède, lorsqu'il y a des vers, le tamarin, la crême de tartre, etc., etc.

Enfin, on donnera la racine du Brésil à très-petites doses, jointe à l'opium et à la rhubarbe, et si la douleur des entrailles persiste, il ne faut nullement discontinuer les lavemens. On les varie à l'infini suivant les circonstances, mais je n'en connais point de préférables à ceux qui se composent de corne de cerf et d'amidon.

Les douleurs des entrailles et la fièvre étant cessées, les évacuations étant moins fréquentes, le bain froid achève le parfait rétablissement.

Une once de manne et deux grains de tartre émétique, qu'on fait dissoudre dans une chopine d'émulsion commune, édulcorée avec demi-once de sirop de pavot blanc, fournissent un bon purgatif au commencement de la maladie, surtout lorsque la fièvre l'accompagne. Les malades prennent une once de cette mixture toutes les heures jusqu'à ce qu'ils aient été convenablement purgés; on leur prescrit ensuite un narcotique. Ces préliminaires observés, la mixture de quinquina avec l'opium suffit souvent pour compléter la cure. Cette mixture peut aisément être remplacée par d'autres remèdes. J'ai usé, par exemple, pendant la dernière guerre, d'un opiat composé de parties égales de rhubarbe, de quinquina et de diascordium. Les malades en prenaient six à sept grains matin et soir.

Mais s'il y a choléra-morbus, c'est-à-dire si le flux dyssentérique s'annonce par de fortes envies de vomir ou des vomissemens considérables et des selles très-fréquentes avec un grand mal d'estomac, des douleurs intenses qu'on rapporte au nombril; chaleur brûlante des entrailles, anxiétés, crampes très-douloureuses, nausées, soif, petitesse, intermittence ou resserrement du pouls, suppression presque entière des urines, aridité, sécheresse de la peau, hoquet, convulsions, contraction des membres, sueurs froides, etc, dans ce cas, il faut avoir recours à d'autres remèdes que ceux prescrits pour la dyssenterie même la plus violente. En premier lieu, l'estomac doit être évacué par le moyen d'un stimulant très-doux, tel qu'une décoction légère de fleurs de camomille, prise à grandes doses, ou l'eau chaude, dans laquelle on a fait mettre quelques gouttes d'esprit de corne de cerf; on parvient ainsi à procurer un grand soulagement aux malades en dissipant les crampes et les spasmes qui les tourmentent fréquemment. En un mot, il est prudent avant tout d'insister sur les délayans, les rafraîchissans et les adoucissans, d'après l'avis de plusieurs praticiens célèbres qui enseignent que, quoiqu'il y ait une abondance de bile vicieuse à évacuer, les mouvemens spasmodiques sont trop violens pour faire vomir ou purger dans le principe, raison pour laquelle le parti de délayer la bile par d'abondantes boissons, qui tempèrent son âcreté et ramènent les spasmes à un état de modération moins capable d'enflammer les parties et toujours suffisant pour l'expulsion de l'humeur morbifique, est alors préférable à tous les autres. Il faut aussi conseiller la décoction de camomille en lavemens, jusqu'à ce que les intestins soient complètement évacués. Immédiatement après, un narcotique doit être administré; si le malade vomit l'opium, on lui en fait prendre le double en lavement dissous dans quatre ou cinq onces d'eau chaude, et l'on y revient au bout de six ou huit heures. Il importe donc de ne point arrêter sur-le-champ les mouvemens de la nature par des calmans tant hypnotiques qu'antispasmodiques, mais de les employer lorsque au moyen de délayans et de suffisantes purgations on aura bien évacué l'estomac et les intestins: cette pratique est celle de tous les médecins instruits. Si on les prescrit dès le principe, qu'en arrive-t-il? L'évacuation de la bile est suspendue, et la causticité de cette humeur porte bientôt une atteinte gangreneuse aux viscères. La suspension des évacuations, la stupeur générale, la raréfaction du sang et une foule d'autres effets secondaires, inséparables de l'action des narcotiques, pris de trop bonne heure, fournissent ici des contre-indications qui retiendront toujours un homme sage. D'ailleurs, il ne faut pas perdre de vue que la nature, lasse de ses propres efforts, se trouvera bientôt dans l'impuissance de les soutenir; que sa propre fatigue amènera le relâchement malgré elle.

Il n'y a qu'une circonstance qui autorise l'usage des calmans dans la première période de la maladie : c'est quand la petitesse, la faiblesse du pouls, la violence des crampes, les syncopes, les envies de vomir excessives, font craindre pour la vie des malades, et alors même doit-on être très-réservé à cet égard, car il s'agit de modérer les efforts de la nature, et non de les supprimer.

Lorsque le vomissement était rebelle (continue M. Lind) aux moyens que j'avais cru devoir être les plus efficaces, j'ai souvent réussi à l'arrêter en faisant appliquer sur l'estomac des topiques où entraient le vin chaud et les épices, l'opium et le camphre. Une goutte d'huile de canelle sur un morceau de sucre, le musc, la menthe, quelquefois aussi l'élixir de vitriol et l'esprit de nitre dulcifié, sont les meilleurs remèdes internes qu'on puisse administrer après l'emploi des purgatifs. Une infusion aqueuse de pain d'avoine bien rôti, réussit également ; cette boisson m'a été plusieurs fois d'un grand secours. En même tems on fait prendre aux malades du thé de menthe, de l'eau panée, du lait d'amande, ou de l'eau de poulet. Mais si le vomissement est opiniâtre, et qu'on soit assuré que le tube intestinal a été suffisamment débarrassé, la seule ressource est de donner l'opium par la bouche, et de la teinture thébaïque en lavemens, augmentant toutes les six heures la dose de ces remèdes, jusqu'à ce qu'on ait procuré le calme, à moins que l'affection de la tête n'oblige à suspendre.

Dans plusieurs circonstances où le mal était réfractaire et menaçait la vie des malades, je me suis vu contraint à pousser la dose de teinture thébaïque, qui se mettait dans les lavemens, jusqu'à demi-once avant de réussir à enlever les spasmes. Néanmoins, je ne me suis jamais déterminé à prescrire l'opium en aussi grande quantité, sans préalablement avoir ordonné des pédiluves, et fait appliquer des vésicatoires aux jambes. Si une douleur vive était opiniâtrement fixée sur la région de l'estomac, ou quelque autre partie de l'abdomen, depuis le commencement de la maladie, sans que la saignée et les fomentations chaudes eussent pu la dissiper, je me suis encore décidé à couvrir le siége du mal d'un emplâtre épipastique.

Les bains chauds, dans lesquels je faisais rester jusqu'à ce qu'il y eût un soulagement sensible, m'ont encore été très-utiles. Je profitais du calme qu'ils procuraient pour faire passer quelques verres de décoction de tamarin; ce qui, communément, amenait des évacuations avantageuses et suspendait le vomissement.

Quand, dans le choléra-morbus, tout le bas-ventre est dur, tendu et douloureux, il n'est pas rare de soulager sur-le-champ avec des fomentations composées de camomille, de fleurs de sureau et de têtes de pavot blanc. Immédiatement avant de se servir de flanelles qu'on y a trempées, il faut les arroser avec l'esprit de vin camphré.

Il est bon de faire remarquer, avant de terminer ce chapitre, qu'il y a des cas où l'opium, pris par la bouche, produit infiniment plus d'effet qu'en lavement; il y en a d'autres où c'est précisément le contraire.

Pour ce qui concerne le pronostic de la terrible maladie dont il s'agit, on en augure bien, lorsqu'elle va jusqu'au sixième ou au septième jour, quand les matières rendues sont sans odeur, quand le sommeil succède au vomissement. Le refroidissement des extrémités, le sang mêlé en quantité avec les déjections, les syncopes, les sueurs froides, la constante suppression des urines, sont presque toujours les sinistres avant-coureurs d'une mort certaine.

INSTRUCTION HYGIÉNIQUE

DU MÊME AUTEUR, AYANT POUR OBJET LA CONSERVATION DE LA SANTÉ DES EUROPÉENS DANS LES CLIMATS CHAUDS.

Air.

En considérant les nuisibles effets que le mauvais air produit dans les pays-chauds pendant la mauvaise saison sur les personnes bien portantes, une chose digne de remarque, c'est que les organes de la respiration, les poumons et le gosier, parties à travers desquelles il s'insinue, sont ordinairement celles qui souffrent le moins, quoique dans un contact immédiat et habituel. Son action se porte principalement sur le cerveau et l'estomac, c'est-à-dire sur le système nerveux et les organes de la digestion alimentaire. Souvent la frénésie ou le délire proviennent immédiatement du mauvais air. Les jeunes gens surtout peuvent en avoir la tête fort dérangée. Beaucoup de ceux qu'il affecte paraissent comme hébétés ou délirent sourdement par intervalles. Les étrangers qui n'y sont pas accoutumés, quoique jouissant d'une bonne santé en apparence, se sentent oppressés, tombent dans l'accablement, deviennent lourds, enclins à la paresse, ont une pente irrésistible au repos et au sommeil, et fréquemment se plaignent de céphalalgie. Leurs facultés intellectuelles s'affaiblissent sensiblement; toute espèce d'étude, ou même une attention trop soutenue sur un objet quelconque, et les plaisirs vénériens, peuvent faire beaucoup de mal dans l'air impur, et très-communément entraînent de fâcheuses suites. Ici l'action du moral sur le physique est bien plus prompte et bien plus forte que dans un meilleur air et un plus frais. Les passions de l'ame, portées à l'excès, donnent souvent la fièvre à l'instant même; il est possible qu'un violent accès de colère ou un chagrin cuisant soient suivis sur-le-champ de jaunisse ou de fièvre jaune. Dans un nombre infini de circonstances on a été témoin que la vue seule d'un cadavre, ou de tout autre objet propre à inspirer de l'horreur, le seul récit même d'une histoire tragique portant la crainte dans l'esprit, avaient suffi pour faire naître le délire chez les personnes qui s'étaient bien portées auparavant, et pouvaient susciter des évacuations violentes tant par le vomissement que par les selles, d'où résultait la mort en vingt-quatre heures.

L'influence du mauvais air sur l'estomac et les intestins est également puissante : ordinairement il occasione le dégoût, les indigestions, une aversion pour beaucoup d'alimens, et provoque des selles fréquentes et bilieuses; ceux qui paraissent d'ailleurs en bon état, jaunissent. Les excès dans le manger ou dans le boire sont beaucoup plus nuisibles dans cet air que dans celui qui serait plus pur. Une trop grande quantité de fruits ou d'alimens pesans, mais surtout le mélange de la viande, du poisson et du fruit pris à un seul repas, produit souvent une dyssenterie dangereuse ou un choléra-morbus très-fâcheux. L'ivrognerie, ou toute autre espèce d'intempérance, suffisent pour allumer une fièvre qui termine la vie en moins de quarante-huit heures. Quand les plaies, nouvellement cicatrisées, se rouvrent à l'improviste et donnent des signes d'une putréfaction considérable, on peut inférer que l'air est mal sain : cela peut arriver lorsqu'on se trouve à la proximité des marais et des fossés remplis de vase, ou lorsqu'on s'expose au souffle des vents brûlans.

Après avoir examiné comment le mauvais air agit

sur les personnes bien portantes, observons son influence sur les malades. Dans cette vue, nous rapporterons ce qui est résulté de l'air marécageux dans le climat de la Jamaïque. On y construisit un superbe hôpital pourvu de toutes les commodités imaginables : il était destiné aux matelots qui tombaient malades à bord des bâtimens du roi stationnés dans ces parages. Eu égard à sa grandeur et à l'utilité dont il devait être, on le nomma l'hôpital de *Greenwich*. Malheureusement il fut bâti près d'un marais, sur un terrain extrêmement malsain. Qu'en arriva-t-il ? c'est que les fièvres les plus simples, les intermittentes les plus bénignes, les indispositions les plus légères, se changèrent souvent en fièvres malignes, en flux de sang ou tout autre maladie mortelle. On remarqua que la fièvre jaune y dominait toujours et entraînait des pertes de sang considérables par le vomissement, les selles et même tous les pores de la peau, tandis que ce symptôme ne se voyait jamais chez les personnes qui se trouvaient en pareilles circonstances et obtenaient la permission de rester à leur bord. Le rétablissement des malades était long, pénible et incertain dans cet hôpital; le moindre écart ou la plus petite irrégularité dans le régime déterminaient une rechute. Le flux ayant été arrêté pendant quelques jours, l'usage d'un aliment quelconque, susceptible de se corrompre, suffisait quelquefois pour faire revenir la fièvre en très-peu d'heures avec tous ses fâcheux symptômes. Dans certains cas une seule écuellée de bouillon produisait cet effet. On ne pouvait pas dire que cela vînt d'une source de contagion existante dans cet hôpital, ou de ce que l'on rassemblait trop de malades dans les salles, puisque les mêmes accidens arrivaient lorsqu'il n'y en avait qu'un petit nombre placé dans l'air le plus salubre et les endroits le mieux choisis. La mortalité fut si prodigieuse dans cette maison, et sa cause si palpable, qu'on se vit contraint à l'abandonner : depuis, il a été remplacé par un autre, élevé en meilleur air. Ainsi, quand une personne est attaquée de fièvre provenant de l'air impur du lieu où elle se trouve, tant qu'elle y reste, sa maladie prend journellement, et même à chaque instant, de nouvelles forces ; cela se fait par un renouvellement continuel de la cause morbifique ou une espèce d'inoculation non interrompue. De plus, une funeste expérience nous apprend que les remèdes les plus souverains et les meilleurs traitemens qu'on puisse proposer pour la guérison des malades, sont infructueux communément tant qu'ils restent dans le mauvais air. Les maladies deviennent en pareil cas plus graves, et sont accompagnées ou suivies de symptômes qui vraisemblablemnt auraient rarement lieu dans un air plus salubre. C'est par rapport à cet effet qu'on a blâmé plusieurs des meilleurs médicamens, quoiqu'ils produisissent tout ce qu'on était en droit d'attendre dans un tems où l'on ne cessait pas d'être exposé aux sources de la contagion. Le quinquina principalement a été le sujet d'une telle calomnie à la Havane, avant que l'on eût reconnu que les funestes accidens de la maladie qui y régnait, lors du siége de cette grande ville par les troupes anglaises, n'étaient pas l'effet de l'écorce péruvienne, mais qu'ils avaient lieu parce que les malades continuaient à rester dans le mauvais air, et essuyaient ordinairement un grand nombre de paroxysmes. Les deux relations suivantes peuvent trouver place ici, et ne sont pas étrangères à l'objet dont il est question.

« On me pria (ce sont les expressions de M. Lind) de me rendre à une maison de charité, où dominait une fièvre maligne nerveuse déjà fatale à bien du monde. L'apothicaire m'apprit qu'il avait combattu cette maladie par les moyens les plus vantés; que les remèdes prescrits en pareil cas par les meilleurs auteurs avaient été mis en usage, mais infructueusement, puisque les progrès et la mortalité allaient toujours en augmentant. En entrant dans cette maison, j'aperçus deux ou trois cadavres laissés près des vivans; je vis des lits où venaient d'expirer les malades, en recevoir d'autres, et la malpropreté me parut excessive. Dès lors, sans faire aucune autre question aux personnes atteintes de cette fièvre, et m'occuper de recherches ultérieures à leur égard, je déclarai que tant que cette maison serait aussi malpropre et aussi infecte, la maladie ne diminuerait pas; je prévins également que les meilleurs remèdes seraient sans effet, ou au moins en auraient fort peu. L'apothicaire avait déjà fait plusieurs fois ces représentations aux administrateurs, mais sans succès: à la fin cependant ils y eurent égard; ce qui fit disparaître la fièvre en peu de tems.»

Les Portugais, voyant que tous les missionnaires européens, envoyés en Guinée pour la propagation de la foi chrétienne, périssaient aussitôt après leur arrivée, furent contraints d'établir un séminaire à San-Yago, pour l'instruction des prêtres de couleur noire; mais comme leurs lois s'opposent à ce que les Nègres parviennent à la dignité épiscopale, ils continuèrent à y faire passer les évêques de Lisbonne. Ceux-ci vécurent ordinairement si peu à San-Yago, que toute personne qui y était nommée à l'évêché des îles du Cap-Verd, se regardait comme une victime dévouée au climat. Un prélat très-sensé, craignant le sort de ses prédécesseurs, sollicita la permission de s'éloigner de sa cathédrale pour aller vivre à Saint-Antonio. Depuis ce tems, les évêques européens résident dans cette île, peu éloignée de San-Yago, y parcourent une carrière toute aussi longue que s'ils étaient restés à Lisbonne, et ne s'y portent pas moins bien.

D'après ces faits, les étrangers feront toujours très-bien de s'absenter, à l'arrivée de la mauvaise saison, pendant quelques mois, des lieux malsains, tant qu'ils ne seront pas suffisamment acclimatés. En s'éloignant à une petite distance du siége des maladies, ils se mettent à l'abri de leur invasion aussi sûrement au moins que les Européens, qui vivent en Turquie, se garantissent aujourd'hui de la peste. Ceux-ci s'enferment dans leurs maisons, et se séparent absolument des naturels jusqu'à la cessation de ce fléau. La précaution dont nous avons parlé est aussi bonne, et suffit pour conserver la vie des étrangers dans les régions où le climat leur est funeste.

Par succession de tems, les Européens réussissent à s'acclimater dans les Indes-Orientales et Occidentales, si les secousses réitérées des maladies n'ont pas ruiné leur constitution à leur arrivée; une fois qu'ils y sont parvenus, ils jouissent d'une aussi bonne santé que ceux qui ne quittent point le lieu de leur naissance, de sorte qu'un très-grand nombre aime mieux passer le reste de ses jours dans les pays lointains où il se trouve, que de revoir sa patrie, au risque de s'exposer à de nouveaux dangers, inséparables d'un second déplacement de cette nature.

Quant aux Européens qui tombent malades, la première chose qu'on ait à faire, c'est de les éloigner sur-le-champ et autant que possible de l'endroit où règne la maladie dont ils sont atteints. Nous voulons dire qu'on fera bien de les transférer de la terre à la mèr. Lorsque des maladies affreuses ravageaient Cadix et Pensacola, le renvoi des malades à bord des vaisseaux mouillés dans un air pur produisit les effets les plus avantageux. Une maladie maligne sévit à la Grenade, et fut extrêmement fatale aux Anglais qui vinrent s'y établir, mais les malades qu'on embarqua pour être transportés à la Barbade, se rétablirent en mer, presque tous, avant d'être arrivés à leur destination.

Les deux bâtimens, *le Medway* et *la Panthère*, eurent beaucoup à souffrir à Batavia d'une fièvre violente et destructive; mais toutes les personnes, au nombre de trente à quarante, qui en furent attaquées sur le premier de ces bâtimens, ne tardèrent pas à se rétablir dès qu'on eut levé l'ancre; au lieu que le second, qui ne mit à la voile que quinze jours après, perdit environ cinquante hommes. Le peu de monde qui mourut à bord du *Medway*, après qu'il eut quitté Batavia, jouissait d'une fort mauvaise santé depuis long-tems, et paraissait périr faute d'alimens assez nourrissans, et d'autres choses très-nécessaires : dès qu'on fut éloigné de ce port malsain, la fièvre disparut totalement.

Nous pourrions citer des observations sans nombre à l'appui de ce que nous avançons à cet égard, mais il est inutile de les accumuler. On n'ignore point combien le changement d'air est avantageux en Angleterre dans les fièvres intermittentes, et l'expérience journalière dépose en faveur du prompt succès du quinquina et d'autres remèdes administrés dans un air pur. Tout ce qui reste à ajouter, c'est que souvent le seul moyen de conserver la vie aux personnes atteintes des maladies les plus malignes, est de les faire passer, à l'instant même, dans un endroit plus sain que celui qu'elles habitent.

D'après ce que nous venons de dire, il est certain qu'en éloignant les malades du mauvais air, dès qu'on s'aperçoit qu'ils en sont affectés, on réussirait à empêcher que leur mal n'empirât, à le guérir avec facilité, à accélerer leur rétablissement et à le rendre aussi parfait qu'il pourrait l'être.

Les Européens dont le tempérament s'est conservé par ce moyen, peuvent, avec le tems, s'acclimater au point de craindre beaucoup moins les funestes impressions de l'air et du sol. Un marchand, un facteur ou un soldat qui l'ont été de cette manière, deviennent plus utiles et rendent des services beaucoup plus réels que les Européens nouvellement arrivés et peu faits au climat.

Cela posé, de quelle utilité ne serait pas un vaisseau disposé de manière à ce qu'il pût servir d'hôpital ou de comptoir flottant en le tenant ancré à une certaine distance de la terre, aux embouchures des rivières, et dans tous les lieux où on le jugerait en sûreté. On conserverait, sans contredit, annuellement, des milliers d'hommes, particulièrement sur la côte de Guinée.

L'idée des comptoirs flottans n'est pas neuve pour ceux qui ont fréquenté ces parages. Des vaisseaux ainsi nommés ont été établis avec les précautions requises en différentes parties de cette côte pour l'avantage du commerce; mais nous les proposons en général pour le maintien de la santé, sans laquelle il y a bien peu de satisfaction à espérer, même lorsqu'il est le plus florissant.

Ceux qui n'ont vu que des vaisseaux marchands ou des bateaux côtiers, et n'ont nulle connaissance des commodités qu'il est possible de réunir à bord des bâtimens destinés à recevoir et à loger les personnes du plus haut rang et les plus recherchées en fait de luxe, pourront imaginer qu'il est ridicule de conseiller à des gouverneurs et à des négocians de la première classe de coucher ou de vivre sur mer pendant trois ou quatre mois de l'année; mais ne confondons pas la situation des individus resserrés dans un esquif ou une chaloupe, souffrant des maux de toute espèce, exposés à mourir de faim, à des fatigues continuelles et à des contretems réitérés, avec celle des personnes qui vivent à leur aise dans un vaisseau commode, fourni de toutes les choses nécessaires à la vie par le moyen d'une communication libre avec la terre. Nos amiraux et les commandans de nos vaisseaux de guerre trouvent rarement, dans la plupart des pays étrangers, plus d'agrémens et de commodités qu'à bord des bâtimens qui les y ont conduits. Ne peut-on pas se procurer les mêmes avantages dans un vaisseau qui porterait le nom d'hôpital ou de comptoir flottant?

M. *Doidge*, dernier secrétaire de l'amiral *Watson*, dans les Indes-Orientales, se voyant fort incommodé à son retour en Angleterre, et se ressouvenant qu'il avait toujours joui d'une meilleure santé tant qu'il avait été en mer ou sur l'eau douce, imagina de faire construire un bâtiment de forme commode, auquel il donna le nom d'arche, et qu'il résolut d'habiter le plus qu'il le pourrait. Cette maison flottante était composée d'une salle à manger et d'une chambre à coucher meublées avec goût; d'une cave pour le vin et le charbon, d'une cuisine et d'un logement de domestiques. Son intention était d'y demeurer pendant les chaleurs, comme dans un lieu très-frais et agréable, où sa santé pourrait se rétablir et ses amis viendraient le voir. Or, puisque l'on peut réunir, comme on vient de le démontrer, un très-grand nombre de commodités sur un vaisseau *comptoir* mouillé dans un endroit choisi, si nous considérons la santé et la conservation de la vie comme devant être les principaux objets de notre attention, la nécessité, avant tout, d'établir des vaisseaux qui seraient autant d'hôpitaux flottans, partout où l'on jugera qu'ils conviendront, et pourront être ancrés sans aucun risque, ne sera pas problématique. Nous proposons ces bâtimens comme de bons abris et d'excellentes infirmeries contre les maladies qui règnent pendant la saison pluvieuse et quelque tems après. Nous voudrions qu'on y restât jusqu'à l'époque où le pays n'est plus malsain. Ils offriraient également une retraite agréable, salubre et propre au maintien de la santé, lorsque d'épais brouillards et des pluies excessives rendent les maisons humides et ennuyeuses.

Nature du sol.

Un pays est malsain : 1° quand on s'y aperçoit d'un changement subit et considérable dans la température après le coucher du soleil, ce qui fait passer à l'instant d'une chaleur excessive à un froid glaçant. La plupart du tems on sent alors de fortes rosées, à en conclure que le sol est marécageux et dangereux à habiter. La vapeur qui s'en élève rend l'air cru, humide et perçant dans les pays les plus chauds aussitôt que l'atmosphère n'est plus raréfiée, de sorte qu'il y a plusieurs cantons insalubres, même sous l'équateur, où les Européens ont extrêmement froid pendant la nuit.

2° Quand des brouillards épais et nuisibles s'élèvent des vallées, mais principalement de la vase des eaux bourbeuses ou autres impuretés, surtout après le coucher du soleil. Leur odeur peut se comparer, dans les pays chauds, à celle des fossés qu'on vient de nettoyer. Comme ces brouillards n'infectent ordinairement que pendant la nuit, les maladies qui en résultent se déclarent à cette époque ou bien avant le lever du soleil.

3° Quand on y est entouré d'essaims de mouches, cousins et insectes qui se plaisent dans l'air stagnant et les lieux infects couverts de bois. La multiplication des insectes est un signe non équivoque de la constitution putride de l'air. La plupart des maladies pestilentielles qui règnent dans les étés les plus chauds, sont annoncées par là.

4° Lorsque toutes les viandes de boucherie se corrompent et se couvrent de vers en peu de tems; lorsque les métaux, exposés à l'air libre, se rouillent promptement; lorsque les cadavres exhalent en moins de six heures une puanteur insupportable. A tous ces signes on reconnaît qu'un pays est trop chaud, inaccessible aux vents et funeste à ses habitans. Pendant les chaleurs excessives et les grands calmes, il n'est pas rare, surtout pour les Européens cachectiques, d'y éprouver sur-le-champ les accidens les plus cruels et les plus terribles de la maladie connue sous le nom de fièvre jaune, sans avoir eu précédemment la moindre indisposition ou autres symptômes avant-coureurs du mal qui les afflige. Quelques-uns ont senti, dans le principe, une démangeaison incommode aux jambes, et ont vu, en se déchaussant, des traînées de sang clair et dissous épanché sous la peau; bientôt après, toute l'habitude du corps est devenue jaune, et ces malheureux ont péri en moins de quarante-huit heures.

5° Quand la terre est couverte d'une espèce de sable, communément très-fin, mouvant, blanc, tel qu'on en voit à *Pensacole*, *Vhydaw* et dans l'île de *Bonavista*. La vapeur pestilentielle qui, pendant les mois d'été et la chaleur du jour, s'élève de ces terres sablonneuses, est beaucoup mieux caractérisée par ses effets dans les vastes déserts de l'Asie et de l'Afrique; elle y constitue ce qu'on appelle *le samiel*, bouffée de vent qui peut être en un instant fatale aux hommes et aux animaux, mais dont l'action est très-affaiblie quand elle passe sur un canton rempli d'herbes et de végétaux; même dans ce dernier cas elle fait naître des maladies. Ainsi, tant que les vents du midi soufflent en été des déserts de la Lybie sur Alger, Tunis et Tripoli, ils occasionent une saison dangereuse; à Madras, ceux qui parcourent en avril et en mai un espace considérable couvert de sable, sont toujours chauds, désagréables et nuisibles à la santé.

6° Lorsque les fréquentes inondations de la mer ont formé des marais qui répandent des vapeurs malfaisantes dans l'atmosphère; quand le terrain est naturellement marécageux ou que le rivage est bordé de vase infecte, de limon, d'herbes et de plantes aquatiques de mauvaise qualité.

Dans tous ces cas, les Européens doivent passer la saison des maladies à la campagne; ils en choisiront une qui soit à l'abri des vents chauds et à une certaine distance des marais infects et des rives impures. Elle se trouvera par conséquent sur les coteaux de ces montagnes où les vapeurs qui s'exhalent des vallées environnantes ne sont pas à craindre, au moins dans leur ascension perpendiculaire. L'expérience nous apprend que ces lieux élevés où la température est douce, le terrain sec et graveleux, où les arbres ont été abattus et que les eaux stagnantes n'infectent point, deviennent si favorables à la constitution des Européens, qu'ils s'y portent très-bien pendant toutes les saisons dans les plus chauds de tous les climats.

A cette occasion, nous croyons nécessaire de mettre sous les yeux ces deux vérités :

1° Que les pays les plus salubres ont communément quelques cantons où les étrangers sont exposés à tomber malades.

2° Qu'il y a peu d'îles ou de continens un peu étendus qui n'offrent plusieurs endroits privilégiés, où les Européens peuvent jouir d'une bonne santé pendant toutes les saisons de l'année.

A Batavia, l'on a fait faire, en faveur des personnes qui vont passer le tems de leur convalescence sur les montagnes, une route magnifique de soixante-dix milles de longueur, au moyen de laquelle elles peuvent s'y rendre commodément et promptement. Elle n'est pas moins belle que le meilleur chemin public de l'Angleterre. Il serait bien à désirer, non-seulement que les convalescens en profitassent, mais encore que les malades qui pourraient soutenir un aussi long voyage se fissent porter sur ces montagnes, ou au moins passassent à *Cereberon*, *Sammaring* ou *Tanjapour*, endroits plus sains que la ville qu'ils habitent, et dont ils sont peu éloignés.

A neuf milles de Madras est le mont Saint-Thomas, qui, par rapport à la bonté de l'air, est regardé avec raison comme le Montpellier de tous les établissemens anglais formés dans l'Inde. Communément les personnes attaquées de fièvres intermittentes au Bengale, ne sont pas plutôt arrivées à Madras, qu'elles sont guéries. Le climat de cette ville est si sain que ceux qui, par faiblesse, n'auraient pas pu se rendre au mont Saint-Thomas sans y être portés, acquièrent tant de force et de santé après trois ou quatre jours de résidence, qu'ils se trouvent en état de monter seuls cent vingt-sept marches pratiquées dans le roc, afin de faciliter l'accès de ce paradis. A ce sujet, M. Yves affirme qu'on aurait un moyen presque infaillible pour se soustraire aux maladies dans les pays les plus malsains, en faisant un choix judicieux du lieu qu'on se propose d'habiter, car ces pays ont des positions très-salubres. Prenons pour exemple l'île de Sainte-Lucie, qui a servi de tombeau à une quantité prodigieuse de Français et d'Anglais : elle n'est point privée de cet avantage. Nos troupes essuieraient sans doute, dans les îles du vent et sous le vent, infiniment moins de pertes qu'elles n'en font, si l'on était plus attentif à les poster sur des lieux favorables à leur santé.

Nous concluons de tout ce qu'on a dit que, pour se soustraire aux maladies dans les pays chauds, il faut se retirer sur les coteaux un peu élevés où l'air est tempéré, d'autant plus que la nature a accordé, comme on l'a déjà vu, cet asile salutaire à presque toutes les parties du monde.

Régime.

Au moyen du régime, on peut encore, dans les pays chauds, se garantir des maladies. La nourriture doit y être restaurante : le bon vin convient, mais il faut interdire soigneusement les liqueurs spiritueuses, et surtout le rhum. Il est bon d'observer à cette occasion, qu'après les maladies qu'on a essuyées, il y a bien des précautions à prendre pour éviter les rechutes. Fort souvent l'estomac reste très-affaibli ; on doit alors manger peu à la fois, et seulement les choses qui sont de facile digestion. Le lait, le bouillon, les œufs pondus depuis un instant, crus ou légèrement bouillis, le pain de froment bien levé, les gelées végétales et animales, faites avec le sagou, le salep, les pieds de mouton, la soupe de tortue, donnent une bonne nourriture. S'il y a des aigreurs, les acides végétaux ne valent rien; le règne animal fournit les alimens les plus convenables dans cette circonstance : on peut user des végétaux reconnus comme anti-acides, tels que les choux, les carottes, les oignons, les poireaux, la moutarde; le vin est excellent, surtout lorsque les digestions languissent par défaut de ton. Quand les choses sont ainsi, les boissons froides méritent la préférence. L'infusion des fleurs de camomille prise de cette manière, et à laquelle on ajoute un peu de lait, redonne souvent des forces au ventricule. La constipation est fréquemment un accident de la convalescence. S'il n'y a point d'acide dans l'estomac, il faut prescrire une diète végétale. Les figues, les raisins, les oranges, le miel, la crême de tartre peuvent faire beaucoup de bien, et, si l'on suppose qu'il y a des aigreurs, on ordonne une ou deux petites cuillerées de magnésie. Au lieu de la constipation, c'est quelquefois la diarrhée qui retarde la convalescence. Lorsqu'elle n'est pas considérable et ne dépend pas de trop d'acides dans l'estomac, il faut prescrire un peu d'eau de chaux ou de magnésie pour la faire cesser. Le vin rouge convient de préférence au blanc.

Quant aux personnes nouvellement arrivées aux Indes, et qui n'ont pas encore été malades, les moyens de se maintenir dans cet état sont les suivans :

1° Faire un usage habituel d'alimens légers, substantiels, faciles à digérer, et de boissons toniques. Parmi les premiers, le riz, le sagou, le salep en bouillie, les purées fort légères, le pain de froment bien levé et bien cuit, le biscuit récent, le bœuf, la volaille de basse cour, le poisson frais, les légumes, les fruits complètement mûrs, fournissent la meilleure nourriture, tandis que l'infusion des baies de genièvre, d'écorce d'orange amère, de mélisse, d'hysope, de sauge, et surtout le bon vin, constituent les boissons hygiéniques les plus utiles.

L'expérience a prouvé que l'aliment qui accélérait le plus le parfait rétablissement de la santé, le retour des forces, et prévenait mieux que tout autre les fâcheuses suites que les fièvres entraînent après elles dans les pays chauds, était le poisson ou les soupes de riz, nourries de sucs plein de substance qu'on en retire, assaisonnées avec les épices indigènes, et s'il en est besoin, rendues agréables au goût par l'addition du jus de limon. Dans les climats brûlans de l'Afrique, par exemple, quand les convalescens ont de la tortue verte à manger, ils se guérissent très-promptement du scorbut et d'autres affections dont l'atonie générale et la constitution séreuse du sang sont les principes. On voit par là combien il est important que le poisson destiné à servir de nourriture aux convalescens, soit bien frais, car il cesse de l'être dans ces climats au bout de quelques heures, et fréquemment se gâte avant d'être apporté sur le rivage. Il est si susceptible de se corrompre, même pendant le froid de la nuit, qu'une opinion, assez généralement reçue parmi les pêcheurs de ces parages, est que le clair de lune en est la cause : ils lui supposent, à cet égard, une influence aussi prompte que puissante.

Relativement à l'eau potable, on fera son possible pour choisir la plus pure ; et, dans le cas qu'elle ne le serait pas, on n'omettra pas de l'améliorer par les opérations indiquées ci-dessus. On se rappellera en même tems que le vrai moyen de la conserver dans toute sa salubrité est celui de la garder dans les récipiens en fer.

2° Se défendre des atteintes du grand froid et de l'humidité, raison pour laquelle il est essentiel d'éviter avec soin la fraîcheur du soir et du matin, les brouillards et l'impression de tous les météores, les aqueux principalement. Aussi le vêtement doit-il être chaud, afin d'entretenir une chaleur modérée, propre à favoriser la transpiration. L'usage des camisoles de flanelle remplit parfaitement ce but.

3° Ne pas s'exposer au souffle des vents chauds et aux rayons solaires dans les heures où la plus forte chaleur se fait sentir.

On ne peut s'empêcher ici d'observer que les vêtemens de laine et le chapeau, ou bonnet noir, qu'on fait porter aux soldats, ne conviennent nullement dans les pays chauds. Accablés sous le poids des armes et des habits trop épais, au milieu des marches souvent très-pénibles, ces militaires sont sujets à être frappés subitement d'une espèce d'apoplexie occasionée par les rayons brûlans du soleil, dardés sur leurs têtes et absorbés par leurs chapeaux noirs. En leur en accordant des blancs, ou en prenant la précaution que la forme de celui qu'ils portent soit extérieurement couverte de papier blanc, on parviendrait à les soustraire à l'accident qui les menace. Ceux qui l'éprouvent doivent être saignés sur-le-champ. Malgré cela, plusieurs en sont les victimes, et d'autres perdent l'usage de leurs facultés intellectuelles après avoir été guéris. Lorsque l'action des rayons solaires se borne à produire le mal de tête, la soif, il est essentiel, même indispensable, d'interdire le vin, les liqueurs spiritueuses, de prescrire la limonade, l'orangeade, la crême de tartre, les infusions fraîches de tamarin, et ensuite d'évacuer avec le sel de glauber dans le cas où les malades continuent d'être resserrés.

4° L'exercice sera soutenu, régulier et modéré aux heures dans lesquelles les vapeurs humides de l'atmosphère sont dissipées, en donnant la préférence aux lieux moins exposés aux ardeurs du soleil. L'équitation est très-salutaire.

5° Le repos suivra le degré d'épuisement et la constitution. Les personnes d'un tempérament lâche et lymphatique doivent dormir beaucoup moins et agir davantage que celles qui se trouvent d'une nature opposée.

6° Enfin, rien n'est plus utile pour la conservation de la santé des marins et de ceux qui habitent les pays chauds de l'Inde et de l'Afrique, que de pratiquer la méthode prophylactique adoptée par M. *Boon*, qui a rempli pendant trois ans au Sénégal la place de chirurgien-major des troupes anglaises.

Cet habile praticien, M. *Worge* le gouverneur, et plusieurs officiers buvaient tous les matins, à l'heure du déjeuner, une infusion théiforme de quinquina ou d'autres amers, tels que la camomille, la gentiane, l'écorce d'orange; on y mettait de tems en tems de la teinture de quinquina en petite dose. Matin et soir ils reprenaient de ces amers, et se purgeaient une ou deux fois la semaine avec un peu de manne et de sel cathartique amer. Jamais ils ne chargeaient leur estomac plus qu'il ne fallait, et évitaient surtout avec le plus grand soin de se livrer aux excès du vin et des liqueurs. De cette manière, ils réussirent à se soustraire aux fièvres bilieuses, aux flux et aux autres maladies qui sévissaient dans ces régions pendant la saison dangereuse, et moissonnaient annuellement un très-grand nombre de personnes. L'utilité de ces préservatifs fut si bien démontrée par l'expérience que tout le monde voulut en faire usage et fut convaincu de leur bon effet. M. Rollo, chirurgien anglais, a également éprouvé que l'expédient le plus sûr pour préserver les troupes des maladies dans les Indes, était de leur administrer du quinquina pendant quelques jours, de le leur faire cesser ensuite, et d'y revenir de tems en tems jusqu'à ce que chaque homme en eût pris deux onces. Il en faisait mettre quarante gros dans deux pintes d'eau commune avec demi-sétier de rhum. On en donnait chaque fois un petit verre. Avant, dit-il, qu'il eût connu ce préservatif, les soldats se plaignaient tous les jours d'affections bilieuses. Ce praticien ajoute que le bain de mer ne contribue pas peu, de son côté, à prévenir les maladies. Il prescrivait à tous les hommes qui se portaient bien d'entrer dans l'eau de grand matin et d'y rester deux heures; outre qu'il entretenait ainsi la propreté, chose très-salutaire, il soutenait les forces et donnait du ressort à la machine.

Occupations funestes aux Européens dans les pays chauds.

On nous saura gré sans doute de faire connaître les occupations qui ne peuvent point être remplies par les Européens dans les pays chauds et malsains, surtout par ceux qui y sont arrivés depuis peu, sans un péril très-imminent pour la santé et la vie même. D'abord il est fort dangereux d'y couper des bois ou de défricher le terrain. Plusieurs exemples confirment cette assertion.

Le capitaine d'un vaisseau de guerre vint débarquer à la Dominique; il amena douze hommes pour abattre des arbres et mettre en état de culture une pièce de terre qu'il avait achetée; en peu de jours les maladies l'obligèrent à se désister de son projet. Onze de ses travailleurs, ainsi que lui, furent atteints de fièvres violentes dont plusieurs périrent. Le tempérament de ceux qui y survécurent fut altéré au point que, même après leur retour en Angleterre, ils en avaient un violent accès toutes les fois que le vent tournait à l'est.

Souvent les Européens ont été les victimes de l'occupation dont on vient de parler; jamais on ne doit la leur donner, surtout pendant la saison pluvieuse. Beaucoup de blancs qui s'y sont livrés, étant tombés malades le matin, sont morts avant la nuit. L'humanité doit-elle permettre de se servir, pour des travaux de ce genre, d'un régiment de braves soldats ou de matelots expérimentés?

Une autre espèce de danger tout aussi grave, mais dont on se doute moins, est d'envoyer les Européens, sur des bateaux plats, après le coucher du soleil, dans les endroits marécageux ou chargés de brouillards.

La seule obligation où l'on est, dans les Indes-Orientales et Occidentales, d'aller chercher, pendant la nuit, la viande de boucherie destinée aux équipages, a fait périr annuellement des milliers d'hommes. Il est de toute nécessité de faire alors cette provision et de l'embarquer au moment même où les bestiaux viennent d'être égorgés, afin de pouvoir la garder jusqu'au lendemain. Les naturels du pays se chargeraient sûrement de ce transport à peu de frais; on doit faire attention que cette faible dépense conserverait la vie à bien du monde.

Puisqu'il y a tant de danger pour les Européens dans les pays chauds, surtout pendant la mauvaise saison, à s'exposer sur des bataux plats aux brouillards, il est certain que c'est leur faire courir les plus grands risques, relativement à la santé et à la vie même, que de les employer dans les contrées méridionales à remonter au loin les rivières sur des chaloupes, afin de faire de l'eau, couper du bois, s'occuper d'objets de commerce ou autre chose.

On fut contraint à Batavia, pendant la saison dangereuse, de renouveler trois fois de suite l'équipage d'une chaloupe appartenant au *Medway*, qui tous les jours allait à terre. Il n'y eut pas un homme qui pût survivre à ce genre de service : ils tombaient tous malades étant débarqués ou lorsqu'ils revenaient à bord ; de sorte que les officiers se virent forcés de s'adresser aux naturels.

Le moyen le plus sûr de se préserver des malignes influences d'un brouillard putride ou des exhalaisons marécageuses, est de se renfermer dans un lieu clos, abrité et couvert, tel que les parties les plus basses d'un vaisseau, ou une maison qui n'a point d'ouverture en face des étangs, en entretenant du feu, soit dans les chambres, soit sous les portes et fenêtres, comme cela se pratique dans quelques pays insalubres pendant la saison pluvieuse, ou lorsque l'atmosphère est chargée de brouillards. A bord des vaisseaux le feu doit s'allumer aux entre-ponts.

Quand *l'Edgard*, vaisseau de guerre de soixante canons, vint à la côte de Guinée, il eut un très-grand nombre de malades et perdit beaucoup de monde; tandis qu'à bord d'un bâtiment armé, bien inférieur, qui ne le quittait pas, il y en avait peu, et que sur celui-ci il ne mourut pas un seul homme pendant tout le voyage. D'où vient cette disproportion? On ne peut l'attribuer qu'à ce que la cuisine était construite, dans ce dernier, au même niveau de l'entre-pont, où couchait l'équipage. Tous les matins, lorsqu'on faisait du feu, et particulièrement quand il régnait un peu de vent, la fumée s'insinuait de tous les côtés et surtout aux endroits où l'on avait coutume d'aller dormir. Dans *l'Edgard*, au contraire, elle ne pénétrait point aux entre-ponts.

Si notre attente n'est point vaine, ce que nous avons dit jusqu'à présent pourra servir à réveiller des sentimens d'humanité chez ceux à qui l'on a confié la direction de notre commerce et de nos vaisseaux dans les pays chauds. Rien n'est plus inhumain que de forcer les Européens qui ne sont pas acclimatés à remonter les rivières pour pénétrer dans des terres incultes, surtout pendant la saison pluvieuse, où ils ne peuvent être à l'abri des émanations malfaisantes de la terre. Cette conduite est d'autant moins excusable que les avantages qu'elle procure peuvent s'obtenir communément par d'autres voies. Veut-on avoir du bois, se fournir d'eau ou d'autres choses nécessaires à la vie? il y a peu d'endroits dans le monde où un fort, un comptoir ou un vaisseau ne puissent en être approvisionnés par les naturels du pays ou autres personnes parfaitement acclimatées.

Est-il question de commerce, on peut y employer, avec tout autant de succès, des chaloupes et autres bâtimens armés ou conduits par ces naturels; ils connaissent beaucoup mieux en général la navigation de leurs rivières que les étrangers. Dans ce cas, un facteur honnête, choisi dans l'endroit même, ou bien un ou deux blancs acclimatés depuis long-tems, suffisent pour l'administration du chargement. En un mot, si l'on permettait aux équipages de tous les vaisseaux de guerre et autres qui vont aux Indes orientales et occidentales, de coucher sur leur rôle dès qu'ils seraient arrivés dans ces parages, avec dix ou vingt nègres ou naturels du pays, qui n'auraient d'autres occupations que celles dont les Européens ne peuvent se charger sans s'exposer à des dangers considérables, on parviendrait indubitablement à conserver beaucoup de ces derniers. Les naturels du pays, pêcheurs de profession, ou habiles à conduire de petites barques ou des chaloupes, seraient admis de préférence. Ainsi, par exemple, les maîtres des nègres consentiraient volontiers qu'on s'en servît à bord des bâtimens du Roi dans les Indes-Occidentales, pendant un tems déterminé, pourvu qu'ils en reçussent les salaires. Privés des moyens de se débaucher et de tomber dans le libertinage comme nos matelots, qui se livrent à toutes sortes d'excès une fois qu'ils sont à terre, ces nègres seraient chargés de couper du bois, d'aller chercher de l'eau, et, en général, de tous les genres de services dont il est nécessaire de s'occuper sur des chaloupes. Ils s'en acquitteraient sans doute avec beaucoup plus d'activité et d'exactitude que ceux qu'on a coutume d'y employer. A cela M. Lind ajoute : « Je pense que toutes les personnes à qui l'on ordonne d'abattre des arbres, faute de pouvoir faire autrement, ou qu'on emploie à toute autre espèce de travaux pénibles et funestes dans les pays chauds, doivent se couvrir la tête, pendant la chaleur du jour, avec une vessie trempée dans le vinaigre, avoir souvent de cet acide dans la bouche, mâcher sans interruption un petit morceau de rhubarbe, ou quelques autres amers qu'elles renouvelleront fréquemment; se boucher les narines avec un peu de toile ou d'étoupe imbibée de vinaigre camphré, faire infuser un peu de quinquina, d'ail et de rhubarbe dans l'eau-de-vie, et prendre un gros de cette infusion, pure ou délayée dans l'eau, matin et soir. »

Elles feront bien aussi de quitter le travail avant le coucher du soleil, et de n'y retourner le jour suivant que lorsque la chaleur de ses rayons aura bien raréfié les vapeurs de l'atmosphère et fait disparaître les rosées malfaisantes. Pendant la nuit elles se renfermeront dans une hutte bien close. Une simple tente ne les mettrait pas à l'abri de l'humidité. Elles y auront toujours du feu; ou si cela devient impraticable, elles y feront des fumigations avec de la poudre à canon. Le feu et la fumée peuvent leur être de la plus grande utilité. En fumant du tabac, et en évitant de coucher sur le sol, elles auront deux moyens de plus pour arriver au but qu'elles se proposent, celui de leur conservation. Si, faute d'avoir pris ces précautions, le brouillard perçant a fait impression sur le corps, elles prendront sur-le-champ un émétique auprès d'un bon feu et tâcheront ensuite de beaucoup suer. Ces procédés ont souvent réussi à prévenir les accidens dont on est menacé en pareil cas. En supposant qu'après les avoir mis en usage, il subsiste encore quelque symptôme de fièvre maligne nerveuse, comme mal de tête, mal d'estomac, frissons, etc., un vésicatoire est indispensable : on y aura recours sans différer. Quoique ces accidens paraissent légers dans le principe, pour ne point obliger ceux qui les éprouvent à rester au lit, il faut les regarder comme illusoires; souvent ils sont les précurseurs d'une maladie terrible dont l'issue est très-fâcheuse. Si cette fièvre se change en intermittente, on fera prendre le quinquina après la remission, à la dose de deux gros et même davantage, dans du vin rouge, de deux heures en deux heures; en même tems l'on n'oubliera point de faire passer les malades en meilleur air.

Emanations malfaisantes de la terre pendant la nuit.

Voici les faits par lesquels M. Lind démontre combien les émanations de la terre pendant la nuit, dans les régions marécageuses de la zone torride, sont nuisibles à la santé des Européens qui n'y sont pas acclimatés.

En 1766, seize familles protestantes françaises, composées de soixante personnes, furent envoyées, aux frais du gouvernement anglais, à la Floride occidentale; on leur assigna un terrain situé sur le coteau d'une montagne environnée de marais. Ces nouveaux planteurs débarquèrent en hiver et continuèrent à se bien porter jusqu'à la saison dangereuse, qui a lieu dans ce pays en juillet et août. A cette époque huit habitans d'une ville voisine vinrent solliciter des voix pour l'élection d'un représentant, dont on allait s'occuper dans l'assemblée générale de cette province. Quoiqu'ils n'y eussent passé qu'une nuit, chacun d'eux essuya une fièvre intermittente très-violente. Celui qui aspirait à être représentant, et un second, en furent les victimes. Le jour suivant, sept autres personnes se rendirent, dans la même vue, à cet endroit; mais en étant partis avant la nuit, elles furent assez heureuses pour éviter le sort des premières, et conservèrent leur bonne santé. La fièvre qui a coutume de sévir tous les ans dans ce climat, fut si fatale aux Français établis dans ce canton, que de soixante qu'ils étaient, il n'en resta pas plus de quatorze; ceux même qui survécurent se virent très-malades en septembre et octobre. Il n'y avait alors personne que la fièvre eût respecté, et la plupart moururent, peu de mois après, du dérangement qu'elle avait produit dans leur constitution.

Dans un voyage que le *Phénix*, vaisseau de guerre de quarante canons, fit à la côte de Guinée, les officiers et plusieurs autres personnes furent en parfaite santé, jusqu'au moment, où retournant en Angleterre, ils abordèrent à l'île de Saint-Thomas. Malheureusement le capitaine y débarqua, afin de passer quelques jours dans une maison du gouverneur portugais. C'était le tems de la saison pluvieuse, c'est-à-dire celle des maladies. Le frère et les domestiques du capitaine, le chirurgien du vaisseau, et quelques contre-maîtres, logèrent sous le même toit. Il y avait fort peu de jours qu'ils étaient à terre, quand le capitaine, son frère, le chirurgien et toutes les personnes au nombre de sept, qui avaient couché dans cette maison, tombèrent malades : une seule en réchappa; elle revint en Angleterre dans l'état le plus critique. Le *Phénix* resta vingt-sept jours à l'ancre dans cet endroit; pendant cet intervalle, trois contre-maîtres, cinq hommes et un jeune garçon, passèrent douze nuits à terre pour garder les tonneaux d'eau, dont ils imaginaient que les insulaires voulaient s'emparer; tous ceux-ci furent aussi malades, et l'on n'en put conserver que deux.

Il est bon d'observer que dans le nombre des hommes embarqués sur ce vaisseau, il n'y eut de malades à l'île de Saint-Thomas, que ceux qui avaient passé la nuit à terre; et tant que le *Phénix* y fut mouillé, le reste de l'équipage se porta très-bien, excepté ceux dont nous avons parlé.

Pas un des hommes qui couchèrent à terre ne put se garantir de la maladie, et parmi ceux qu'elle attaqua, il n'y en eut pas plus de trois qui en revinrent.

Tout le tems que le vaisseau resta dans cet endroit, vingt ou trente hommes débarquèrent tous les jours : les uns prenaient le plaisir de la chasse; les autres s'occupaient à échanger des marchandises contre des comestibles; enfin, quelques-uns lavaient le linge, ou s'employaient à toute autre chose nécessaire, de sorte que presque tout l'équipage, composé de deux cent quatre-vingts hommes, vint à terre successivement pendant le jour. Aucun de ceux qui retournèrent à bord avant la nuit ne fut malade, ne souffrit même la plus légère indisposition.

A ce sujet, M. Lind s'écrie avec une vive émotion : Je ne puis m'empêcher de verser des larmes sur la mort prématurée de plusieurs personnes qui, par une imprudente conduite, furent moissonnées à la fleur de leur âge. Elles étaient du nombre de mes amis. Si elles eussent passé la nuit à bord de leur vaisseau, il est probable qu'elles seraient revenues très-bien portantes en Angleterre : c'est ce qui arriva à tous les officiers, et autres, du *Hound*, petit bâtiment du roi.

Ayant été comme le *Phénix*, à la côte de Guinée, il relâcha à l'île de Saint-Thomas, avant que celui-ci en fût parti; mais la précaution qu'eut son commandant de s'approvisionner très-promptement de bois et d'eau, en faisant rembarquer tout le monde avant la nuit, fit que tout l'équipage rentra à *Spithead* dans le meilleur état possible. Aucun des hommes qui le montaient n'avait essuyé à l'île de Saint-Thomas cette maladie funeste dont le capitaine, tant de gens aisés et des matelots du *Phénix* furent les victimes.

L'année suivante ce vaisseau fit encore voile pour la côte de Guinée, et vint mouiller une seconde fois à l'île de Saint-Thomas pendant la mauvaise saison. Sur dix hommes qui commirent l'imprudence de passer toute une nuit hors du bâtiment, il en perdit huit. Le reste de son équipage jouissait alors de la meilleure santé, parce qu'après avoir été à terre presque tout le jour, il avait soin de retourner à bord avant la nuit. Sur le *Hound* qui l'accompagnait, on ne perdit qu'un homme pendant tout le voyage, les officiers ayant été très-attentifs à faire rentrer tout le monde avant le coucher du soleil : ce malheureux fut emporté par une fièvre intermittente opiniâtre, dont les premiers accès s'étaient fait sentir à *Scherneff*.

Laissons maintenant parler les faits que M. Lind a rapportés jusqu'à présent, et n'hésitons pas à affirmer que les avis qu'il donne aux Européens nouvellement arrivés dans les contrées torrides sont d'une importance si avérée, d'une utilité si étendue et si faciles à pratiquer, qu'on se persuadera sans peine qu'il ne faut rien de plus pour engager à s'y conformer dans toutes les parties du monde.

N° VIII.

EXTRAIT DU MÉMOIRE
SUR LA FIÈVRE JAUNE
QUI A RÉGNÉ A SAINT-DOMINGUE

LORS DE L'ENTRÉE DE L'ARMÉE FRANÇAISE DANS CETTE ILE, EN 1802,

PAR M. GILBERT,

Médecin en chef de cette armée, Médecin titulaire de l'Hôpital militaire de Paris, etc.

Quæque ipse miserrima vidi
Et quorum pars magna fui. . . . . .
VIRG., *Æneid.*, lib. II.

C'est lorsque l'armée française rentra victorieuse dans le Cap, que la fièvre jaune commença à se montrer. Son intensité s'accroissait chaque jour à mesure que la saison chaude s'avançait, ainsi que le nombre des malades et des morts. Toutes les méthodes de traitement étaient infructueuses. Le général en chef appelait les officiers de santé de l'armée à de fréquentes conférences sur la nature et les progrès de cette maladie, et sur les moyens les plus convenables à employer. Un médecin arrivé des Etats-Unis, de Philadelphie, où il avait pu observer tous les développemens de la fièvre jaune, connaître et apprécier, par l'expérience, les divers traitemens adoptés, ne nous avait fourni aucun renseignement (c'est M. Gilbert qui parle) propre à nous faire sortir de l'embarras cruel dans lequel nous nous trouvions.

Le général en chef désira que tous les officiers de santé de première classe de l'armée, résidant au Cap et aux environs, réunis à tous les praticiens de la ville et des lieux circonvoisins, s'assemblassent, consultassent ensemble, se communiquassent les résultats réciproques de leur expérience, et adoptassent un plan curatif qui ne pût qu'être modifié par les circonstances et par l'idiosyncrasie des individus attaqués. Cette assemblée eut lieu chez les officiers de santé en chef de l'armée.

Nature et classification nosologique de la Fièvre jaune.

Cette maladie est la fièvre connue dans tous les tems, par les médecins qui ont pratiqué dans les colonies, sous le nom de fièvre putride, fièvre maligne, mal de Siam, fièvre jaune, lorsque l'affection ictérique est au nombre des phénomènes qui la caractérisent. C'est la *tritéophie d'Amérique* de Sauvages, la *fièvre rémittente bilieuse des pays chauds* de Lind, le *typhus ictérode et pétechial* de Cullen, la *fièvre maligne jaune des Indes-Occidentales* de Makittrick, la *fièvre bilieuse maligne jaune d'Amérique* de Moultrie, la *fièvre rémittente bilieuse gastrique, gastrico-hépatique* de Mosely; elle appartient à une famille spéciale des ordres composés de la *fièvre adynamique, ataxique* et quelquefois *adéno-nerveuse* du docteur Pinel.

Trois degrés de la maladie.

On lui reconnaît évidemment trois degrés d'intensité. Au premier degré, c'est une fièvre adynamique simple; les accidens sont ceux d'une irritation gastrique plus ou moins vive, à laquelle succède une prostration de forces quelquefois funeste. Elle est toujours inquiétante, et son pronostic ne peut être prononcé favorablement qu'après le dixième ou le douzième jour; l'affection ictérique, plus ou moins grave, en est souvent la crise heureuse. Le plus ordinairement elle se termine par des déjections bilieuses; les organes gastriques demeurent assez long-tems débilités dans la convalescence.

Au second degré, c'est la fièvre adynamique dans toute son intensité, et plus ou moins compliquée de l'ataxique. Les accidens sont redoutables et multipliés. Le paroxysme ou l'exacerbation fébrile est considérable ; une prostration effrayante lui succède. Les malades périssent le plus souvent du septième au douzième jour ; s'ils survivent, c'est à l'aide d'une diarrhée bilieuse critique qui les réduit à un état d'épuisement extrême, ou d'une jaunisse qui laisse long-tems de l'incertitude sur son issue. La convalescence est toujours d'une lenteur fatigante ; les rechutes sont presque toujours mortelles. C'est à ce degré de la maladie que l'on peut espérer quelque chose de l'administration des remèdes, s'ils ont été convenablement ordonnés et appliqués dès les premiers instans de la maladie.

Au troisième degré, c'est la fièvre adynamique-ataxique dans toute sa gravité, quelquefois compliquée de l'adéno-nerveuse ; c'est une fièvre pestilentielle, la fièvre maligne essentielle de quelques auteurs. Un seul accès la caractérise ; son issue, rapidement funeste, a présenté plus d'une fois des charbons ou des affections glanduleuses analogues. On a vu des militaires et des matelots tomber morts tout à coup, comme par sidération, au milieu de la meilleure santé. Le paroxysme, composé du frisson, du chaud et de la gangrène, dure quinze, vingt, trente, trente-six, quarante-huit heures.

D'autres fois, c'est une espèce de fièvre cérébrale qui se signale par les accidens soporeux ou par ceux du *coma-vigil ;* ainsi est mort le préfet colonial Bénézech. C'est le sort qui menace les hommes replets qui ont passé l'âge de quarante-cinq ans, qui s'exposent à la chaleur du jour, qui se livrent à un travail trop assidu du cabinet, aux affaires qui exigent une forte contention d'esprit, à des exercices violens, à l'empire des passions, soit excitantes, soit déprimantes, à un régime de vie trop peu mesuré ou trop échauffant.

Le plus souvent cette maladie est mortelle dans l'espace de trois jours : à ce degré, la fièvre jaune est au dessus de tous les secours de l'art, quels qu'ils soient, de quelque manière et dans quelque tems qu'ils soient administrés.

CAUSES GÉNÉRALES, PARTICULIÈRES, LOCALES, DE LA FIÈVRE JAUNE.

Causes générales.

Les causes générales de cette maladie sont celles qui rendent ce tribut nécessaire à presque tous les Européens qui viennent habiter les colonies; mais ce tribut n'est pas également meurtrier tous les ans. Ces causes générales sont 1° l'action continuelle et vraiment insupportable, pendant quatre à cinq mois, des rayons perpendiculaires d'un soleil brûlant sur les Européens qui ne sont pas acclimatés; 2° l'impression habituelle et profonde d'une humidité chaude et pourrissante sur les mêmes individus. La première de ces causes, la chaleur extrême, jette le système humoral dans un véritable état d'effervescence. Le sang paraît bouillir dans les veines; il se porte par une espèce d'élan vers l'organe cérébral, détermine ces céphalalgies cruelles qui ne cessent qu'à la fin du jour pour reparaître le lendemain au lever du soleil. Cette même irritation, que je pourrais appeler irritation solaire, portée sur la surface de la peau, y occasione une espèce de turgescence ou de pléthore locale qui gêne, ralentit ou engourdit les mouvemens des membres, et les tient dans une lassitude permanente. Portée sur les organes exhalans, elle les agace, fait naître des sueurs abondantes, excite à la peau des fourmillemens, des picotemens douloureux, des rougeurs, des taches érysipélateuses, des éruptions miliaires rouges (*sudamina*) dont la présence tourmente et dont la disparition trop prompte inquiète.

La seconde de ces causes générales, l'humidité chaude, est énervante et sédative de sa nature, et porte son action première sur l'organe gastrique et ses dépendances; les fonctions de la digestion se ralentissent, ses produits se dépravent, l'humeur biliaire ne tarde pas à subir une altération plus ou moins septique. Cet état s'annonce par les affections bilieuses de toute espèce, maladies les plus communes pour les nouveaux débarqués, les coliques, les gastrodynies, le choléra-morbus, les diarrhées, les dyssenteries, les tenesmes déchirans et si souvent funestes.

Les causes générales de la fièvre jaune ont toujours été les mêmes. Pour s'en convaincre, il suffit de consulter les praticiens de Saint-Domingue, de la Jamaïque, de la Caroline, de toutes les Antilles, des Etats-Unis, des

Indes-Orientales, de tous les lieux où ces causes peuvent exercer leur action redoutable.

Il n'y a pas un Européen, arrivant pour la première fois à Saint-Domingue, qui n'éprouve plus ou moins les effets de ces causes réunies, lors même qu'elles ne se sont pas assez développées, ou qu'elles n'ont pas trouvé une prédisposition assez prononcée dans l'individu pour frapper le principe vital dans ses sources par la production de la maladie terrible dont il s'agit.

Heureux les hommes qui ont été préservés de ce fléau au prix de quelques maladies moins graves qu'ils ont eu à supporter, et qui ont servi à les acclimater!

Causes particulières.

On doit entendre, par causes particulières, celles qui, tenant aux causes générales, en sont cependant distinctes, et servent à les modifier plus ou moins. C'est ainsi qu'une cause particulière a donné, à l'époque que nous avons indiquée, plus d'intensité à la maladie de Saint-Domingue, et l'a rendue pour ainsi dire épidémique, puisqu'elle a frappé un assez grand nombre de colons. C'est la température extraordinairement sèche qui a régné depuis six mois dans presque toutes les parties du monde connu. M. Desportes, le médecin qui a le plus fidèlement écrit l'histoire de cette maladie, qu'il a suivie quatorze ans au Cap, prouve, par ses observations, qu'elle a été toujours d'autant plus cruelle que les années ont été plus sèches. En l'an VI, sous l'action d'une température semblable, les Anglais occupaient le môle Saint-Nicolas et ses environs, lieux fort sains par leur position. Ils étaient au nombre de vingt-cinq mille hommes; ils en perdirent les sept huitièmes par la fièvre jaune dans le cours de l'été. Il en périssait mille à douze cents par jour, et cette mortalité dura pendant près de trois semaines : le retour des mêmes causes produit toujours les mêmes effets.

Causes locales.

Les causes locales qui rendirent la fièvre jaune si funeste au Cap, et qui lui imprimèrent un caractère contagieux et presque pestilentiel, furent en grand nombre : elles provenaient des malheurs de la guerre et de l'incendie de cette superbe ville. On compte, parmi ces causes, l'air infect que l'on respirait auprès des maisons incendiées, dans lesquelles des denrées abandonnées ont été livrées à une décomposition rapide. Rush attribue la fièvre jaune qui ravagea Philadelphie, en 1793, à quelques ballots de café gâté qu'on laissa dans des magasins situés au bord de la mer, et qui se putréfièrent. Les mêmes maisons abandonnées servaient de latrines aux matelots et aux soldats, parce qu'il ne s'en trouve point en cette ville. Les miasmes méphitiques qui s'en élevaient le matin, au lever du soleil, exhalaient dans tout le voisinage une fétidité suffocante.

Le cimetière public de la Fossette, beaucoup trop resserré dans sa surface à raison du nombre des cadavres que l'on y entassait; le peu de profondeur des fosses, fort au dessous des dimensions prescrites par les lois de police; la négligence criminelle avec laquelle on procédait aux inhumations, telles étaient les causes qui menaçaient de dangers sans nombre par le développement des gaz délétères dans une atmosphère déjà viciée; les voiries abandonnées, les animaux livrés, sur les lieux où ils périssaient, à une décomposition dont les produits se mêlaient partout à l'air que respiraient les citoyens.

Il faut ajouter enfin à ces causes locales la terreur qui s'empare trop facilement de l'ame dans les calamités de cette nature, disposition prochaine à la maladie, et qui l'aggrave toujours.

DIAGNOSTIQUE.

De la Fièvre jaune qui a régné à Saint-Domingue, d'après le rapport fait au général en chef de l'armée française par l'assemblée des officiers de santé de cette île.

La maladie n'a point de symptômes précurseurs, ou du moins ils sont très-rares, et ne se sont montrés que dans les sujets qui, avant elle, étaient frappés de terreur. Elle commence par un violent mal de tête, au dessus de la région des orbites, ou sur un point circonscrit de la calotte hémisphérique. Un frisson plus ou moins long le précède, l'accompagne, ou le suit; bientôt des lassitudes, le vertige, l'accablement, et souvent les nausées se déclarent. A ce premier état succède une chaleur, une ardeur extrêmes; la fièvre s'allume; le mal de tête et des reins devient insupportable; le pouls est vif, dur et fréquent; la peau tantôt sèche, tantôt humide d'une rosée fine de sueur; langue blanche, couverte d'un enduit muqueux; visage d'un rouge foncé, œil ardent, tantôt sec, tantôt humide; oppression singulière ou anxiétés de la région cardiaque; urines tantôt blanches et jumenteuses, tantôt difficiles dans leur excrétion. Le premier état, ou ce paroxysme, dure douze, vingt-quatre, trente, quarante-huit heures : plus il est court, plus il est sinistre. La fièvre tombe, le pouls se régularise, quelquefois assez semblable au pouls naturel; d'autres fois il se déprime, devient inégal, petit, serré; des vomissemens plus ou moins opiniâtres surviennent; ils entraînent des déjections bilieuses, porracées, noirâtres, ou de couleur de café. Ils se renouvellent lorsque le malade prend quelque boisson, surtout si elle est excitante. La prostration des forces, qui, dans les premiers instans de la maladie, s'était couverte du voile d'une irritation très-vive, se démasque et marche à grands pas. Le malade ne sent pas le danger de sa situation ; il jouit de la pleine liberté de ses fonctions intellectuelles, répond quand on l'interroge, prend ce qu'on lui offre, et retombe dans l'accablement de la prostration. Les hoquets, les défaillances, la suppression des urines, les hémorragies par les narines, l'anus, ou par l'ouverture des saignées que l'on a faites, sont les accidens qui se présentent ou séparés ou réunis. Les déjections sont souvent noires ; le visage, qui avait été d'un rouge foncé, se colore d'un jaune plus ou moins saturé : cette suffusion ictérique se répand sur la surface du corps; le malade exhale au loin une odeur cadavéreuse; il meurt le premier, le troisième, cinquième, septième jour. Si la maladie se prolonge, elle laisse quelques espérances; dans ce cas, la fièvre est rapprochée de l'ordre des rémittentes, c'est-à-dire qu'elle a été sujette, dans son cours, à des redoublemens et à des rémissions. Quand la convalescence a lieu, elle est difficile, incertaine; les rechutes sont fréquentes, et presque toujours mortelles.

Diagnostic précis de la Fièvre jaune, suivant le docteur Gilbert, cité ci-dessus.

Le diagnostic précis d'une maladie se fonde sur les caractères qui tracent la ligne de démarcation entre elle et celles qui ont le plus de rapport avec elle.

C'est ainsi que la fièvre jaune a, dans son invasion et dans sa première exacerbation, des rapprochemens plus ou moins marqués avec le *causus* ou la fièvre ardente. Dans ces deux maladies, le pouls est dur, la face animée et rouge, les yeux ardens et chargés, la tête très-douloureuse; mais la fièvre ardente se prolonge davantage : le visage n'est pas coloré du rouge pourpre et foncé qui y est répandu dans la fièvre jaune, à peu près comme dans les premiers jours de l'érysipèle à la face. La fièvre ardente se termine par des hémorragies critiques ; à l'exacerbation ne succèdent pas les accidens d'une prostration de forces effrayante. Elle ne présente jamais de suffusion ictérique, des vomissemens noirs, d'hémorragies de dissolution, d'éruptions pétéchiales ; ces deux maladies, rapprochées dans leur invasion par quelques symptômes communs, sont donc de nature bien différente, et il serait très-dangereux de les confondre.

Il a plu à un médecin anglais, le docteur Warens, de ne pas séparer de la peste la fièvre jaune de la Barbade. A Dieu ne plaise qu'une opinion aussi erronée se propage! Il existe sans doute quelques symptômes communs, à raison du caractère asthénique qui les signale toutes deux. Les symptômes communs sont une irritation vive dans l'invasion, et, par la suite, l'entière prostration des forces, l'anxiété précordiale, les hémorragies de dissolution, la fétidité cadavéreuse, très-prompte à se développer ; mais la peste est endémique à certaines régions ; la fièvre jaune ne l'est que pour les individus qui n'ont point encore habité les pays chauds. La peste ne se communique que par contagion, et se communique à tous ceux qui s'y exposent; la fièvre jaune n'atteint plus les individus une fois acclimatés. Il n'y a ordinairement dans la peste ni vomissemens noirs ni suffusion ictérique ; ces symptômes sont pathognomoniques de la fièvre jaune. La peste se reconnaît aux symptômes qui affectent le système glanduleux. Ces symptômes sont très-rares dans la fièvre jaune.

Diverses contrées de l'Amérique ont pu être frappées, et peuvent l'être encore, de maladies épidémiques de nature putride ou asthénique ; quelques auteurs ne les ont pas distinguées de la fièvre jaune ; c'est à tort : les épidémies sont dues à une constitution particulière de l'air ou à des circonstances locales, telles que l'entassement des hommes, les mauvaises qualités ou le défaut des alimens nécessaires à la vie. La fièvre jaune est le produit d'une chaleur extrême sur les corps vivans qui ne sont pas accoutumés à cette impression. Les épidémies ont un tems déterminé pour leur cours ; la fièvre jaune attaque en masse ou isolément les nouveaux débarqués ; les épidémies n'épargnent personne; les habitans sont rarement atteints de la fièvre jaune. On ne peut cependant disconvenir que la fièvre jaune devient épidémique lorsque les causes qui la produisent agissent même sur les individus accoutumés à l'action de la chaleur. Telles ont été les épidémies des diverses contrées de l'Amérique ou même de l'Europe.

Il faut également tracer une ligne de séparation entre la fièvre jaune et les fièvres d'hôpitaux et des prisons, bien qu'elles aient beaucoup de symptômes communs. Ceux-ci tiennent au caractère asthénique, qui appartient également à toutes ces maladies; mais il est des symptômes spéciaux qui font de la fièvre jaune un genre particulier; tels sont les vomissemens noirs, la suffusion ictérique, la suppression des urines, l'irritation toujours très-vive dans l'invasion, le visage rouge, l'œil ardent.

La fièvre jaune est-elle bien distincte des fièvres bilieuses? C'est un problême médical dont la solution intéresse l'humanité. Il y a tout lieu de croire qu'elle n'est autre chose que le *maximum* des fièvres rémittentes bilieuses. On est fondé à le croire en ce que, tandis que les fièvres jaunes attaquent les étrangers, les doubles tierces bilieuses sont les maladies régnantes parmi les colons; en ce que les rémittentes bilieuses, qui attaquent les nouveaux débarqués, dégénèrent facilement en fièvre jaune; en ce que la fièvre jaune, au premier degré, se confond très-facilement avec les fièvres bilieuses rémittentes; en ce que les étrangers qui se sont acclimatés sans la fièvre jaune ont eu tous des affections bilieuses de telle ou telle espèce; en ce que les circonstances les plus propres à la production de la fièvre jaune, telles que le voisinage des lieux marécageux, les émanations putrides de toute espèce, sont aussi celles qui font naître et entretiennent les fièvres et les maladies bilieuses; enfin, en ce que les méthodes curatives qui leur conviennent sont identiques.

Crises et pronostics de la Fièvre jaune.

Plus le premier paroxysme fébrile est court, s'il est violent, plus il y a de danger. Les jours redoutables sont le troisième, le cinquième et le septième. Si le malade passe ce terme, pourvu qu'en même tems les accidens s'apaisent, et que le ventre s'ouvre doucement, il y a à espérer; mais, dans ce cas favorable même, il ne faut pas perdre de vue le malade. La faiblesse qui succède à la fièvre est si grande, que la plus légère imprudence lui devient fatale.

Les crises sont rares dans la fièvre jaune, ainsi que dans toutes les fièvres malignes;

quand elles se présentent, elles sont imparfaites et siégent difficilement. La meilleure crise est une diarrhée bilieuse, pourvu toutefois que sa violence ne fatigue pas trop le malade; viennent ensuite les urines épaisses et bilieuses, l'affection ictérique après le septième jour, puis les affections cutanées, telles que les clous, les dépôts, les boutons, les éruptions de toute nature, qui demeurent long-tems en suppuration. Si la maladie est au premier degré, une hémorragie nasale et un flux hémorroïdal modéré peuvent être des crises salutaires, sinon, ce sont des accidens mortels.

Les signes funestes sont l'invasion de la maladie par un frisson long et violent, le vomissement noir, la suppression des urines, les défaillances, les hoquets, les hémorragies passives.

La marche de cette maladie terrible a fixé d'autant plus justement l'attention des officiers de santé de l'armée à Saint-Domingue, qu'on ne la rencontre dans aucune des fièvres de mauvaise nature en Europe, si ce n'est dans les maladies pestilentielles des contrées méridionales.

Il faut toujours distinguer, dans la fièvre jaune, la présence de la fièvre ou l'état d'irritation, l'absence de la fièvre ou l'état gangréneux.

L'état fébrile ou d'irritation annonce l'inflammation sourde dans les organes gastriques, le long de l'estomac et des intestins grêles, et dans le système sécréteur de la bile. Mais cette inflammation asthénique n'a que des rapports éloignés avec le vrai *gastritis*, *enteritis*, *hepatitis*, *cystitis*, ou autres affections inflammatoires sthéniques. Dans la fièvre jaune, il existe des vomissemens, des hoquets continuels, et cependant la sensibilité de l'estomac et des intestins est nulle au dehors; ces organes, palpés même assez vivement, ne font éprouver aucune douleur; le corps des viscères enflammés ne s'élève pas au delà de l'état naturel; le basventre n'est ni tendu ni météorisé; la suppression des urines existe, et la région hypogastrique vésicale ne présente à l'extérieur aucun changement. Ce genre d'inflammation marche rapidement vers la gangrène. Cet état inflammatoire est clairement développé dans la doctrine de Brown. Il est très-important de le reconnaître dans la pratique, quoiqu'il ne soit malheureusement que trop constant qu'il se termine le plus souvent par la mort.

THÉRAPEUTIQUE.

Lorsque la maladie est déclarée, tant que la fièvre est forte, et que les accidens de l'irritation du système gastrique existent, on ne peut guère s'occuper d'autre chose que du soin de la calmer par les boissons adoucissantes nitrées, les eaux de poulet, les bains entiers ou les demi-bains de quelques minutes, ou, si les forces du malade ne le permettent pas, les pédiluves tièdes répétés toutes les six heures, les lavemens multipliés, tour à tour émolliens et doucement laxatifs, les cataplasmes émolliens appliqués et continuellement entretenus chauds sur la région abdominale. Tels sont les secours qu'exigent les premiers momens de la maladie. Si ces moyens ont produit quelque avantage, on peut les seconder par un minoratif doux, et dont l'effet soit proportionné aux forces du malade : si, à travers les accidens de l'irritation, on découvre ceux de la prostration des forces, il faut, à l'instant même où la fièvre tombe, passer aux excitans, appeler à son secours les décoctions de quinquina, ou simples, ou émulsionnées, ou rendues laxatives, les boissons camphrées, les lavemens de même espèce, les juleps excitans, les vésicatoires. On se trouve souvent obligé d'alterner ou de mitiger ces remèdes, de manière à ce que les excitans n'irritent pas, et que les adoucissans n'affaiblissent pas; il faut savoir marcher entre ces deux écueils. Mais c'est là le point difficile, et l'on ne peut disconvenir que la conduite à tenir ne soit environnée de toute part des plus grandes difficultés. Cependant la maladie marche à pas rapides, et la mort arrive lorsqu'on délibère encore. Si la gangrène ne se prononce pas à la fin de la fièvre, la continuation des mêmes secours devient plus utile, et la convalescence arrive insensiblement par la diminution graduelle des symptômes et le retour lent des forces vitales. Ce traitement méthodique convient à la fièvre jaune, et remplit les indications; mais si des accidens se prononcent dans le cours de la maladie, il faut s'empresser de les calmer.

L'anti-émétique de Rivière, c'est-à-dire le suc de limon, mêlé au carbonate de potasse (sel d'absinthe), arrête ou diminue souvent le vomissement. Si l'irritation de l'estomac s'oppose à l'administration du quinquina, on peut essayer de le faire passer par lavemens, quoiqu'il n'y ait pas grand'chose à espérer de cette méthode.

Les hoquets, les spasmes, les mouvemens convulsifs cèdent quelquefois à l'usage du camphre en grandes doses, en *oleo sacharum*. Cette dose peut être de dix grains, répétée toutes les six heures. Au reste, cette substance, unie au nitrate de potasse, est d'un usage habituel dans cette maladie, comme doux excitant et diaphorétique.

Dans les douleurs d'entrailles, les vomissemens, les météorismes commençans, les bains ou les demi-bains, sont heureusement employés; mais, pendant l'usage de ces moyens, le médecin doit consulter continuellement le pouls, afin de remettre le malade dans le bain, et de l'en retirer suivant l'état de ses forces.

Le délire tranquille ou frénétique, l'affection comateuse, accompagnée de la prostration des forces, appellent l'application des épispastiques à la nuque et aux jambes, bien qu'on soit obligé de convenir avec Baglivi que, si ce moyen est employé trop tard, et, lorsque l'état gangréneux se prononce, il ne fait que hâter la décomposition des liqueurs animales, et précipiter la fin du malade.

Si le malade se plaint d'une douleur vive à une extrémité, il faut se hâter d'y appliquer des fomentations émollientes, des cataplasmes adoucissans; il faut en tenir le membre continuellement enveloppé, pour y attirer, autant qu'il est possible, et y déterminer la formation d'un dépôt qu'on ouvre de bonne heure, et dont on a soin d'entretenir long-tems la suppuration. Cette méthode n'est qu'un procédé imitateur de la nature, qui termine quelquefois cette maladie par une crise heureuse, en couvrant la peau d'un nombre considérable de boutons ou de furoncles.

La diète doit être proportionnée à la violence de la maladie; les boissons vineuses, les doux cordiaux, les doux analeptiques, sont tour à tour utiles. On ordonne les bouillons au riz et aux herbes, les crêmes de riz à l'eau ou de sagou, les bouillons des substances animales, arrosés du suc de citron. On passe peu à peu aux alimens substantiels, mais d'une digestion facile. Le convalescent doit manger peu et souvent : on lui recommande un exercice journalier, mais point fatigant, et fait à des heures et dans des lieux où le soleil ne darde pas ses rayons.

Si la jaunisse subsiste dans la convalescence, ce qui est assez ordinaire, on fait usage de bouillons apéritifs et de sucs d'herbes.

Tel est le traitement méthodique, le seul

qui doive être employé, la saine médecine n'en connaissant point d'autres, si ce n'est le traitement par les spécifiques, qui ne peut avoir lieu ici.

Les médecins militaires anglais emploient à la Martinique, pour la fièvre jaune, un traitement ainsi conçu : ils donnent d'abord une solution de tartrite de potasse antimonié, avec la manne; ils en aident l'action par des boissons appropriées et des lavemens émolliens. Quand ils ont, par ce moyen, déterminé la rémission de la fièvre, ils passent à l'usage du quinquina, qui termine la maladie.

L'irritation des organes gastriques qui signalait le commencement ou le premier période de la fièvre jaune traitée à Saint-Domingue, ne permettait pas de faire usage des antimoniaux.

Le docteur Rush, dans sa dissertation sur la fièvre jaune qui a ravagé Philadelphie en 1793, dit qu'après avoir tenté toutes les méthodes curatives rationnelles ou empyriques, il n'en a pas trouvé de meilleure que la suivante : de plus de cent malades, dit-il, auxquels je l'ai appliquée, je n'en ai pas perdu un seul. Il publia, à cet effet, un procédé usuel conçu en ces termes :

« Aussitôt que vous vous sentez pris (soit le jour, soit la nuit) de mal à la tête ou aux reins, de douleurs d'estomac, de frissons ou de fièvre, spécialement si ces symptômes sont accompagnés de rougeur du visage, si les yeux sont déjà teints d'un jaune pâle, prenez une des poudres purgatives (chaque poudre est composée de quinze grains de jalap, unis à dix grains de mercure doux) dans un peu d'eau sucrée, toutes les six heures, jusqu'à ce qu'elles aient produit quatre à cinq grandes évacuations alvines. Buvez en même tems beaucoup d'eau d'orge, de gruau ou de poulet, ou toute autre liqueur adoucissante et agréable, pour aider l'effet du remède. Lorsque les premières voies auront été ainsi complètement nettoyées, si le pouls est plein et tendu, vous vous ferez tirer huit à dix onces de sang du bras, et davantage si la plénitude et la tension du pouls continuent. Dans le cours de la maladie, vous ferez usage d'eau panée, de limonade, d'eau d'orge ou de tamarins, de thé léger, de camomille. Vous tiendrez les premières voies toujours libres par une dose de poudre purgative, de crême de tartre ou d'un sel neutre quelconque, et par des lavemens émolliens et laxatifs; mais si, après l'action du premier purgatif, le pouls se trouve faible ou déprimé, vous emploierez en boisson l'infusion de camomille ou serpentaire de Virginie; vous y ferez entrer l'élixir de vitriol ou le laudanum à doses convenables; vous donnerez les boissons excitantes, l'eau vineuse, le vin pur, le punch, le porter, le quinquina, en décoction ou en substance, dans la rémission de la fièvre. On appliquera des vésicatoires à la poitrine, à la tête ou à la nuque. Lorsque la faiblesse exigera cet excitant, on tiendra en même tems les reins enveloppés d'une flanelle trempée dans le vinaigre chaud ou l'eau chaude. Le régime consistera en gruau, sagou, panades, thé, café, chocolat, vins généreux, gelées animales, viandes blanches, convenablement à l'état des forces, en fruits de la saison, cuits ou crus. On fera circuler dans l'appartement du malade un air frais et même froid, si le pouls est plein et tendu. Les parquets seront arrosés de vinaigre, et les déjections seront éloignées le plus tôt qu'il sera possible. »

Tel est le procédé curatif du docteur Rush; il annonce qu'il fut adopté par le plus grand nombre des médecins de Philadelphie, et que la célérité du moyen fut telle que ses élèves et lui, ne suffisant pas au traitement des malades, et même à la préparation de la poudre purgative, il en fit communiquer la recette à plusieurs pharmaciens, qui l'employèrent avec un égal succès. On voit que le procédé de ce médecin ne diffère de celui qui a été détaillé qu'en ce qu'il emploie pour purgatifs les mercuriaux unis aux drastiques, tandis que l'on n'a conseillé à Saint-Domingue que les doux minoratifs. Il y a lieu de s'étonner que l'irritation des organes ait permis l'usage de ces moyens; il faut qu'à Philadelphie elle soit moins vive. Je ne m'arrêterai donc pas davantage, ajoute M. le docteur Gilbert, et je m'étonnerai seulement qu'un traitement, si vanté dans la fièvre jaune de 1793 à Philadelphie, n'ait pas été pratiqué dans la même maladie qui a ravagé cette malheureuse ville, et d'une manière plus effrayante encore, dans l'an VI et l'an VII.

Traitement dit du pays, ou vulgairement employé.

Le traitement du pays, qui consiste dans le seul usage des adoucissans, des eaux de poulet nitrées, des doux laxatifs, ne considère que le premier tems de la maladie, l'état fébrile ou l'irritation. Les saignées, répétées dans le premier jour, les lavemens émolliens, les bains, les demi-bains, les minoratifs, réussissent quelquefois dans les mains des Créoles, pourvu que la maladie ne soit qu'au premier degré, ou au commencement du second, parce que ces remèdes sont administrés par des femmes, souvent avant que l'invasion soit avancée, et toujours avec un soin, une attention, une constance dans les plus minutieux détails, qu'il est difficile de trouver ailleurs que dans leurs mains. Si la maladie est grave et passe à son second état, les femmes donnent le camphre en lavemens, mais elles n'emploient le quinquina que dans la convalescence, et comme tonique.

Usage de la saignée, de l'émétique, des purgatifs, du quinquina, du camphre, des vésicatoires dans cette maladie.

La saignée est regardée dans le pays, et même par quelques praticiens, comme un préservatif de la fièvre jaune, ou du moins comme un moyen de la rendre plus douce à supporter. A cet effet, elle se pratique au bras tous les mois, ou à l'invasion du plus léger mal de tête, et à la quantité de six à huit onces chaque fois. Si la tête devient très-douloureuse par l'insolation, on pratique utilement une saignée du pied.

Quoi qu'il en soit de ce moyen, qui peut

être utile aux nouveaux débarqués dans un grand nombre de circonstances, et relativement à leur âge, à leur constitution et à leurs forces, il n'en est pas moins vrai, en principe, que la saignée par elle-même est contraire à toute maladie adynamique de sa nature. Si elle a souvent calmé l'irritation, combien de fois n'a-t-elle pas jeté le malade dans un affaissement mortel! Consultez les observations consignées dans l'ouvrage de M. Desportes, dans un tems où la saignée était beaucoup trop souvent pratiquée, vous vous convaincrez de la réalité de l'opinion que l'on émet ici. Si cependant la fièvre jaune n'est pas à un haut degré d'intensité, s'il y a lieu de présumer que la nature est en état de faire une réaction suffisante, si le sujet est jeune, vigoureux, d'un tempérament sanguin, si le pouls est plein et dur, la saignée peut être nécessaire dans l'invasion même de la maladie, c'est-à-dire, aussitôt que la chaleur vient de succéder au froid.

Les gens replets et avancés en âge ne la supportent pas; il en est de même des tempéramens où la bile prédomine.

L'émétique veut être, dans tous les cas, trèsménagé dans son emploi et dans ses doses. Il serait plus prudent d'y renoncer entièrement dans le traitement de la fièvre jaune. C'est au moins l'opinion générale des auteurs qui ont écrit sur cette matière, et des médecins qui pratiquent aujourd'hui dans les colonies.

La même observation s'applique aux purgatifs ; ils doivent toujours être pris dans la classe des minoratifs donnés à doses réfractées et en lavage. Sans cette précaution, ils peuvent exciter des fontes colliquatives mortelles, ou jeter le malade dans un affaissement qui précipite sa fin. Voilà pourquoi les lavemens laxatifs sont préférés, en général, dans le cours de cette maladie. L'eau de casse ou celle de tamarins, légèrement aiguisées par un sel neutre, opère plus doucement l'effet qu'on a droit d'en attendre.

Le quinquina est parfaitement indiqué dans cette maladie du moment où la rémission fébrile permet de l'employer; mais il rencontre des contre-indications tellement puissantes dans l'irritation gastrique qu'il fait naître ou qu'il accroît, dans l'horreur et la crainte que sa prescription inspire au malade, que l'on se voit, pour ainsi dire, obligé d'y renoncer, ou de se borner à des décoctions légères ou émulsionnées, données à l'instant où le premier tems de la maladie fait place au second ; mais, alors même, quels que soient la prostration des forces et l'état déprimé du pouls, l'estomac est si fatigué de l'irritation qu'il a soufferte ; les hoquets, les spasmes, les vomissemens qu'il éprouve encore, accablent tellement le malade, qu'on ne peut plus donner le quinquina qu'en lavemens. Il arrive de là que ce remède héroïque perd son effet et son crédit, et qu'il n'est guère connu que comme tonique à la fin de cette maladie.

Quant aux vésicatoires, ils ne sont utiles que lorsqu'ils sont appliqués entre l'irritation qui les repousse et l'état gangréneux qui les rend inutiles. Ils peuvent donc être bornés aux cas où les affections soporeuses semblent en solliciter l'usage.

PROPHYLACTIQUE.

Les Européens qui veulent éviter les atteintes de la fièvre jaune doivent aller habiter les mornes pour y respirer l'air pur et frais de ces lieux élevés. Si leurs devoirs les retiennent à la ville, ils doivent éloigner leur habitation des bords de la mer, et surtout des environs de l'embouchure de la rivière du haut du Cap, lieu où la brise de terre porte chaque jour les émanations marécageuses de cette immense surface de lagons qui s'étendent de l'embarcadère de la petite anse au bourg du haut du Cap. Ceux qui sont d'une constitution pléthorique se feront faire une ou deux saignées en arrivant à Saint-Domingue et prendront, dans le cours des premiers mois de leur séjour, un doux minoratif de manne et de tartrite acidulé de potasse qu'ils répéteront deux ou trois fois. Un bain d'eau tiède d'un quart-d'heure, où, à son défaut, un pédiluve sera nécessaire de deux jours l'un. Du reste, la modération et la tempérance, sous tous les rapports, sont les premiers et les plus sûrs préservatifs. Tout ce qui porte du feu et de l'irritation dans le système n'est pas moins dangereux que ce qui tend à l'énerver. L'usage des viandes doit être mêlé à celui des végétaux. Il ne faut manger les fruits que dans leur état de maturité, et se souvenir qu'ils sont tous acides ou mucilagineux, et, par cela, contraires à l'estomac. Il est important de s'abstenir de sorti depuis sept heures du matin jusqu'à onze heur ou midi, moment où la brise du large viet tempérer l'ardeur du soleil. On évitera avec plus grand soin la promenade du bord de la mer le soir, tems où la fraîcheur précipite es émanations marécageuses que le soleil atténues en évaporations dans la journée. Les nilitaires se souviendront toujours que rien n'est plus dangereux que de se coucher et s'endormir sur la terre humide le long des lagons. La promenade du matin est très-favorable à la santé : c'est aussi le tems où le travail du cabinet est le plus facile et le plus convenable.

Si l'on éprouve quelque incommodité légère, il convient de faire à l'instant usage d'une limonade d'oranges amères, ou d'une limonade vineuse, de quelques bains tièdes, de quelques lavemens raffraîchissans le soir, et d'un doux minoratif : après cela, un exercice modéré à pied ou à cheval dans les tems convenables, la dissipation, rétabliront l'intégrité des fonctions. Il faut surtout user de toute la force de la raison pour que les affections de l'ame ne prennent pas le caractère de morosité et de mélancolie, lorsque les maladies plus ou moins graves exercent leurs ravages. Il est sans doute difficile de se livrer à la gaîté, quand on compte chaque jour ses connaissances, ses amis, ses camarades au nombre des victimes; mais la philosophie doit alors exercer tout son empire ; le citoyen qui se ménage dans ces circonstances difficiles se conserve moins pour lui que pour la patrie, et cette réflexion doit faire taire la sensibilité.

DOCUMENT HISTORIQUE

SUR L'ORIGINE

DE LA FIÈVRE JAUNE,

Et réponse de la Société médico-chirurgicale de Cadix aux Cortès d'Espagne concernant l'importation, la naissance et la reproduction de cette maladie ; le tout extrait de l'excellent ouvrage intitulé : *Guide sanitaire des Gouvernemens européens*,

PAR M. L. J. M. ROBERT,

MÉDECIN DU LAZARET DE MARSEILLE, etc., etc., etc.

Si les productions agricoles varient suivant la température, l'exposition et le sol des différens climats ; si les êtres animés si inégalement répartis sur la vaste étendue du globe sont soumis à la même influence, sous le rapport de leur physique et de leur moral, on ne trouvera sans doute point extraordinaire que les habitans des îles découvertes par Christophe Colomb aient eu des maladies jusqu'alors inconnues aux Européens. Aussi tous les historiens contemporains nous attestent-ils que la fièvre jaune était déjà à cette époque endémique chez ces insulaires. Pour s'en convaincre, il n'y a qu'à lire ce qui a été écrit sur les premiers voyages des Espagnols dans les régions équatoriales. Ce récit nous confirme la vérité de cette assertion, et M. le chevalier Moreau de Jonnès, dans son excellente *Monographie de la fièvre jaune*, ouvrage si remarquable par l'étonnante érudition qui y règne, et par les aperçus ingénieux qui le distinguent, ne nous laisse rien à désirer sur ce point. Les citations nombreuses que cet auteur rapporte, et qu'il a puisées dans les ouvrages originaux d'Herréra, des Oviedo et des Gomara, sont trop précises et trop importantes pour ne pas croire que c'est tout à la fois et rendre hommage à un savant et être utile à l'humanité que de remettre sous les yeux du public des extraits qui, quoiqu'ils soient déjà connus, ne peuvent qu'inspirer un nouveau degré d'intérêt, par les renseignemens positifs qu'ils contiennent sur l'origine d'une maladie qui excite depuis long-tems en Europe de si vives alarmes.

L'endémicité de la fièvre jaune parmi les habitans des Indes occidentales, avant l'arrivée des Espagnols, est établie et confirmée par ce que rapporte Herréra de la coutume de ces peuples, qui tous les huit ans changeaient de demeure, parce que l'air de leurs maisons s'infectait par l'excès de la chaleur, et qu'il en résultait de grandes maladies; une preuve certaine que ces maladies appartenaient à la nature de celle dont il est ici question, c'est que le P. Breton, qui avait fait une étude particulière de la langue des Caraïbes, dit que ces sauvages distinguaient cette maladie par le mot *ibomanhatina*, équivalent du *cattiva aria* des Italiens, et que celui qui en était atteint disait *yo poulicaatina*, ce qui, dans le langage des premiers colons, signifiait : J'ai le coup de barre.

Ce passage est trop littéral et trop précis pour ne pas s'appliquer naturellement à la fièvre jaune indigène des Antilles. Il est impossible en effet de ne pas induire de la dénomination précitée et si parfaitement synonymique de cette dernière fièvre, son antériorité à l'arrivée des Européens dans les îles. Ce que Herréra nous a dit des naturels de Saint-Domingue, qui changeaient périodiquement de demeure pour fuir la contagion, Rochefort nous le rapporte aussi des habitans des petites Antilles; « et si quelqu'un venait à mourir chez eux, ils délaissaient leurs maisons dans la crainte d'y mourir eux-mêmes; et quelquefois ils y mettaient le feu, usage si constant parmi les nations civilisées, lorsqu'il s'agit d'arrêter quelque grande contagion. » Ce n'est point le tems ni le lieu d'examiner ici si ce sont ces insulaires qui ont transmis leurs maladies aux Européens nouvellement arrivés, ou si ceux-ci n'en ont été atteints que par l'influence du nouveau climat et des autres causes locales ou indigènes.

Les écrivains du tems, tels que Oviédo et Herréra, décrivent en des termes si précis les symptômes de cette funeste épidémie, qu'il est impossible de n'y pas reconnaître tous les caractèresde la véritable fièvre jaune. Les malades en effet avaient une couleur jaune de safran, et cette couleur se conservait chez ceux qui, après avoir été guéris, retournaient en Espagne. Aussi étaient-ils désignés alors par le nom de *assafranados* ou *ensafranés*. Christophe Colomb fut atteint lui-même, dans sa relâche à l'île de la Mona, de cette fièvre pestilentielle, et il ne dut son salut qu'à la résolution prompte que prirent ses compagnons de lever subitement l'ancre et de s'éloigner de ce funeste rivage. Les pertes qu'il fit parmi ses troupes furent si grandes, que de quinze cents hommes qu'il avait débarqués à Monte-Christo en 1493, son armée fut réduite, deux ans après, à deux cents fantassins et vingt cavaliers; et ce fut avec ce petit nombre de soldats européens qu'il fut obligé de vaincre dans la plaine de la Vega-Reale une masse réunie de cent mille Indiens.

Les premiers établissemens formés par les Espagnols, après l'abandon d'Isabelle, ne furent pas les seuls exposés à la maladie endémique. Les colons de Saint-Domingue, de Porto-Ricco, du Darien, de la Jamaïque furent ensuite également livrés à toutes les horreurs de la fièvre jaune, et la dépopulation devint si grande que pour ne pas perdre entièrement Saint-Domingue, le gouvernement fut obligé d'y envoyer trois cents malfaiteurs qui avaient été condamnés à mort. Le récit de tant de désastres et la vue des Espagnols qui étaient retournés des îles avec une si mauvaise couleur qu'ils ressemblaient à des morts, avaient tellement décrié cette terre inhospitalière qu'aucun vaisseau, selon Oviédo, ne partit d'Espagne pendant le troisième voyage de Colomb, et que cet auteur ajoute que si le roi lui avait donné toutes les Indes à condition d'y aller, il n'eut jamais pu se résoudre à les acquérir à ce prix.

Pour avoir une idée des malheurs des Européens dans les autres établissemens qu'ils créèrent dans les îles quelque tems après les conquêtes de Christophe Colomb, il suffit de lire dans Herréra qu'il périt dans la seule ville de Panama quarante mille hommes et un nombre égal dans celle de Dios, avant l'entière pacification du Pérou. Quelques années auparavant, Davila, arrivé au Darien avec une expédition très-considérable, y avait perdu sept cents hommes en un seul mois, sans être exempt lui-même de la maladie, ce qui lui fit abandonner la ville à cause de son insalubrité; mais, par la plus étrange destinée, la population entière, voulant fuir la contagion, se porta sur Panama, et fut assez malheureuse pour entraîner avec elle dans la nouvelle ville les germes pestilentiels de la première, qui était si violemment infectée, et en devint ainsi une seconde fois la déplorable victime.

C'était donc à tort qu'on avait attribué cette grande mortalité des Européens à la disette, à la mauvaise nourriture, aux travaux pénibles et au chagrin d'avoir quitté leur patrie. Le changement de couleur qu'ils éprouvaient, et qui étaient ordinairement suivi d'une issue funeste, quelquefois peu de jours après leur arrivée, prouve bien clairement qu'ils étaient sous l'influence délétère d'un climat meurtrier, et non sous celle des causes précitées; car, comme le disait Oviédo, « cette terre ne pardonne à personne de ceux qui y viennent et tous doivent être malades au commencement qu'ils l'habitent. »

Si le célèbre navigateur parti de Palos n'éprouva dans son premier voyage aucune perte, c'est qu'il n'arriva dans les mers d'Antilles que durant la saison sèche, et hors de l'hivernage, dans le tems même où les vents et les brises fraîches repoussent les épidémies. Mais dans son second voyage, la saison n'étant plus la même, et son séjour dans les ports et les mouillages ayant été prolongé sous des circonstances défavorables, la redoutable fièvre jaune ne tarda pas à exercer ses ravages sur les *nouveaux venus*, et Christophe Colomb eut la douleur de voir périr, au pied de la montagne de Cibao, trois cents hommes de la même maladie qui en avait enlevé un plus grand nombre à Isabelle et dans les autres stations qu'il avait établies.

Pendant un siècle, le Nouveau-Monde n'étant fréquenté que par des Espagnols, aucun autre peuple n'avait été atteint de la contagion d'outre-mer; mais, du moment que les Français et les Anglais s'élancèrent avec leurs flottes dans les mers équatoriales, ils eurent à se plaindre des atteintes du même fléau qui avait déployé tant de fureurs sur leurs premiers conquérans. Ainsi le père Dutertre, et plusieurs autres missionnaires, nous ont fait connaître tous les malheurs qui affligèrent les premiers colons de la Guadeloupe, de Saint-Christophe, de Sainte-Croix, et plus tard ceux de la Martinique. Les symptômes de la maladie contagieuse qu'il ont décrite, et qui moissonnait ces colons par milliers, s'accordent parfaitement avec ceux qui appartiennent à la fièvre jaune des Antilles.

Il est vraiment curieux de lire, dans l'ouvrage de M. Moreau de Jonnès, qu'une chapelle fut bâtie au Fort-Royal en 1692, et consacrée à saint Roch, comme préservateur de la peste, et qu'une bulle du pape institua une confrérie sous le nom sinistre de la mort, pour invoquer le saint dans le tems de contagion. Une ordonnance du roi, de la même année, prescrivait une quarantaine aux navires venant de la Martinique aux îles d'Aix; et l'amirauté de Nantes défendit, sous peine de mort, aux équipages et autres personnes venant des Antilles, d'entrer dans ce port avant la visite sanitaire.

Le docteur Gilbert pense que cette maladie a atteint de tout tems, dans les colonies, les Européens qui y ont abordé.

Le docteur Valentin va plus loin, et il dit, en propres termes : « Il paraît que cette maladie s'est manifestée sur les Européens dès l'origine de leur établissement dans les Deux-Indes et à la côte méridionale de l'Afrique. On l'a vue en Nubie, en Abyssinie, le long de la côte occidentale de la mer Rouge, jusqu'à Babel-Mandel, et même sur l'Euphrate, comme à Bassora, et sur les côtes de la Perse, etc.; en Egypte, en Syrie, à Alexandrette, Tripoli, Acre, en Chypre, et sur toute cette côte de la Méditerranée, qui est très-malsaine; enfin, dans quelques régions chaudes et humides de la Grèce, dans l'île de Sardaigne, dans celle de Minorque. »

L'académie de Philadelphie assure que, d'après plusieurs documens, cette fièvre a régné autrefois en Italie, en Espagne, en France, en Allemagne, en Hollande, et accidentellement en Angleterre et en Irlande, sous le nom de fièvre maligne putride, bilieuse, et même de *black fever* (maladie du fiel, fièvre noire). Cette dernière dénomination dérivait du vomissement noir, qui est si souvent le symptôme d'une mort prochaine dans les fièvres bilieuses.

La Barbade était ravagée par la même maladie lorsque Richard Ligon y aborda en 1647 ; et, depuis cette époque, on peut dire, avec M. Moreau de Jonnès, que cette île est le dépôt général où la marine anglaise vient puiser chaque année les miasmes contagieux qu'elle répand ensuite dans toutes les autres possessions des Indes-Occidentales, ou dans les contrées qu'elle fréquente à raison de ses relations commerciales ou de ses expéditions maritimes. Il serait sans doute inutile de suivre de siècle en siècle, et d'année en année, les différentes irruptions de la fièvre jaune qui ont eu lieu dans les Antilles depuis Christophe Colomb ; ses invasions ne furent pas toujours les mêmes. Il y eut des épidémies suivies des effets les plus meurtriers, tandis que beaucoup d'autres furent très-bénignes et de courte durée, remarquables même par leur longue intermittence.

C'est ainsi que le docteur Valentin nous assure que la fièvre jaune n'avait pas paru à Philadelphie depuis trente-et-un ans, lors de l'épidémie de 1793, et à Charlestown depuis quarante ans, lors de celle de 1792.

Ce que l'on vient de dire, relativement aux

maladies des Européens dans les îles, soit qu'ils aient été les compagnons du grand navigateur ou des autres conquérans qui ont marché sur ses traces, soit que dans les siècles suivans, ou de nos jours, ils aient été s'y établir comme colons, suffit pour mettre à même d'avancer avec certitude, d'après le témoignage des différens auteurs précités, qu'avant la découverte du Nouveau-Monde, la fièvre jaune était déjà connue des habitans d'Haïti et des autres îles voisines, et qu'à cette époque elle avait déjà sévi avec plus ou moins de violence sur les premiers Européens qui y abordèrent, comme sur ceux qui s'y établirent par la suite pour objet de commerce, lorsqu'ils n'avaient pas encore subi les épreuves de l'acclimatement; d'où l'on peut conclure que le sol des Antilles est le berceau naturel et primitif de la fièvre jaune, comme l'Egypte est celui de la peste. Des circonstances des tems et des lieux peuvent seules apporter quelques modifications dans le renouvellement annuel ou périodique de ces deux fléaux. Ce qui a lieu pour certains pays d'outre-mer se remarque également dans quelques contrées de l'Europe, relativement aux fièvres intermittentes. Ainsi, en Italie, le Mantouan et les marais Pontins sont chaque année ravagés par des maladies qui, à leur type périodique ordinaire, réunissent bien souvent un type pernicieux.

Si quelque chose doit étonner dans l'histoire de l'origine et de l'importation de la fièvre jaune en Europe, c'est que les compagnons de Christophe Colomb, qui, au rapport d'Herréra, d'Oviedo, de Gomara, revenant des Indes-Occidentales, dès l'année 1494, avec une couleur jaune semblable à celle du safran, après avoir essuyé la maladie pestilentielle du pays, n'en aient point introduit, à leur retour, le germe contagieux sur le continent. Suivant Arejula, ce n'est qu'en 1701 que Cadix a connu pour la première fois ce redoutable fléau; et le père Labat dit positivement qu'en arrivant dans cette ville, en 1705, le navire où il était embarqué fut soumis à une visite sanitaire, à cause d'un vaisseau venu des îles de l'Amérique, et qui en avait apporté une maladie contagieuse. Ainsi, il paraît bien démontré, par le silence des historiens, par celui des médecins antérieurs à ces deux époques, et par celui des auteurs cités, que l'importation de la fièvre jaune en Espagne ne remonte pas au delà du commencement du dix-huitième siècle. On ignorera sans doute long-tems encore pourquoi, pendant l'espace de plus de deux cents ans, la péninsule a été exempte de toute contagion, lorsque tant de causes locales, tant de discordes civiles, tant de relations avec les Antilles, et surtout l'ignorance ou l'oubli des lois sanitaires et de l'hygiène publique semblaient devoir en favoriser si fréquemment la funeste importation. On ne conçoit non plus aussi les causes de l'intermittence qui a régné depuis 1705 jusqu'à 1731, par l'apparition de la fièvre jaune à Cadix, malgré les épidémies qui affligeaient tous les pays d'outre-mer pour lors en relations de commerce si multipliées avec cette ville. Cependant ce fléau se renouvela en 1733, 1734, en 1744 et 1764, ce qui commença à former pour elle sept épidémies dans le court espace d'un siècle. Aucune autre ville d'Espagne n'en avait été atteinte, excepté Malaga, qui en 1791, vit introduire dans ses murs cette affreuse contagion, et compta dix mille victimes. Mais le dix-neuvième siècle s'est ouvert sous les auspices les plus funestes pour l'Espagne, puisque, dès l'année 1800, Cadix, Xérès et Séville perdirent un si grand nombre de leurs habitans. La même maladie a reparu ensuite à Medina-Sidonia et à Séville en 1801; à Cadix et à Malaga en 1803; à Cadix, Cadone, Carthagène, Grenade, Alicante, Malaga et Antequerra en 1804; à Cadix et à Carthagène en 1810; à Murcie, Alicante et Carthagène en 1811; à Cadix en 1813; à Cadix, l'île de Léon, Xérès et Séville en 1819; à Cadix et au port Sainte-Marie en 1820; enfin à Malaga, Barcelone, Tortose, Mesquinenza, à Saint-Lucar de Barrameda et aux Aigles en 1821. Ainsi, dans les vingt-et-une premières années de ce siècle, Cadix a été exposé sept fois aux ravages de cette cruelle maladie, et dans le même intervalle on reconnaît encore dix épidémies de ce typhus disséminées dans plusieurs autres villes maritimes de la péninsule, ce qui nous démontre que la fièvre jaune tend, par ses fréquentes apparitions en Europe, à s'y acclimater, puisqu'elle a déjà fait en Espagne plus de ravages seulement depuis l'année 1800, que dans le long espace de plus de trois siècles. C'est en vain que l'on pourra supposer que jadis les voyages de mer étaient plus longs que de nos jours; que les relations commerciales étaient aussi moins fréquentes qu'aujourd'hui; en admettant, toutefois, qu'il y eût quelque chose de positif dans ces deux assertions, il ne sera pas moins vrai de dire que cette maladie a une tendance toute particulière à envahir le continent; que sa faculté contagieuse paraît beaucoup plus active qu'anciennement; enfin, qu'on ignore jusqu'à quel point les dispositions naturelles de l'atmosphère et les mœurs européennes de ce siècle peuvent en favoriser parmi nous l'importation ou l'acclimatement.

A ce beau document historique, l'auteur, si digne de la considération du gouvernement et de l'estime publique, tant par ses sublimes connaissances dans l'art salutaire que par son zèle infatigable pour le bien de l'humanité, a ajouté les tables de mortalité qui furent dressées à Cadix, et dans lesquelles on voit que le nombre des malades fut de quarante-huit mille cinq cent vingt, et celui des morts de neuf mille neuf cent soixante-dix-sept. A Xérès, il y eut trente mille malades et quatorze mille morts; et à Séville, soixante-seize mille quatre cent quatre-vingt-huit malades et quatorze mille six cent quatre-vingt-cinq morts. Les épidémies suivantes ont été encore plus meurtrières dans les autres villes de la péninsule, puisque, au rapport de M. Bailly, celle de 1804 se déclara dans vingt-huit villes, bourgs ou villages, et fit périr quinze mille quatre cent quatorze individus sur quatre cent cinquante-trois mille sept cent vingt malades. On sait que c'est la même année que la fièvre jaune fut importée à Livourne et au lazaret de Marseille. Très-contagieuse dans cette première ville, elle ne le fut pas dans ce dernier établissement sanitaire, ainsi qu'en 1802 et 1821, ce qu'on ne peut attribuer qu'à son excessive salubrité.

Questions des cortès extraordinaires d'Espagne à la société médico-chirurgicale de Cadix.

1° La fièvre jaune est-elle importée ou non ?

2° La fièvre jaune peut-elle naître à Cadix ?

3° La fièvre jaune se reproduit-elle ou non à Cadix ?

Réponses.

La fièvre jaune est-elle importée ou non ? « En Europe, nous ne connaissions pas encore d'épidémie avec vomissement noir et jaunisse, long-tems même après la découverte de l'Amérique ; ce ne fut que dans le dix-huitième et le dix-neuvième siècles qu'une pareille épidémie s'est montrée assez fréquemment à Cadix, Malaga, Barcelone, Livourne, Mayorca, aux Canaries, etc., et il faut considérer que c'est précisément dans le tems où l'Europe a éprouvé un grand bouleversement, que nous avons reçu le germe exotique de la fièvre jaune. Ce serait inutilement que nous irions chercher ailleurs la cause de cette maladie, si on prouvait qu'elle a été connue dans nos climats de tems immémorial, quoiqu'elle ne fît pas d'aussi grands ravages. Si la fièvre jaune règne en Amérique, et si elle y est contagieuse ; si nous avons avec ses ports un commerce très-suivi, et qu'annuellement il nous arrive beaucoup de vaisseaux qui ont eu des matelots malades et morts de la fièvre jaune, pourquoi aller se tourmenter l'imagination par des recherches superflues et des théories arbitraires pour prouver que la fièvre jaune peut naître en Espagne?

» Il est notoire que la fièvre jaune, en 1800, avait fait de grands ravages à la Havane ; qu'entre autres vaisseaux en provenant, il était entré dans notre port la frégate espagnole *l'Aigle*, qui avait perdu cinq hommes; la polacre espagnole *le Jupiter*, qui eut tout son équipage malade et perdit cinq hommes ; la corvette américaine *la Dauphine*, qui eut encore tout son équipage attaqué de cette maladie et perdit trois hommes. Est-il étrange, d'après cela, qu'on attribue à l'arrivée de ces vaisseaux l'introduction de la contagion? Qu'on fasse attention que la corvette *la Dauphine* avait avec elle des passagers espagnols qui la communiquèrent à Séville presque en même tems qu'à Cadix, tandis que les pays placés entre ces deux villes conservèrent la plus parfaite santé. Nous pourrions ajouter que le premier malade de la fièvre jaune au Fort-Royal, fut Antoine Guzo, charpentier, qui avait travaillé sur ladite corvette.

» A Livourne, la fièvre jaune se manifesta en 1804, peu de jours après l'entrée dans son port de la frégate espagnole *la Tudelana*, venant de la Havane et de Cadix; elle avait perdu quatre personnes pendant sa navigation. Deux malades débarquèrent et allèrent loger à Livourne, à une auberge dans laquelle il mourut ensuite deux personnes. Les Livournois durent leur malheur à cet accident.

» On ne peut pas, avec raison, dire que l'île de Pomègue, d'où les malades sont transportés au lazaret de Marseille, soit un endroit malsain; là, on ne rencontre ni lagunes, ni marais, ni substances végétales en putréfaction, rien enfin qui puisse infecter l'atmosphère. Les vents très-frais qui ont régné pendant tout l'été de 1821, les équipages et les gardes de trente-sept bâtimens quarantenaires, composés d'environ six cents hommes, qui étaient dans ce port, jouissaient de la meilleure santé.

Le brick danois *le Nicolino*, qui avait eu, dans sa courte traversée de Malaga à Marseille, deux malades de la fièvre jaune, arriva ; et, le jour suivant, il communique la maladie aux six bâtimens les plus rapprochés de lui. Serait-il déraisonnable de croire que, sans le brick *le Nicolino*, d'où était parti le germe de la maladie, et d'où provenaient les miasmes, la santé aurait continué à l'île de Pomègue?

» La même année, on jouissait à Mahon de la plus parfaite santé, lorsqu'il arriva deux vaisseaux venant de Barcelone et de Malaga. Peu de jours après, la contagion se déclara sur une polacre anglaise, qui eut tout son équipage malade; elle se propagea, de là, à trente-huit vaisseaux, s'introduisit dans le lazaret, où il mourut un malade et un prêtre; elle s'éteignit enfin sans atteindre les habitans de la ville. Peut-on nier ici l'importation? Ces faits et les raisons que nous avons données, ont décidé la Société à regarder comme importée la fièvre jaune qui s'est déclarée en Espagne. La même Société note une longue liste de petits pays où il est plus facile de constater l'importation de la fièvre jaune, et où les circonstances les plus légères sont entièrement connues. On y voit, de la manière la plus claire et la plus précise, que la fièvre jaune y a été transportée par des individus venant des lieux où elle régnait, ou des vaisseaux qui l'avaient contractée dans les îles. Ces lieux sont Puerto-Réal, Puerto-Sainte-Marie, Xérès-de-la-Frontera, Rota, San-Lucar-de-Barameda, Lebrija, Espera, Alguicas, Los-Banios, San-Roque, Jimena, Medina-Sidonia, Ubrique, Moron, Ronda, Espeja, Rembla, Jumilla. »

La fièvre jaune peut-elle naître à Cadix? « Cette question se lie tellement à la précédente, qu'en l'examinant bien, on pourrait ne faire qu'une seule réponse. Serait-il possible de dire que les influences ou causes auxquelles on prétend attribuer l'origine de la fièvre jaune, qui ont été tant de siècles sans action à Cadix, viennent agir précisément à l'époque où les raisons pour faire croire à son importation existent le plus évidemment? Ce phénomène, si remarquable à Cadix, pourrait-il aussi, par une singulière combinaison de circonstances, avoir lieu à Barcelone, Malaga, Livourne, Pomègue, Mayorca, aux Canaries, etc. Il faudrait être bien crédule pour admettre des suppositions si arbitraires. Cette seule réflexion aurait décidé la Société à répondre par la négative, si l'importance que les adversaires de cette opinion ont donnée à leurs argumens ne nous obligeait à traiter ce point avec un peu plus d'étendue.

» Si on veut nous faire chercher à Cadix, ou dans ses environs, les causes productrices d'un mal plus cruel que les fièvres rémittentes des camps, plus terrible que les fièvres ardentes d'été, plus dangereux que les fièvres d'hôpitaux et de prisons, enfin aussi funeste que la peste qui a désolé l'Europe; nous le répétons, où trouverons-nous ces causes? Sera-ce dans les pays des environs? Nous allons l'examiner.

» Espeja, Ronda, Espera, Ubrique, Jumilla, Arcos-la-Rembla, pays situés sur des lieux secs et élevés, sans marais ni étangs qui infectent l'atmosphère et qui l'empêchent de se purifier, pays peu peuplés, dont les habitans ont des mœurs simples, et se livrent tous aux travaux des champs, furent atteints par la contagion, qui se propagea chez leurs voisins. Vejor, Jarifa, Chipiana, Corcil, et autres pays situés sur la même plage et entourés de marais et d'étangs qui donnent naissance aux miasmes producteurs des fièvres intermittentes, n'ont jamais été atteints de la fièvre jaune, quoiqu'ils aient été entourés de pays infectés; et si, par hasard, quelqu'un entrait dans ces pays avec la maladie, il mourait ou il guérissait sans la propager. Medina-Sidonia, dans la meilleure situation, fut cruellement ravagée en 1801. Puerto-Réal, situé dans un terrain hors de la côte de la baie, avec des marais producteurs des fièvres tierces, n'a pas été infecté de la fièvre jaune depuis 1800, et ce pays s'en est préservé facilement en 1804 et 1819, en s'interdisant toute communication avec les lieux malades. Lebrija, situé sur les marais de Gualdalquivir, n'a pas été atteinte de la fièvre jaune depuis 1800 jusqu'en 1811, et elle dut cette nouvelle invasion à l'abandon des précautions observées jusqu'alors. La même chose a eu lieu à Saint-Lucar en 1819 et 1821.

» Il résulte de cet exposé que, ni les lieux hauts ou bas, ni les marais, ni les étangs, ni les plages, n'ont pu donner naissance à la fièvre jaune, ou en préserver ; mais que cela a dépendu bien plutôt de la plus ou moins grande relation qu'on avait avec les pays contagionés, et des précautions qu'on prenait à l'égard de ceux qui en provenaient. Ainsi, on voit qu'à Rota et à Port-Sainte-Marie, où les relations avec Cadix sont indispensables, l'épidémie s'est toujours déclarée lorsqu'elle existait dans cette dernière ville.

» Les causes productrices de la fièvre jaune seraient-elles dans la baie de Cadix? Cela n'est pas plus croyable, parce qu'en 1804 les équipages de soixante-quatre vaisseaux conservèrent une parfaite santé, de même que ceux de trente transports en 1819, sans autre précaution que de s'interdire toute communication avec les lieux infectés.

» Où pourrait-on alors trouver la source d'une si horrible contagion? La Société l'ignore. On ne la peut attribuer aux égouts, puisque dans le dernier siècle la fièvre jaune a paru trois fois sans qu'ils existassent, et que depuis elle s'est montrée dans des parages où il n'y en a pas.

» La chaleur de quelques jours était aussi insuffisante pour faire naître cette maladie, en raison que ces changemens de température sont communs à tous les pays et que les effets de la chaleur, dans les jours tempérés, ne sont jamais comparables à sa durée et à son intensité dans les lieux embrasés des régions tropicales. De plus, nous avons vu qu'à Cadix les chaleurs des années 1787, 89, 90, 91 et 94, furent égales et même plus fortes qu'en 1800, sans que la fièvre jaune se soit déclarée.

» Supposons que quelquefois l'origine de

cette fièvre, chez les étrangers qui viennent à Cadix, doive être attribuée au passage d'une région froide à une autre plus chaude, cela devrait être général dans tous les parages de la Méditerranée, situés à peu près à la même latitude que cette ville. Mais alors il faudrait oublier qu'en 1800, ceux qui venaient des pays tempérés, comme ceux qui venaient des pays froids, en furent atteints. Trois des vaisseaux qui furent le plus maltraités de la fièvre jaune à Pomègue venaient du fond de la Méditerranée, et un d'eux d'Alexandrie, située au trente-et-unième degré.

» Mais, d'un autre côté, la Société fera observer que les épidémies de fièvre jaune n'ont jamais suivi des lois particulières à ces influences lorsque leurs effets sont généraux. En premier lieu, loin de se montrer indistinctement sur différens points, elle se déclare ordinairement dans un seul endroit, d'où elle se répand avec un ordre si visible, que les non contagionistes ne pourraient le nier, ni accuser de ce fait une prédisposition individuelle ; et s'ils voulaient l'expliquer de cette manière, en supposant à la maladie une plus grande violence, croirait-on que cette prédisposition peut se rencontrer, comme par hasard, chez tous les habitans d'une maison, d'un quartier, d'un pays, et qu'elle n'existe pas en d'autres points?

» Il paraît assez raisonnable de penser que si les causes productrices de la fièvre jaune existaient dans notre pays, elles produiraient des épidémies générales, bénignes, dans les années tempérées; et avant que la maladie eût atteint le *maximum* d'intensité qu'on lui observe, elle devrait toujours présenter des affections plus simples dans le principe, à raison de la moindre énergie des causes qui la produisent. Bien loin de là, on ne connaît pas à Cadix des maladies endémiques qui soient, comme dans la fièvre jaune, aussi bien caractérisées au premier comme au dernier malade.

» Enfin, la Société, voyant l'affreuse mortalité occasionée par la fièvre jaune chez tous les Espagnols européens, toutes les fois qu'elle a sévi, ne peut pas faire autrement que de reconnaître des causes étrangères et nouvelles pour la produire, en faisant attention surtout que les indigènes, et ceux qui sont acclimatés dans les pays où elle naît, n'y sont pas sujets, comme cela se voit à la Vera-Cruz et à la Havane.

» Si ces causes productrices de la fièvre n'étaient pas nouvelles et exotiques, comment

Cadix, le centre du commerce de toute l'Europe, et le point de réunion des grandes flottes militaires, aurait-il pu échapper à cette maladie pendant tant de siècles? Les grandes expéditions réunies à Cadix contre Alger, Mahon, Colonia del Sacramento, Gibraltar, la Jamaïque, etc., n'auraient-elles pas été désolées, si la fièvre jaune y était endémique? La Société, convaincue par ces raisons, croit que la fièvre jaune n'est endémique dans aucun point de la péninsule. »

La fièvre jaune se reproduit-elle ou non à Cadix? « Si chacun des nombreux vaisseaux qui viennent infectés d'Amérique étaient un foyer pour une épidémie de fièvre jaune, depuis long-tems Cadix n'existerait plus, ou serait réduit à très-peu de chose. Mais une rare réunion de circonstances fait que ce germe contagieux reste le plus souvent sans se développer, et qu'on ne le voit que quelquefois produire l'effet dont il est susceptible. Semblable en cela aux étincelles que fait jaillir le briquet, un très-grand nombre se perd avant de mettre feu à l'amadou disposé à cet effet.

» Ces réflexions, qui tendent à repousser l'idée que la fièvre jaune est importée toutes les fois qu'elle se manifeste, nous obligent à rechercher une autre cause à laquelle on puisse raisonnablement attribuer, dans quelques cas, son développement. La Société n'ira pas inventer des théories, ni encore moins faire des applications forcées; elle rappellera uniquement les principes les plus généraux de l'art, et, appuyée sur eux et sur des observations irrécusables, elle démontrera que la reproduction du virus contagieux n'est pas une idée purement hypothétique, qu'au contraire, elle est appuyée sur des faits qu'il n'est pas possible de démentir.

» Ceux qui croient que la fièvre jaune est contagieuse, et qu'elle peut être importée, conviennent indirectement qu'elle peut se reproduire, car les habits et autres effets infectés ne pourraient, d'une autre manière, développer la contagion un mois ou deux après avoir été séparés des malades. La difficulté est de savoir si cette aptitude ne peut pas se conserver plus long-tems, d'une année à l'autre, par exemple.

» S'il était possible de résoudre cette question par des analogies, ce que nous voyons des semences et des odeurs nous fournirait un très-grand nombre de preuves, puisqu'il n'y a rien de plus fréquent que de voir les premières se conserver plusieurs années avec la faculté de se développer et de germer, et les secondes demeurer long-tems dans des habits qui en sont imprégnés et qu'on a renfermés, et devenant surtout beaucoup plus sensibles pendant les chaleurs. Les médecins de Medina-Sidonia, en répondant à la question qui leur fut faite par la junte de médecine établie à Cadix, ont donné l'observation suivante en preuve du long espace de tems pendant lequel peuvent se conserver les miasmes animaux. Une des vaches qui se trouvaient dans les pâturages d'Arjamitas mourut d'une maladie contagieuse; les quatre hommes qui l'écorchèrent furent gravement malades en même tems, et deux moururent. L'horreur que cette peau inspira aux autres gardiens, et la crainte qu'elle ne les contagiât tous, les obligea à la sortir et à la mettre sur le toit de leur cabane. Elle resta là pendant trois ans, exposée à toutes les vicissitudes de l'atmosphère. On fut alors obligé de renouveler le toit de la cabane, et les ouvriers ne purent pas faire autrement que de toucher les restes de cette peau. Trois d'entre eux tombèrent malades et deux moururent, présentant les mêmes symptômes que ceux qui, trois ans auparavant, avaient écorché l'animal. Mais, passons à d'autres faits.

» L'histoire des pestes d'Europe est pleine d'observations où l'on voit que la contagion dure pendant toute l'année dans certains pays. Ses ravages diminuent pendant les froids de l'hiver et augmentent de nouveau au commencement du printems. Le froid porte ici son influence sur la contagion en l'affaiblissant, la rendant moins expansive, et concentrant les miasmes infectés. D'autres fois la contagion dure pendant tout l'été et tout l'automne, cesse en hiver, et se développe de nouveau au printems, au moment ou renaissent les chaleurs, ce qui prouve que la chaleur possède ici une propriété toute différente du froid, propriété qui est de mettre en action le virus contagieux, dont la nature se conserve lorsqu'on a soustrait à l'action de l'air les habits qui en sont imprégnés. Une série successive d'observations a confirmé ces faits, et ce qui les confirme encore plus, c'est l'apparition annuelle de la peste à Smyrne et à Constantinople.

» En revenant à la fièvre jaune, nous voyons que la reproduction de cette maladie est manifeste et sensible. C'est à cette faculté qu'est due sa reparition à Cadix en 1801, car elle n'attaqua qu'un seul régiment qui, nouvellement arrivé, fut logé à un endroit où l'année d'auparavant avaient été des soldats infectés. A Séville, elle se reproduisit la même année, parce qu'on déplia des effets qui avaient appartenu à une femme morte en 1800. Ces effets avaient été déposés dans la maison du second corrégidor, et ils furent remis le 2 juin à celle à qui ils appartenaient, laquelle mit le même jour une robe faisant partie de ces effets. Elle tomba malade, et par suite sa fille et deux domestiques. Les épidémies de Xérès, en 1820, et celle de Puerto, en 1821, se reproduisirent probablement par les restes de contagion qui avaient ravagé ces pays l'année d'auparavant. A Medina-Sidonia, on ne peut pas croire que l'apparition de la fièvre jaune fût due à quelque foyer, lorsqu'elle se montra de nouveau l'année qui suivit celle qui l'avait ravagée ainsi que tous les pays des environs, parce que ces derniers jouissaient alors de la plus parfaite santé.

» Les premiers affectés de la fièvre jaune observée à Cadix en 1800, durent probablement leur maladie à la même cause. Le premier atteint fut un Français arrivé de Madrid en février, et qui logeait dans une petite habitation où, l'année auparavant, étaient morts deux individus, et où un autre avait été dangereusement malade. A la fin de mai, il éprouva successivement tous les symptômes les plus caractéristiques de la fièvre jaune. Le second atteint fut l'officier d'ordonnance de l'honorable seigneur Obispo, qui habitait un quartier obscur et peu aéré où était mort, l'année auparavant, son prédécesseur. Le médecin à qui nous devons cette observation nous assure qu'on avait laissé dans la maison les restes des excrémens du mort. Nous pourrions accumuler d'autres observations en preuve de la reproduction de cette contagion, observations aussi publiques, aussi évidentes que l'est l'importation dans l'Europe de la variole et des autres exanthèmes qui nous viennent de l'Asie. En conséquence, la Société ne doute pas que la fièvre jaune ne puisse se reproduire toutes les fois qu'il y aura le concours des causes indispensables pour son développement.

» A cette faculté reproductrice nous devons plusieurs des épidémies observées à Cadix depuis 1800 ; et il ne serait pas extraordinaire de la voir se reproduire en Catalogne, si une température trop basse ne présente pas des obstacles à son développement, et si les autorités locales ne prennent pas des mesures pour détruire les foyers d'infection, et l'empêcher de faire des progrès si elle se montre.

» La reproduction de la fièvre jaune est très-difficile dans les campagnes et dans les petits pays; elle est plus facile dans les grandes villes très-peuplées, où mille causes s'opposent à ce qu'on puisse bien purifier les objets infectés et connaître les premiers atteints. Mais les plus exposés à cette maladie sont les villes méridionales, spécialement celles qui, par la nature de leur commerce, reçoivent beaucoup d'étrangers, et dont la population se renouvelle souvent.

» On voit que c'est sur les raisonnemens les plus solides et les faits les plus authentiques que la Société médico-chirurgicale de Cadix a étayé son irréfragable réponse. Les malheurs qui ont affligé Cadix depuis le commencement de ce siècle ont fourni aux médecins de cette ville des leçons bien utiles et des exemples bien instructifs. Il est rare que les hommes de l'art qui ont pratiqué dans les colonies aient eu à la fois sous leurs yeux un si grand nombre d'observations cliniques, puisque, dans ces contrées, la maladie ne sévit pour l'ordinaire qu'isolément sur les étrangers non acclimatés, tandis que sur les côtes d'Espagne, une grande partie de la population en a été si fréquemment, depuis quelques années, la malheureuse victime.

CONTAGION

DE LA FIÈVRE JAUNE.

Avant de soumettre à un examen approfondi le sujet qui de nos jours a divisé les médecins, par rapport à la différence de leurs opinions, *en contagionistes* et *non contagionistes*, il importe de déterminer invariablement le sens qu'on attache aux dénominations de maladie *sporadique*, *endémique*, *épidémique et contagieuse*.

La maladie sporadique attaque quelques individus seulement; l'endémique n'est propre qu'à certains lieux; l'épidémique règne d'une manière générale ou populaire et ne dépasse pas les limites du pays qu'elle atteint; la contagieuse se propage indéfiniment.

La première ne s'étend point par communication, ni ne se reproduit à des époques régulières; la seconde, étant occasionée par des causes locales sous l'influence des saisons, reparaît constamment dans les mêmes endroits et au retour des mêmes saisons, sans se répandre au loin ; la troisième envahit une région entière et y reste circonscrite, lorsque les causes morbifères qui déjà existent dans cette région, et qui proviennent le plus souvent de l'altération de l'air, des alimens, de l'irrégularité des saisons, etc., ont acquis un tel degré d'intensité à frapper généralement et exclusivement la population qui l'habite ; la quatrième sévit par transmission d'individu à individu et n'arrête sa marche progressive et meurtrière que là où il n'y a plus de victimes à immoler, c'est-à-dire là où on lui ôte tout moyen de communication. Or, c'est sur la question de savoir si la fièvre jaune est réellement contagieuse ou non, que seront établis nos observations, nos recherches et nos raisonnemens. Ainsi, pour procéder avec ordre dans le développement d'un point tant débattu et d'une si haute importance, nous commencerons par exposer les faits que les *contagionistes* rapportent en opposition de ceux sur lesquels s'appuient les partisans de l'opinion contraire, afin d'en déduire des conséquences propres à mettre dans tout son jour la vérité.

Principaux faits cités en preuve de la contagion (1).

Parmi les équipages des vaisseaux du roi, les premiers malades ont été communément des matelots qui venaient de passer un jour de garde sur des bâtimens de commerce étrangers à bord desquels régnait la fièvre jaune. Ces marins avaient pris la maladie à son foyer et l'avaient ensuite portée sur leurs propres bâtimens. C'est ainsi que la maladie s'est introduite sur *l'Euryale*, au rapport du chirurgien M. Péan.

Quinze chirurgiens de la marine appartenaient à la station des Antilles en 1821; dix sont morts de la fièvre jaune, quoique plusieurs d'entre eux eussent fait précédemment le même voyage. Voici leurs noms: MM. Calvet, Vidal, Diouloufet, Delecluse, Joncherey, Boursin, Gilbert, Monnot, Ayrand, Marciac.

Ce triste événement a ébranlé la croyance de quelques partisans de la non contagion de la fièvre jaune à la Martinique, et leur a suggéré

(1) *Voyez* l'intéressant mémoire intitulé : *De la Fièvre jaune observée aux Antilles et sur les vaisseaux du roi, sous le rapport de sa transmission*, par M. Keraudren, inspecteur général de santé de la marine royale.

cette réflexion naturelle : si pourtant la fièvre jaune attaque surtout les hommes qui approchent le plus souvent et de plus près les malades, n'est-il pas à craindre que cette maladie n'ait alors été communiquée par contagion ?

La marche de la fièvre jaune, continue toujours M. Keraudren, dans l'intérieur des vaisseaux, ajoute encore aux motifs de croire à son caractère contagieux. Elle est fidèlement tracée dans le paragraphe suivant du rapport de M. le professeur Aubert, alors chirurgien-major de la *Néréïde*. Cette frégate faisait partie de la station des Antilles, en 1817 et 1818, et dans ce laps de tems deux épidémies de fièvre jaune ont successivement éclaté à son bord. L'équipage était composé de deux cent cinquante hommes; le nombre de ceux atteints de cette maladie a été de soixante-dix, celui des morts de cinquante-trois. Accablé d'inquiétude et de fatigue, M. Aubert est lui-même tombé malade et a failli périr.

« Lorsqu'un marin couché dans le faux-pont fut malade, dit ce médecin, les hommes du même poste ne tardèrent pas à le devenir. Quand on eut placé l'équipage dans la batterie, le même effet eut lieu; le nombre des malades augmentait toutes les fois que nous recevions à bord des hommes sortant des hôpitaux. Lorsque nous transportâmes des troupes à Saint-Pierre, il se trouva parmi elles plusieurs convalescens ; deux avaient encore la fièvre, et en deux jours elle se manifesta sur vingt-un de nos matelots.

» Nos infirmiers furent les premiers atteints à l'exception d'un nègre. La maladie n'avait pas alors gagné le carré qu'occupent les officiers : bientôt elle attaqua les domestiques, et chacun l'eut ensuite. Quand un domestique était malade, ajoute ce médecin, peu de jours après, le lendemain quelquefois, son maître le devenait également.

» L'isolement des malades en diminua le nombre, et, quand ils furent séparés, que les communications entre eux et le reste de l'équipage furent interrompues, que tous les effets eurent été lessivés avant leur retour à bord, que les objets d'hôpital qui avaient servi eurent été submergés, la maladie cessa entièrement, et en fort peu de tems, quoique nous fussions aux Antilles et que la chaleur fût tous les jours plus sensible.

2° Ce n'est pas la seule circonstance où l'on ait réussi, par des mesures hygiéniques, et en isolant les malades, à arrêter sur les vaisseaux les progrès de la fièvre jaune : ce qui s'est passé sur la gabarre du roi *l'Expéditive*, en 1811, en est une nouvelle preuve.

Ce bâtiment quitta la Martinique le 24 juillet, pour se rendre à la Basse-Terre (Guadeloupe), où il ne resta que vingt-quatre heures, et remit ensuite à la voile. Pendant les huit premiers jours de mer, il ne se déclara aucune maladie à bord. Le 3 août, un des élèves de la marine tomba malade, offrant les symptômes d'une affection gastrique. Le chirurgien, M. Bourignon, le fit vomir avec l'ipécacuanha, et le deuxième jour, le malade, se trouvant bien, reprit son service. Etant de quart dans la nuit du 6 au 7, il éprouva un malaise général qui l'obligea de se coucher. Il eut des songes affreux qui l'effrayèrent, et il se déclara une violente céphalalgie, qui ne lui donna aucun repos pendant deux jours entiers. Dans la matinée du 7, il offrit les caractères d'une fièvre inflammatoire; mais, le quatrième jour de la maladie, des vomissemens noirs et des pétéchies pourprées manifestèrent l'existence de la fièvre jaune, ce qui fut bientôt confirmé par la promptitude avec laquelle la contagion se répandit. Elle attaqua principalement les personnes qui soignaient le malade, ou qui l'approchaient le plus. Le 9, un second élève en fut atteint et successivement, jusqu'au 13; d'abord un troisième élève, ensuite l'infirmier, le chirurgien-major et un jeune homme faisant le service d'élève. Voyant que la contagion se propageait de plus en plus, on prit les mesures nécessaires pour en arrêter les progrès.

Le commandant, M. Brou, imagina d'établir sur le pont deux salles assez grandes : elles réunissaient à l'avantage de séparer l'équipage du foyer de la maladie celui de procurer aux malades eux-mêmes un air pur continuellement renouvelé.

« La contagion, dit le rapporteur, ne tarda pas à s'arrêter; il ne s'en développa dans la suite aucun symptôme. Des deux salles auxquelles on a attribué la fin de cette maladie, l'une était placée sur la grande écoutille, et l'autre sur l'arrière du bâtiment, entre le couronnement et le mât d'artimon. Elles étaient disposées de manière à établir des courans d'air, selon la partie d'où nous venait le vent, ce qui faisait respirer aux malades un air toujours frais. »

3° Après avoir parcouru les Antilles, la gabarre *la Durance* mit à la voile le 4 novembre 1816, pour revenir en France. Sur ce bâtiment était une passagère (madame Courtelon, âgée de vingt-quatre ans) qui déjà se plaignait d'être légèrement indisposée. Le chirurgien, M. Conan, lui avait cédé sa chambre, mais bientôt l'indisposition de cette dame prit un caractère funeste, et elle mourut le cinquième jour, après avoir éprouvé tous les symptômes de la fièvre jaune. On voulait jeter à la mer tous les effets qui avaient servi à la défunte ; le chirurgien s'y opposa, en disant que cela n'était pas nécessaire, et qu'il n'y avait aucun sujet de crainte. On l'engagea à ne pas occuper sa chambre, et, malgré sa sécurité, il s'en abstint pendant deux jours, mais, dans la nuit du 7 au 8, il voulut absolument y coucher. Le 8, il tomba malade ; à cinq heures du soir il délirait ; le 9, il eut deux vomissemens noirs, et il expira le même jour.

Autres faits qui démontrent la nature contagieuse de la Fièvre jaune (1).

S'il est impossible de nier que l'air d'une prison, d'une salle d'hôpital ou d'une chambre particulière ne puisse devenir un foyer perma-

(1) *Voyez* le *Guide sanitaire des Gouvernemens européens*, ouvrage remarquable, cité ci-dessus.

nent d'infection, lorsqu'il règne des fièvres de mauvais caractère, à plus forte raison, l'air d'un navire et ses parois, lorsqu'il y aura eu à bord des malades suspects, ou qu'ils auront été exposés pendant plusieurs mois à l'atmosphère pestilentielle des Antilles. L'expérience de ces derniers tems nous apprend que le plus grand nombre des épidémies de fièvre jaune, qui ont ravagé l'Espagne, n'ont eu d'autre origine que la communication avec les vaisseaux infectés de la contagion. Ainsi, ce sont toujours des porte-faix et des gardes de santé qui, introduits sur les bâtimens, sont les premiers atteints de la maladie, et retournent chez eux, où ils infectent leurs familles et deviennent un nouveau foyer de contagion, après lui avoir servi de véhicule.

A la Véra-Cruz, le poison de la fièvre jaune est amoncelé dans l'air en une telle abondance que, d'après le savant Humbold et M. Pariset, il suffit à un homme, arrivant d'Europe, de traverser rapidement la ville pour contracter la maladie. Ce qui a lieu à la Véra-Cruz se renouvelle chaque jour à la Havane, à la Jamaïque, à Curaçao et dans toutes les autres îles infectées des Antilles.

1° Tout constate que c'est le navire *le Grand-*

Turc qui a introduit la fièvre jaune dans le port de Barcelone, que les premières victimes ont été la femme, les enfans et un domestique du capitaine Segreros, qui avait eu l'imprudence de les faire passer un jour seulement sur son bord. La femme, la belle-sœur du contremaître du même bâtiment, infectées de la même manière, périrent également, et l'on assure que, de quarante personnes qui, le 18 juillet, montèrent sur *le Grand-Turc* pour voir le spectacle des joûtes, trente-cinq succombèrent peu de tems après, atteintes d'un véritable vomissement noir. Il en fut de même des quatre frères Prat, charpentiers, qui avaient travaillé sur ce brick; le même accident se renouvela encore sur trois ouvriers du charpentier *Salederico*, qui avaient été occupés au radoub du *Taille-Pierre*. On cite encore un employé des douanes, qui avait pris la maladie le 10 août à bord de ce navire, et qui mourut le lendemain. C'est aussi sur ce bâtiment qu'une femme de *Sitjés* prit la maladie et la porta chez elle le 25 juillet. C'est par cet intermédiaire que la fièvre jaune pénétra dans Barcelonette. On a aussi remarqué que le premier malade qu'il y a eu à Barcelone a été un meunier qui avait travaillé sur un bâtiment du port. D'ailleurs, il est reconnu que la maladie se propagea avec une effrayante rapidité dans Barcelone, après la fête du 13 juillet, où des capitaines firent venir sur leurs bords leurs femmes et leurs amis; des matelots y gardèrent même leurs femmes pendant plusieurs jours.

2° *La Colòmbia*, vaisseau américain, ancré dans le port de Marseille, fut admis à libre pratique après dix jours de quarantaine de simple observation. Tout son équipage jouissait d'une bonne santé. Cependant trois hommes tombèrent malades quelques jours après son admission, et deux succombèrent ayant eu une véritable fièvre jaune d'Amérique. Ce bâtiment n'avait aucune marchandise réputée susceptible, et contenait seulement douze cent vingt-cinq caisses de sucre. Ce n'est qu'après le déchargement des marchandises que la contagion commença à éclater sur son bord. Il faut donc reconnaître ici que, puisque *la Colombia* était revenue de la Havane avec patente nette, qu'elle n'avait eu aucun malade dans sa traversée, que ce n'est que lorsque l'air intérieur du bâtiment a été agité par l'enlèvement et le transport des marchandises que les miasmes qu'il renfermait ont donné des signes de leur funeste présence sur sept malades, dont cinq ont péri de la fièvre jaune ; il faut donc reconnaître, dis-je, que ce navire s'était chargé de ces miasmes durant sa station à la Havane, et qu'avant d'arriver à Marseille, la contagion était latente ; exemple mémorable, et qui doit faire trembler pour la santé publique.

En 1804, deux gardes de santé, appelés Pelissier et Caron, placés le 8 octobre à bord du brick *le Guillaume*, commandé par le capitaine Jean Guimbert, Danois, qui était parti de Malaga le 25 août précédent, et avait perdu trois hommes de la fièvre jaune dans la traversée, furent atteints l'un et l'autre de la même maladie durant leur quarantaine à Pomègue, et moururent bientôt. Le même mois vit également périr le nommé Barthélemy, garde de santé à bord du capitaine danois Thersen Bouhn, à la suite de la même contagion contractée par ce garde sur le bâtiment qu'il surveillait. Trois autres capitaines danois et un suédois eurent en même tems sur leur bord la fièvre jaune dans la rade de Pomègue, et deux en furent pareillement les victimes. Si l'on se rappelle que c'est à la même époque et dans la même année que cette maladie fut importée simultanément d'Amérique à Livourne, à Cadix, à Cordoue, à Carthagène, à Grenade, à Alicante, à Antequerra, à Gilbraltar, à Malaga, et jusqu'à Peccon-de-Velez en Barbarie, on voit tout ce que l'Europe méridionale a à craindre des bâtimens qui viennent des régions équatoriales, lorsqu'ils ont été soumis, dans leur station, à l'influence d'une atmosphère pestilentielle, telle que celle de la Havane, de la Véra-Cruz, de Porto-Bello, et autres ports insalubres de l'Amérique du Sud.

3° La frégate *la Liberté*, revenue de la Havane, entra à Barcelone le 8 juin 1821. Le capitaine Jacques Sandras, se retrouvant dans sa famille, vit surtout ses deux frères. Il communiqua la fièvre jaune à l'un d'eux qui était tonnelier; cet homme en mourut, ainsi que toute sa famille, composée de cinq personnes. Un malade sortit de la frégate le 1er août; le 10, quatre autres en furent tirés. Le 10, conduite à Minorque sous le commandement du capitaine Pablo-Soler, elle fit d'autres pertes dans la traversée; et pendant son séjour au lazaret, elle eut six malades, dont cinq ont perdu la vie. On comprend du reste qu'à peine admise dans le bassin du lazaret, le 21 août, elle envoya tous les malades aux infirmeries, et ne garda que les matelots en santé. Pour subir les opérations purificatoires, il fallut qu'elle fût déchargée : or, elle avait quatre cents pipes de vin qu'elle n'avait pas, certes, rapportées d'Amérique, mais qu'elle avait prises probablement à Malaga, où elle avait débarqué des hommes et des marchandises. Pour loger ce vin, il fallait de l'emplacement, et les magasins du lazaret n'en avaient plus. Quel parti prendre? Voici ce qu'on imagina : un brick de Mahon, appelé *le Quinet*, ayant à bord huit travailleurs et un garde, devait se placer à distance convenable et sur le flanc de la frégate; la frégate devait jeter à la mer les pipes de vin, le brick devait les repêcher : on se met à l'œuvre; écoutez ce qui suit : *Le Quinet* eut un malade; le 30, un autre; le 31, quatre autres; le 2 septembre, deux autres; le 13, un autre, qui fut le dernier; en tout, neuf. Les neuf hommes du brick ont donc tous été saisis de la fièvre jaune, et sur ces neuf, huit ont péri, et dans ces huit morts, il faut comprendre le garde de santé, lequel, enfreignant les ordres qu'il avait reçus, permit aux huit travailleurs du brick de communiquer avec les gens de la frégate. Mais les hommes qui étaient sur la frégate se portaient bien; où donc était le principe du mal? dans les vêtemens de ces hommes, ou dans l'air du navire.

4° Le brick *le Tellus* quitta la Havane le 21 juin ; il avait jeté deux cadavres à la mer. Il se rendit au lazaret de Mahon, et y jeta l'ancre le 25 août. Il avait à bord vingt-quatre hommes d'équipage et dix-neuf passagers. On s'occupa de son déchargement ; huit travailleurs y furent employés : ils eurent achevé le 4 septembre ; le 5, on se mit à nettoyer le bâtiment ; le 6, un garde de santé se trouva malade ; les 9, 11 et 13, cinq travailleurs le furent. Le 16, un second garde de santé tomba lui-même ; en tout sept, qui tous les sept moururent de la fièvre jaune la mieux caractérisée, tandis que, depuis plus de soixante-dix jours, les quarante-trois personnes qui étaient à bord jouissaient de toute leur santé. Encore une fois, où était ici le germe du mal ? dans les personnes, on ne le saurait dire, d'après ces soixante-dix jours d'une santé qui ne fléchit pas. Le germe était plus sûrement dans l'air du navire.

Il est impossible maintenant de ne pas reconnaître dans l'air seul des navires que nous avons nommés, et qui sont venus de la Havane, le principe de la contagion. Ce n'est que lorsque ces bâtimens ont été déchargés, et que l'atmosphère miasmatique qu'ils renfermaient à fond de cale a été agité et respiré, que la maladie s'est déclarée. Des circonstances semblables seront dans le cas de se renouveler très-fréquemment dans tous les ports du midi de l'Europe, tant qu'un nouveau régime sanitaire ne sera pas imposé aux navires qui font le commerce des Antilles, et qui ont stationné dans les pays à fièvre jaune. Depuis le commencement de ce siècle, élève ici et avec raison sa voix le docte et philanthrope auteur du *Guide sanitaire des gouvernemens européens*; depuis le commencement de ce siècle, nous sommes menacés d'un danger imminent par l'horrible fléau qui a souvent ravagé la péninsule.

5° Le gouverneur de Malaga, en 1804, ayant ordonné de brûler sur une place désignée tous les effets et tous les meubles qui avaient servi aux malades et aux mourans, de quelque prix et quels qu'ils fussent, un crucifix de bois qui avait été tenu à la main d'un décédé pendant qu'il était à l'agonie, allait être jeté au feu, lorsque le porte-faix qui était chargé de cet emploi le présenta au peuple après lui avoir adressé la parole en ces termes : « Pauvre Christ! ce n'était pas assez que les Juifs t'eussent crucifié, il fallait encore qu'on te brûlât à Malaga ! » Aussitôt, grande rumeur; le peuple s'ameute, le crucifix n'est pas brûlé ; le gouverneur l'enferme. On écrit en cour ; il est disgracié ; le crucifix est exposé dans une balustrade à la vénération publique. C'est là où cinq hommes, en allant le toucher, le baiser à leur aise, contractent la contagion et en deviennent bientôt les victimes. Ce fait a été attesté à M. Fodéré par M. le docteur Soria, premier médecin de S. M. Charles IV, roi d'Espagne (1).

Faits par lesquels on prétend constater la non contagion de la Fièvre jaune (2).

1° « Le premier fait que je vais reproduire, dit M. Lefort, concerne le brick *l'Euryale*, commandé par M. Villaret de Joyeuse. La fièvre jaune qui s'était manifestée à bord de ce bâtiment, pendant une croisière, le força de relâcher au Fort-Royal dans les premiers jours du mois de mars 1821. Avant d'y arriver, *l'Euryale* avait déjà perdu six hommes de son équipage, parmi lesquels se trouvait le chirurgien-major, et il avait à bord un grand nombre de

(1) *Voyez* le *Traité de Médecine légale* de M. Fodéré, t. V, pag 438.

(2) *Voyez* le *Mémoire sur la non contagion de la Fièvre jaune*, par P. Lefort, médecin du roi à la Martinique, etc.

malades. A leur arrivée, ils furent visités par M. Deverre, chirurgien-major du *Railleur*, qui les fit transporter sur-le-champ à l'hôpital. *L'Euryale* étant entré en carénage pour y être momentanément désarmé, des hommes étrangers à son équipage, et provenant de la frégate *la Gloire*, y furent envoyés en corvée et y contractèrent la fièvre jaune, dont plusieurs moururent. Voilà, disais-je en rendant compte de ce fait à M. le docteur Valentin, pour les *contagionistes* un nouvel argument en faveur de leur opinion, et tous leurs argumens sont de cette nature. Tel est, par exemple, celui du brick *le Palinure*, si souvent rappelé. Mais ici, comme partout ailleurs, la fièvre jaune ne s'est pas étendue au delà du foyer d'*infection* où elle a pris naissance, et où elle a atteint ceux qui sont venus s'exposer à son action. Les malades de *l'Euryale*, transportés à l'hôpital sur diverses embarcations, envoyés ensuite en convalescence au Fort-Bourbon avec les hardes qu'ils avaient à bord, redescendus en ville, et mêlés à toute la population, n'ont nulle part communiqué leur maladie : donc la fièvre jaune n'est pas une maladie contagieuse. Voilà notre argument, à nous, qui ne cessons de nier la propriété contagieuse de cette maladie. Que nos adversaires en fassent voir le faux, et nous partagerons leur opinion (1).

2° » Entre autres bâtimens qui furent infectés de la fièvre jaune durant le cours de la désastreuse année 1821, nous citerons les corvettes de S. M., *l'Egérie* et *la Diligente*, commandées, la première par M. le comte Dumanoir, et la seconde par M. Le Normand Kergré. Ces deux bâtimens, et le brick *le Silène*, commandé par M. le capitaine de vaisseau Maurice, avaient passé la saison de l'hivernage aux Trois-Ilets, rade située au fond de la baie du Fort-Royal, et bien que mouillés l'un à côté de l'autre et en libre communication, *la Diligente* et *le Silène* ont été exempts de la fièvre jaune tout le tems qu'ils sont restés à ce mouillage, tandis que *l'Egérie* y a perdu plusieurs hommes de cette maladie. Cette dernière corvette eut ordre de prendre la mer à la fin d'octobre, et de se porter au vent de l'île, sans trop s'en éloigner. Au bout de huit jours de croisière, quelquefois salutaire en pareil cas, elle fut forcée de relâcher, et envoya à l'hôpital le jour de sa rentrée, 9 novembre, onze hommes at-

(1) On verra bientôt par quelles preuves on combat cette assertion.

teints de la fièvre jaune. La maladie prenant chaque jour plus de développement, il fut décidé que *l'Egérie* serait momentanément désarmée, soumise aux procédés de désinfection qui avaient eu un succès complet pour *l'Euryale* et *l'Hirondelle*, et que le restant des hommes de l'équipage serait envoyé en casernement au Fort-Bourbon. Sur soixante-dix hommes auxquels se trouvait réduit l'équipage de *l'Egérie*, évacués au Fort-Bourbon, onze, important en eux le principe de la maladie, en sont frappés dans l'espace d'une semaine; et, enfin, sur trente-six hommes envoyés au Fort-Bourbon pour désarmer la corvette, dix y ont été atteints de la fièvre jaune. En somme, *l'Egérie* a perdu, dans l'espace de deux mois, à peu près la moitié de son équipage, y compris le commandant, deux officiers, deux chirurgiens, et l'agent comptable. C'est un des exemples les plus malheureux que l'on puisse citer des ravages de la fièvre jaune; et quand on songe qu'avec de telles causes de destruction à bord, *l'Egérie* aurait pu être surprise, à cent lieues de toute terre, de calme ou bonace, on est comme saisi d'horreur; le dernier homme de cet équipage infortuné y aurait infailliblement trouvé son tombeau.

La Diligente, revenue de Trois-Ilets au mouillage du Fort-Royal, le 19 octobre, y ressentit à son tour les atteintes de la fièvre jaune, et avait perdu le chirurgien-major et plusieurs autres hommes de son équipage, lorsqu'elle prit la mer le 30 octobre, de conserve avec le *Silène*. Dans le trajet de la Martinique à Porto-Cabello, le commandant et quatre hommes tombèrent malades; mais ce ne fut qu'au bout d'une semaine de séjour sur cette rade que la fièvre jaune se développa avec fureur parmi tout l'équipage. Le seul chirurgien de cette corvette étant lui-même tombé malade, M. Cornuel, chirurgien-major du *Silène*, reçut l'ordre le 18 novembre de se rendre à bord de *la Diligente*, et de s'y charger du service de santé. C'était une belle et noble tâche dont ce jeune médecin s'est acquitté de la manière la plus distinguée. Dans l'excellent rapport qu'il m'adressa à son retour de la Côte-Ferme ici, M. Cornuel, après avoir sommairement indiqué les causes de la fièvre jaune à bord de *la Diligente*, et en avoir formellement exclu la contagion, dit : « Sans doute le séjour de *la Diligente* à Porto-Cabello a augmenté les progrès et la rapidité de la maladie sur ce bâtiment : car, bien qu'il ait eu des malades avant son arrivée en ce port, ce n'est que là que la maladie a pris un caractère d'activité pour atteindre treize individus en un jour. Cependant il ne régnait aucune maladie épidémique, ni dans la ville, ni sur les bâtimens amarrés dans le port; et ce n'est que lors du départ de la corvette que l'on apprit que cinquante hommes de l'armée de Valencia étaient dirigés sur l'hôpital de Porto-Cabello, et qu'ils éprouvaient des symptômes semblables à ceux de la maladie qui régnait à bord de *la Diligente*. Les matelots de *la Diligente*, avant le désarmement, allaient tous les jours à bord du *Silène*, et l'on n'a point vu, dans ces circonstances, un seul exemple de fièvre jaune sur le brick. Si les matelots du *Silène* ou de tout autre navire, avaient été à bord de *la Diligente*, s'ils étaient descendus dans l'entre-pont, ils auraient contracté la maladie régnante, parce qu'ils se seraient exposés aux causes de cette maladie qui existaient dans la corvette.

Ainsi, quoique les hommes de *la Diligente* aient eu, au fort même de la maladie, des rapports avec ceux du *Silène*, jamais ils n'ont communiqué la fièvre jaune à ceux-ci; et, de fait, ce brick a effectué son retour en France sans avoir eu un seul malade de la fièvre jaune.

La Diligente, comme *l'Egérie*, a perdu en moins de deux mois son commandant, deux chirurgiens, un élève, et presque la moitié de son équipage. Elle a été momentanément désarmée à son arrivée, le 13 novembre, et ce qui restait de son équipage, ensuite, a été aussi envoyé au Fort-Bourbon. Il est arrivé aux matelots de *la Diligente* ce qui était arrivé à ceux de *l'Egérie*; plusieurs, qui étaient montés avec l'apparence de la santé, y sont tombés malades de la fièvre jaune dans l'intervalle de deux à huit jours, et d'autres, envoyés en corvée pour désarmer la corvette, y ont été aussi atteints de la fièvre jaune. Ainsi, depuis le mois d'avril jusqu'au mois de décembre 1821, les équipages de trois bâtimens, infectés au dernier point de la fièvre jaune, ont été envoyés au Fort-Bourbon avec leurs effets de corps et de lits, sans avoir été soumis à aucune espèce de désinfection préalable, et ont habité là successivement, et, pour ainsi dire, sans interruption, pendant huit mois. Une trentaine de ces hommes, montés en apparence de parfaite santé, mais déjà réellement sous l'empire de la maladie puisée à bord, y tombent malades, et plusieurs en meurent. Il y a trois compagnies de soldats casernés au Fort-Bourbon, et une de ces compagnies, celle des gendarmes, est nouvellement arrivée de France. Aucune précaution n'est prise, aucune réserve n'est imposée: soldats et marins vivent ensemble absolument. Or, malgré cette intime communication des marins et des soldats, pas un seul de ceux-ci n'a été atteint de la fièvre jaune. Voilà des faits authentiques, notoires; ils ont pour témoins tout ce qui doit faire autorité partout, des hommes dont les lumières et la probité ne permettent pas même le doute. C'est sous leurs yeux que j'écris ces faits, et c'est sur leur témoignage que je les appuie. Au reste, ce que je raconte est extrait à peu près mot à mot de mes rapports mensuels à S. Exc. M. le gouverneur de la Martinique, et ces rapports sont régulièrement transmis au ministre de la marine.

Cette immunité constante et absolue pour une garnison vivant pendant huit mois au milieu d'hommes infectés de la fièvre jaune, est un argument péremptoire auquel la chicane même n'a rien à opposer. Demandons en effet à ceux qui soutiennent encore si opiniâtrement le système de la contagion, pourquoi la fièvre jaune ne s'est communiquée à aucun des individus du Fort-Bourbon? Je les défie de répondre à cette question, et d'expliquer les faits que je viens de citer d'une manière plausible et qui se concilie avec l'idée qu'il faut avoir d'une maladie contagieuse, parce que là, d'ailleurs, se trouvent réunies, d'après leurs principes mêmes, toutes les conditions propres et favorables à la contagion. Pour moi, je dis avec tous les médecins des Antilles et ceux du continent américain, et avec la généralité des médecins anglais et français qui ont été à même d'étudier la fièvre jaune sur les lieux, les marins de *l'Euryale*, de *l'Hirondelle*, de *l'Egérie* et de *la Diligente*, n'ont communiqué la fièvre jaune ni aux soldats du Fort-Bourbon, ni aux habitans de la campagne et de la ville, parce que cette maladie n'est point transmissible d'un individu à un individu, propriété qui distingue une maladie contagieuse de toutes les autres (1).

Le compte que j'ai rendu de la maladie qui a régné à bord de *l'Euryale* a suggéré à un médecin, membre de la commission sanitaire

(1) M. le docteur Devèze va plus loin, et soutient, d'un ton affirmatif, « que la fièvre jaune ne contient en elle-même aucun germe contagieux; qu'elle ne peut, par conséquent, ni être transmise, ni être importée, et qu'elle ne peut acquérir le caractère contagieux dans aucune circonstance. »

centrale au ministère de l'intérieur, une observation dont je lui sais gré, et dont je veux profiter pour, à l'exemple de M. le docteur Nacquart et de M. le docteur Devèze, essayer encore de faire sentir la différence essentielle qu'il y a entre une maladie produite par contagion, et une maladie produite par infection, différence que les partisans de la contagion affectent de méconnaître, ou dont il leur semble tout-à-fait inutile de tenir compte. Ainsi, à l'occasion de la fièvre jaune contractée à bord de *l'Euryale* par des hommes qui y étaient venus en corvée, on fait cette question : « Dira-t-on que, dans ce cas, la fièvre jaune ne s'est transmise que par infection et non par contagion? Peu importe, puisque les résultats n'en sont pas moins fâcheux. » Oui, certes, c'est par infection et non pas par contagion que la fièvre jaune s'est communiquée dans ce cas, et *l'Egérie*, *la Diligente* et *l'Euryale* en fournissent une preuve et une contre-preuve bien sensibles. Indiquons, en peu de mots, la différence qu'il y a entre la contagion et l'infection, et rendons-là si claire et si palpable, que tout homme, même étranger à l'art, en saisisse facilement la justesse et la vérité.

Il y a contagion là et seulement là où un individu malade communique sa maladie à un individu sain, soit par contact immédiat, soit par contact indirect, c'est-à-dire au moyen des hardes, marchandises ou même de l'air, imprégnés de germes ou miasmes sortis de ce malade. Ces germes transmissibles par divers milieux produiront la maladie partout où ils seront transportés, et la maladie ainsi produite, susceptible de voyager et de changer de climats, est une maladie *contagieuse*.

Il y a infection, seulement infection, là où des hommes biens portans tombent tout à coup, en plus ou moins grand nombre, atteints d'une maladie qui ne peut être transportée au-delà du lieu infecté par aucun moyen, ni par les malades, ni par aucun effet à leur usage : pour être atteint d'une telle maladie, il faut aller s'exposer aux causes locales qui la produisent, et pour en être à l'abri, il suffit de se tenir éloigné du lieu infecté.

3° On demande à MM. les *contagionistes* comment depuis si long-tems qu'il vient à Barcelone tant de navires des pays du Nouveau-Monde, où la fièvre jaune règne toute l'année, il y avait pourtant plus d'un siècle, selon eux, que cette ville était une des plus saines de l'Europe, malgré la *faiblesse de sa police*, et pourquoi la fièvre jaune n'y a été importée qu'en 1821. Nous serions curieux d'avoir une réponse à cette question, mais une réponse que personne n'aurait le droit de taxer d'*invraisemblable*, de *gratuite*, d'*extravagante*.

RÉFLEXIONS

DE L'AUTEUR DE CET OUVRAGE.

Si, dans l'ordre physique, la connaissance de la vérité dépend de l'exacte observation des faits, lorsque ces faits sont incontestables, la conviction qu'en acquiert l'esprit éloigne l'erreur et s'affermit avec le tems. Cela posé, en examinant la question importante que nous allons discuter, on trouve, comme on l'a déjà vu, des faits, en faveur des non contagionistes, aussi notoires, aussi remarquables et aussi authentiques que ceux sur lesquels leurs adversaires appuient l'opinion contraire. Or, la vérité est toujours une, toujours indivisible, et l'on ne peut pas admettre qu'une chose soit et ne soit pas en même tems. L'existence qui n'aurait pas une réalité absolue ne serait plus l'attribut essentiel de la nature. Puis donc que l'on ne peut pas révoquer en doute la certitude des faits allégués par les deux parties disputantes, l'idée qui se présente naturellement, en pareil cas, à tout homme raisonnable, et nullement sujet aux préventions, c'est de regarder la fièvre jaune comme une maladie qui, dans certaines circonstances, n'est pas contagieuse, mais qui peut prendre ce caractère par l'influence de plusieurs causes dont le concours augmente, outre mesure, la violence de son état morbide.

Voyons maintenant si cette idée est fondée sur les principes de la bonne médecine, guidée par l'observation et l'expérience.

Toutes les maladies, et par conséquent toutes les fièvres, ont un commencement, une progression et une fin. Dans cette marche, les symptômes qui les accompagnent les rendent bénignes ou leur impriment un caractère malin. Aussi, le peuple et les gens de l'art ont-ils adopté les mots de *benin* ou *malin* pour indiquer la nature plus ou moins dangereuse de celles dont l'issue est souvent funeste. Mais, connaît-on la limite jusqu'à laquelle s'étend cette malignité morbifique? La fièvre jaune attaque, par exemple, un nombre d'individus à la fois; les uns guérissent, les autres succombent en peu de jours, en peu d'heures, en quelques minutes, et même à l'instant de l'invasion de la maladie. Cependant les symptômes sont, chez tous, les mêmes, et ne diffèrent que par leur progression rapide et par leur intensité. Alors on affirme généralement que ces différences, entre la terminaison heureuse ou sinistre de la maladie, n'ont d'autre cause qu'une prédisposition individuelle plus ou moins propre à faire naître, à mitiger, ou bien à porter jusqu'à l'excès la gravité du mal. Nous demandons maintenant, connaît-on les bornes du pouvoir de cette prédisposition individuelle? De même que l'état benin d'une maladie diminue graduellement ses symptômes et ramène une parfaite santé, de même son état malin sévit, en raison inverse, de plus en plus à l'aide d'une prédisposition individuelle qui lui est relative, et se termine par la mort. Niera-t-on que, pour parvenir à ce terme, il a atteint le *maximum* de sa malignité? L'intensité des symptômes, la mort très-prompte, l'autopsie cadavérique, en donnent la certitude. Or, puisque la maladie qui nous occupe peut passer au *maximum* de sa malignité, c'est-à-dire à un degré plus malfaisant encore que celui auquel répondent les effets ordinaires produits par son caractère naturellement malin, il est évident que ce *maximum* de malignité ne saurait être, d'après la marche progressive des maladies malignes et pernicieuses, que l'état contagieux.

C'est par ce raisonnement très-simple qu'on peut, ce nous semble, concilier toutes les opinions en sens contraire émises jusqu'à présent sur la contagion et la non contagion de la fièvre jaune. Ainsi, en suivant le plan discussif que nous nous sommes proposé, voici les réflexions que nous croyons dignes de fixer l'attention de l'homme impartial et ami de la vérité.

Lorsque l'entière population d'un pays maritime jouit d'une parfaite santé, et que, malgré l'absence de toute cause morbifique et locale, des maladies, inséparables de leur caractère exotique, paraissent dans ce pays toutes les fois que des navires, provenant des contrées où elles règnent avec fureur, et ayant à bord des individus qui en sont attaqués, établissent des communications entre les équipages et les habitans, on est forcé de convenir que les malades transportés par ces navires ont transmis la maladie dont ils sont atteints, et que, par conséquent, cette maladie était contagieuse, puisqu'elle s'est répandue ensuite, d'une manière identique, de proche en proche, et a exercé sa virulence meurtrière là où régnait auparavant l'état sanitaire le moins sujet à un tel malheur. Cet événement, fort souvent arrivé depuis les époques les moins reculées, est si positif, que personne ne saurait en contester la réalité. Les partisans de la non contagion prétendent infirmer la validité de cette preuve, en disant que des faits également nombreux constatent que la non transmission de la fièvre jaune a eu bien souvent lieu, quoique des personnes très-saines aient fréquenté les bâtimens où cette maladie existait dans toute sa force; à quoi nous répondons, à notre tour, que ces faits confirment précisément ce que nous avons avancé ci-dessus, savoir, que, dans certaines circonstances, la fièvre jaune n'est pas contagieuse, mais qu'elle peut prendre ce caractère par l'influence de plusieurs causes dont le concours augmente, outre mesure, la violence de son état morbide.

Donnons toute l'étendue à cette assertion.

Les élémens matériels qui constituent l'essence des fièvres classées, dans l'ordre nosologique, parmi les maladies malignes et pernicieuses, doivent être nécessairement de nature à acquérir aussi le caractère contagieux, car l'absorption de leur matière affluante est l'unique cause qui rend fort souvent ces fièvres transmissibles de l'individu malade à l'individu sain, ce qui fournit l'indication certaine de l'existence d'une maladie pestilentielle quelconque. Les fièvres appelées fièvres des hôpitaux, des vaisseaux, des prisons, ou le typhus nosocomial naval et carcéraire, sont des maladies de ce genre. Sur cette remarque, nous fondons le raisonnement qui suit.

Toute substance qui peut s'introduire dans le corps humain y produit une action correspondante à sa nature, et l'effet de cette action dépend des propriétés dont elle jouit, et de la quantité par laquelle elle opère. Est-elle un produit naturel d'une innocuité reconnue, sa quantité matérielle, quelle qu'elle puisse être, possédera toujours une telle qualité; est-elle malfaisante, sa qualité nuisible et la quantité de sa matière seront alors les deux élémens qui modifieront son action. Supposons donc qu'un poison ait, à la dose d'une drachme, un pouvoir meurtrier représenté par trente, à la dose de deux drachmes, ce pouvoir augmentera du double, à celle de trois drachmes, du triple, et ainsi de suite; tandis que dans la progression décroissante, il pourra descendre à une fraction si petite, qu'elle ne produira aucun effet sur l'économie animale.

Un millième de grain, par exemple, de sublimé corrosif, qui n'occasione pas le moindre désordre dans l'organe digestif, cesse-t-il pour cela d'être poison? La quantité augmente ou diminue l'action des substances, mais elle n'en change pas la nature.

Ce que nous venons de soumettre à la considération de bons praticiens est applicable également aux miasmes de la fièvre jaune. Tant que cette maladie se maintient au dessous de la malignité contagieuse, les émanations qui sortent du corps du malade qui en serait atteint sporadiquement ne seront nullement dangereuses aux personnes qui le fréquentent; mais si, à cause d'une prédisposition individuelle très-favorable à la maladie, ces émanations proviennent d'un état poussé au dernier degré de malignité, c'est-à-dire rendu contagieux par une telle prédisposition, ou bien si elles se trouvent dans l'air accumulées de manière à infecter le local où elles se répandent, dans le premier cas elles communiqueront aux individus sains la maladie, quoique d'origine sporadique, mais devenue contagieuse par l'action constante d'une idiosyncrasie déjà morbide; dans le second, la seule concentration de la matière qu'elles entraînent, et dont la quantité augmente le pouvoir contagieux, leur fera acquérir la propriété de donner naissance à la maladie par transmission.

« Si la fièvre jaune pouvait être produite, dit le savant docteur Keraudren, par la seule action de l'air chargé d'émanations infectes et putrides, on l'aurait vue régner depuis long-tems dans toutes les parties de l'Europe. Mais ce n'est pas la fièvre jaune qui se déclara aux assises d'Oxfort; ce n'est pas elle non plus qui fit périr ces malheureux enfouis en trop grand nombre dans les cachots du Bengale. Qu'on imagine tel genre de corruption que ce soit dans la prison la plus malsaine, soit en France, soit en Allemagne, etc., il en résultera les maladies les plus atroces, et ce ne sera pas la fièvre jaune. Ce n'est pas assez que l'air soit vicié par des substances qui en altèrent les qualités, il faut encore que ces matières aériformes soient d'une nature analogue à la maladie, et, pour ainsi dire, de son domaine, qu'elles dérivent de la même source, ou de ses produits, pour occasioner la fièvre jaune plutôt qu'un autre état pathologique. La contagion, en général, se transmet plus ou moins facilement, selon la nature des corps qui servent à cette transmission. Ainsi, l'homme encore dans l'état de santé, quoique provenant du foyer de la contagion, est par lui-même peu propre à la propager, et ne pourrait, à la rigueur, produire cet effet que par l'intermédiaire de ses vêtemens. Les malades, au contraire, sont susceptibles de communiquer la maladie, et par les enveloppes et par eux-mêmes, surtout au moyen des émanations qui s'exhalent de leurs corps, et qui forment autour d'eux une atmosphère qui est le produit immédiat de la maladie, et comme une sécrétion nouvelle, propre, dans les différens cas, à l'état pathologique dont elle dérive. On conçoit que la perspiration de cette matière subtile, quelle qu'elle soit, est subordonnée à l'état de vie, et que cette fonction pathologique, si je puis m'exprimer ainsi, doit cesser par la mort. C'est pourquoi les cadavres ne communiquent pas aussi souvent la contagion qu'on a pu le croire. Des différentes manières dont les individus sains peuvent contracter la fièvre jaune, leur introduction dans les lieux où elle règne est la plus constante dans ses résultats. Il est rare, par exemple, qu'ils ne soient pas atteints sur les vaisseaux qui se trouvent dans les cas que je viens d'indiquer. Ici tout paraît propre à la transmettre ; les effets de l'équipage, les marchandises ou les objets susceptibles qui se trouvent à bord, la présence des malades, la mauvaise qualité ou le mauvais état du lest, le vaisseau lui-même, ou le bois dont il est construit, enfin le défaut d'espace, tout concourt à rendre cette maladie plus intense sur les vaisseaux, et à favoriser sa propagation (1).

C'est à ce sujet que les non contagionistes, forcés de se réfugier dans leurs derniers retranchemens, font une grande distinction entre les fièvres que l'on contracte par infection et celles qui sont transmises par contagion. Les lieux où la fièvre jaune règne épidémiquement, tels qu'une maison, un navire, une ville, recèlent, disent-ils, les émanations morbifiques des corps malades, et ces émanations, en viciant l'air de ces lieux devenus alors autant de foyers d'infection, peuvent communiquer aux personnes saines la maladie dont elles sont le produit immédiat; mais, ajoutent-ils, une maladie, qui ne connaît pas d'autre mode de propagation, s'éteint promptement, et n'est jamais transmissible par contact immédiat ou médiat, du moment qu'elle n'est plus dans l'at-

(1) *Voyez* le *Mémoire* de l'auteur cité *sur la Fièvre jaune observée aux Antilles et sur les vaisseaux du roi*, *considérée principalement sous le rapport de la transmission*.

mosphère impure qui l'a formée, ce qui, à leurs yeux, est une découverte sublime, parce que le commerce sera débarrassé de toutes les entraves qu'on lui oppose, si mal à propos, dans l'espoir chimérique de repousser du continent une fièvre qui ne repullule jamais hors de son foyer primitif. Donc, répondent à leurs adversaires, d'une manière victorieuse, les contagionistes, de votre propre aveu, les émanations morbifiques de la fièvre jaune peuvent communiquer quelquefois cette maladie, car, si elles étaient originairement et invariablement innocentes, leur accumulation dans l'air, quelle qu'elle pût être, ne les rendrait pas pour cela nuisibles, et leur quantité (accident de nulle action sur leur essence constitutive) ne formerait jamais un foyer d'infection; mais vous convenez, nous le répétons de nouveau, qu'elles transmettent la maladie aux individus sains, indication infaillible de la nature pestilentielle d'un agent morbifique quelconque, donc, elles sont par elles-mêmes contagieuses; donc, la fièvre jaune, qui les émet comme une sécrétion élaborée pendant l'état morbide, et qui doit leur imprimer nécessairement l'identité de son caractère, raison pour laquelle elle se reproduit par leur moyen, est une maladie transmissible de l'individu malade à l'individu sain ; ce qui revient à dire, une maladie, dans certaines circonstances, réellement contagieuse. Cette vérité est si évidente, que le docteur Valentin, l'un des plus ardens défenseurs de la spécieuse doctrine de l'infection, a été contraint de s'exprimer dans les termes suivans : « Il ne s'ensuit pas cependant de ce que cette maladie n'est pas susceptible de se communiquer par le contact, ou d'un individu à l'autre, comme la peste, par exemple, ainsi que d'autres maladies dont la contagion n'est pas un problème, qu'elle ne puisse produire quelquefois cet effet dans certaines circonstances, ou secondairement. Ne voit-on pas, d'ailleurs, que les fièvres de mauvais caractère, et qu'on appelle vulgairement putrides et malignes, des dyssenteries, se communiquent souvent par les émanations des malades, ou de leurs excrétions, à ceux qui les soignent ou qui les environnent, selon certaines modifications, les dispositions morales et physiques, les lieux, les saisons, le régime, etc., etc? » Un aveu aussi solennel doit être désormais écrit en gros caractères sur la bannière de tous les contagionistes, lorsqu'ils descendront dans l'arêne, puisque, selon eux, la fièvre jaune ne devient communicable et transmissible que *selon certaines modifications, les dispositions morales et physiques, les lieux, les saisons et le régime.* Les partisans de la contagion n'exigent rien de plus : ils trouvent dans cette concession tout ce qui peut assurer le triomphe de la vérité et de leur doctrine, et ils se montreraient trop exclusifs, s'ils s'avançaient au delà de ces limites naturellement tracées par les vrais principes et la saine raison.

Un fait analogique et d'une application très-remarquable à la fièvre jaune vient encore à l'appui de tout ce qu'on a exposé jusqu'à présent. « Il est bien connu maintenant, dit le célèbre docteur Foderé (1), d'après le témoignage des savans et des voyageurs les plus dignes de foi, que la peste originaire de la Basse-Égypte, qui n'y est d'abord produite que par infection, ne se développe jamais dans le Saïd et dans la Nubie, à moins qu'elle n'y soit apportée par contagion. Elle est là d'abord une maladie de simple infection, mais qui ne tarde pas à devenir contagieuse, à se répandre dans la Haute-Égypte, en Syrie, dans

(1) *Leçons sur les Epidémies et l'Hygiène publique*, tom. I, pag. 193.

les parties les plus sèches du Levant et de notre Europe, si elle y est apportée, continuant à régner l'hiver aussi bien que dans toute autre saison. La fièvre jaune, après avoir été produite par les causes nombreuses d'infection qui se développent dans les régions équinoxiales, franchit pareillement ses limites, et, devenue contagieuse, dépose ses élémens dans les hardes des malades et dans les corps poreux qu'ils ont touchés, pour aller se reproduire dans des régions lointaines, où il n'en était question auparavant. »

Ce fait ne saurait être ni plus précis, ni plus décisif, pour confirmer ce que nous avons déjà posé en principe, savoir : La fièvre jaune est une maladie qui, dans certaines circonstances, n'est pas contagieuse, mais qui peut prendre ce caractère par l'influence de plusieurs causes dont le concours augmente, outre mesure, la violence de son état morbide. Ainsi, vouloir établir que la fièvre jaune, provenant d'une infection locale, ne peut dégénérer, et qu'il est de son essence d'être, dans tous les cas possibles et sous tous les climats, exempte de contagion, c'est se montrer en opposition avec l'expérience ; c'est méconnaître l'origine et le type des fièvres les plus communes de notre Europe, et les rapports qui les lient, lorsqu'elles sont intenses, avec le typhus d'Amérique, pour défendre un système qui ne semble aujourd'hui embrassé que par l'esprit de parti et dans des vues purement mercantiles, comme si le salut de la France et le bien de l'humanité, en général, ne devaient pas sonner et retentir plus fort à leurs oreilles que les intérêts de quelques hommes qui, au sujet de nos lois sanitaires, n'ont d'autre mot à la bouche que le *delenda Carthago* des anciens. Mais l'exemple du passé nous instruit pour l'avenir. Dans un danger imminent, tous ces héros de l'opposition disparaissent, ainsi qu'on l'a vu à Marseille en 1720, et à Barcelone en 1821. C'est là, encore, la conduite qu'ont tenue un grand nombre de négocians de Barcelone, lorsqu'ils ont combattu avec tant de violence, dès le principe, les mesures sanitaires qui les auraient garantis des plus grands malheurs. Ils ont fui, ou ils sont morts victimes de leur aveuglement. Tels seraient, n'en doutons pas, le langage et la conduite parmi nous des plus grands adversaires de la contagion, enrôlés sous la bannière commerciale : dès la première annonce du péril, ils transporteraient ailleurs leurs violences. Fasse le ciel que leur imprudence et leur obstination restent long-tems stériles, et ne leur causent un jour ni fuite ni remords!!...

Protecteur éclairé de la génération présente, le gouvernement ne se laissera point séduire, ni entraîner par les sophismes d'une fausse doctrine; content du passé, il saura le maintenir, et ne se départira jamais, pour complaire aux novateurs, ni des principes, ni de la dignité de la haute magistrature sanitaire qu'il exerce, depuis plusieurs siècles, avec autant de gloire que de bonheur pour les Français. (1).

Raisons pour lesquelles la Fièvre jaune ne s'est pas manifestée en Europe pendant plus d'un siècle.

On demande aux contagionistes d'expliquer comment, depuis si long-tems qu'il vient à Barcelone tant de navires des pays du Nouveau-Monde, où la fièvre jaune règne toute l'année, il y avait pourtant plus d'un siècle, selon eux, que cette ville était une des plus saines de l'Europe, malgré *la faiblesse de sa police,* et pourquoi la fièvre jaune n'y a été importée qu'en 1821? On est curieux d'avoir une réponse que personne n'aurait le droit de

(1) *Guide sanitaire des Gouvernemens européens*, par L. J. M. Robert, médecin du lazaret de Marseille.

taxer *d'invraisemblable, de gratuite, d'extravagante* (1).

Réponse.

Depuis qu'on étudie, par les observations météorologiques les mieux dirigées, les phénomènes qui ont lieu dans l'atmosphère, on a reconnu que les opérations agraires dont l'exécution a fait subir à des étendues territoriales très-considérables des changemens dans leur sol, les inondations qui ont détourné de leur lit les rivières et formé des étangs, l'éboulement des montagnes, les tremblemens de terre, les éruptions des anciens et des nouveaux volcans, l'exploitation des mines, la retraite graduelle des eaux de la mer, étaient les principales causes auxquelles on ne pouvait pas refuser une influence directe sur l'air de divers pays de notre continent. En effet, combien de fois n'a-t-on pas vu changer, d'une manière sensible, le climat d'un endroit après un défrichement de terrain de quelques lieues, après la coupe d'une vaste forêt, après les desséchemens d'un lac ou d'un bas-fond ma-

---

(1) *Mémoire sur la non contagion de la Fièvre jaune*, par M. le docteur Lefort, médecin du roi à la Martinique, etc.

récageux? Si nous considérons maintenant l'action de ces causes sous le rapport de l'état sanitaire des peuples européens, et que nous y ajoutions celle exercée sur l'idiosyncrasie générale de chaque peuple par la variabilité des habitudes, de la nourriture, de la boisson, de l'habillement, etc., etc., nous trouverons, chez plusieurs d'entre eux, des maladies auxquelles ils n'ont jamais été sujets, et par conséquent nouvelles pour leurs pays, tandis que les anciennes sont devenues plus ou moins graves, plus ou moins fréquentes, plus ou moins épidémiques, et même quelques-unes ont fini par disparaître entièrement. Dirons-nous que ces différences sont l'ouvrage du moment? Combien de tems ne doit-il pas s'écouler avant que l'économie animale et constitutive d'un peuple se mette en rapport avec la nature des causes qui peuvent opérer peu à peu une altération extraordinaire dans ses fonctions? Cet aperçu fait donc voir que la raison pour laquelle la fièvre jaune n'a pas éclaté en aucune contrée de l'Europe pendant plus d'un siècle, quoiqu'elle ait régné de tout tems épidémiquement en Amérique, son pays natal, et que des navires provenant de ces climats infects aient continuellement ouvert des relations commerciales avec nos régions maritimes; la raison, disons-nous, de cette longue innocuité, c'est que les causes propres à faire atteindre à la maladie dont il s'agit le plus haut degré de malignité, avaient encore besoin de beaucoup de tems pour agir sur l'atmosphère et sur l'économie vitale du corps humain, de manière à rendre une telle fièvre contagieuse, d'épidémique qu'elle était, c'est-à-dire capable de renouveler partout ces épouvantables ravages dont l'histoire des malheurs qui ont souvent affligé les nations les plus civilisées gardera, écrit en caractères de sang, le terrible souvenir.

Plusieurs maladies reconnues déjà pour contagieuses ont elles-mêmes éprouvé, depuis leur première naissance, des modifications très-remarquables, comme nous allons le prouver par les belles observations du savant médecin M. Robert, rapportées dans son excellent ouvrage intitulé : *Guide sanitaire des Gouvernemens européens.* « Croit-on de bonne foi, dit cet estimable auteur, qu'une maladie endémique ou contagieuse n'éprouve aucune modification lorsqu'elle est importée sous un nouveau climat, et avec toutes les circonstances défavorables qui peuvent en aggraver les symptômes? L'histoire des épidémies qui sont étrangères à nos contrées ne nous annonce-t-elle pas quelle a été leur virulence dès leur origine? A-t-on pu oublier sous quels signes la siphilis, la petite vérole et la lèpre se sont manifestées lors de leur première importation? Ne peut-on pas les regarder aujourd'hui comme très-bénignes, si on les compare aux symptômes qui les accompagnaient anciennement? Serait-on plus fondé à admettre des changemens notables sur l'organisation physique et les mœurs de l'homme par l'influence des climats, lorsqu'on rejetterait cette influence sur les maladies que l'état social a rendues si inévitables, et le triste apanage de l'humanité? Ignore-t-on que les semences végétales elles-mêmes ne sont point à l'abri de certaines altérations, lorsqu'on les transporte hors de leur pays natal? »

S'il fallait prouver, par des exemples, la vérité des assertions que l'on vient d'avancer, ne pourrait-on pas dire, avec le savant Fodéré, « qu'au Levant la peste est parfois très-bénigne et ne fait pas plus de victimes que les fièvres d'Europe » ; et avec M. Humboldt, « que la fièvre jaune est également plus bénigne sous la zone torride qu'en Europe. »

Quels n'ont pas été les ravages de la petite vérole avant qu'elle fût naturalisée parmi nous, et même plusieurs siècles après son importation d'Afrique? Depuis l'époque de l'introduction en France de la lèpre des Hébreux par le retour des croisés, cette maladie, si contagieuse dans son pays natal, et dans les premiers siècles qui suivirent son invasion, n'a-t-elle pas perdu d'année en année une partie de sa virulence, de manière à n'être plus considérée aujourd'hui que comme un virus héréditaire, et ayant cessé d'être contagieux par le contact ordinaire. On connaît avec quelle étonnante rapidité la siphilis, apportée en Espagne par la flotte de Christophe Colomb, et concentrée d'abord dans Barcelone, franchit les murs de cette grande ville pour se répandre presque en même tems dans toute l'Europe civilisée; ce qui avait fait dire à Fracastor que, quoique un très-grand nombre d'individus l'eussent contractée par contagion, plusieurs cependant s'en trouvaient attaqués sans cette cause.

Peut-il donc paraître étonnant que la fièvre jaune soit plus meurtrière sur le continent européen que dans le lieu de son origine? Un climat nouveau, des organisations nouvelles, des miasmes d'outre-mer qui, introduits dans un vaisseau, peuvent s'y combiner avec d'autres miasmes délétères tenant à une infection locale, ne sont-ils pas tout autant de circonstance qui, sans changer la nature du typhus d'Amérique, peuvent lui donner néanmoins un caractère pestilentiel? Sans cette dégénérescence, aurait-elle pu immoler un si grand nombre de victimes dans la péninsule espagnole? Son apparition successive à Gibraltar, à Livourne et à Marseille, où certainement elle s'y est annoncée avec des symptômes vraiment contagieux, ne prouve-t-elle pas qu'à l'instar des autres contagions qui ont été importées en Europe dans les siècles précédens, elle s'y est annoncée avec une violence qu'elle n'a peut-être pas ordinairement dans les îles, mais seulement lors des grandes épidémies auxquelles donnent toujours lieu la présence et le non acclimatement d'un grand nombre d'Européens? Je ne suis pas éloigné de croire (continue l'auteur cité) qu'il est dans l'ordre des choses possibles que, par la suite des tems, cette fièvre puisse s'adoucir et perdre de sa violence dans nos climats. Ce qui s'est passé pour le virus extra-européen m'autorise à conclure, par analogie, que la Providence l'accordera peut-être à nos neveux comme un bienfait; mais, en attendant, que de victimes, que de larmes, quel deuil, si une bonne police sanitaire ne retient pas pour toujours enchaîné le monstre exotique sur le lieu qui le voit périodiquement renaître, comme une nouvelle hydre, après chaque solstice d'été!

Telle est la réponse à la question énoncée dans le titre de cet article, réponse qui, certainement, ne pourra pas être taxée *d'invraisemblable, de gratuite, d'extravagante.*

Inutilité des expériences médicales qui ont eu lieu au Fort-Bourbon, et par lesquelles on prétend démontrer la non contagion de la Fièvre jaune.

I.

Le 28 juin 1822, M. Guyon, chirurgien major au premier bataillon d'infanterie de ligne de la Martinique, a pris dans la grande salle de l'hôpital du Fort-Royal, en présence des médecins, chirurgiens et pharmaciens soussignés, et de plusieurs autres employés de l'hôpital, la chemise d'un homme atteint de la fièvre jaune (le nommé Yvon, soldat à la 4e compagnie du 1er bataillon d'infanterie de la Martinique), tout imbibée de la sueur du malade, s'en est revêtu sur-le-champ, et a été ensuite inoculé aux deux bras par M. Couppé, chirurgien entretenu de première classe de la marine, avec la matière jaunâtre des vésicatoires en suppuration. L'appareil et la chemise ont été gardés pendant vingt-quatre heures, et levés en présence des témoins.

II.

Le 30 juin au matin, et en présence de la plupart des témoins ci-dessus et soussignés, M. Guyon a bu un petit verre d'environ deux onces de la matière noire vomie par le sieur Framery d'Ambrucq, commis de marine, et après s'être frictionné les deux bras avec cette même matière, il en a été inoculé par M. Couppé.

III.

Le sieur Fremery étant mort le 1er juillet, au cinquième jour de maladie, à neuf heures du matin, M. Guyon a, en présence des témoins soussignés, revêtu sa chemise tout imprégnée de matière noire encore chaude, et s'est aussitôt couché dans le lit du défunt, également maculé de matière noire et autres excrémens. Il est resté dans le lit six heures et demie, y a sué et dormi en présence de la plupart des témoins.

IV.

Enfin, le malade de l'hôpital qui avait servi à la première expérience ayant succombé le 2 juillet, l'ouverture de son corps a été faite par M. Guyon, en présence des témoins soussignés. L'estomac contenait une assez grande quantité de matière noire sanguinolente, et sa membrane interne était rouge et enflammée. M. Guyon a été de nouveau inoculé aux deux bras par M. Couppé, avec cette matière, et les piqûres ont été recouvertes par la surface altérée de morceaux pris dans les parois de l'estomac. L'appareil a été levé, vingt-quatre heures après l'application, en présence des témoins. Les parties inoculées étaient enflammées, douloureuses, et les glandes axillaires un peu tuméfiées.

Chaque expérience, exécutée sans aucun résultat fâcheux, est munie des signatures d'un grand nombre de témoins (1).

Remarques.

Tous ceux qui, avec un étonnement sans doute mêlé d'horreur, regarderaient les essais

(1) *Mémoire de la non contagion de la Fièvre jaune*, par M. le docteur Lefort, médecin du roi à la Martinique, etc.

périlleux dont on vient de rapporter le détail comme la preuve néanmoins la plus convaincante de la non contagion de la fièvre jaune, reviendront facilement de l'erreur, s'ils veulent se donner la peine de les examiner mûrement et sans prévention. Pour cela, ils n'ont qu'à observer ce qui arrive dans une ville où la peste a déployé sa rage destructrice. N'y trouve-t-on pas, après que ce fléau dépopulateur a cessé de répandre partout la terreur, la désolation et la mort, un nombre de personnes qui jouissent encore d'une bonne santé, quoiqu'elles aient respiré l'air pernicieux de ce foyer d'infection, quoiqu'elles aient fait usage, comme tous les autres habitans, des mêmes substances alimentaires, qu'elles aient eu des communications immédiates ou indirectes avec leurs concitoyens, malgré les mesures de précaution ordonnées par l'autorité, mesures qu'il est presque impossible de mettre à l'abri de toute infraction dans une grande ville, enfin, que plusieurs de ces personnes aient assisté les malades ou enterré leurs cadavres?

Cette immunité en faveur de quelques individus n'est-elle pas l'effet d'une prédisposition dans leur idiosyncrasie respective, contraire à la nature de la maladie, et assez forte en même tems pour s'opposer à ses atteintes? De quelle autre manière pourrait-on expliquer un tel phénomène?

Or, le chirurgien qui a eu le courage, héroïque aux yeux des non contagionistes, de tenter sur lui-même les dangereuses expériences citées ci-dessus, peut bien avoir été doué d'une prédisposition défensive exactement comparable à celle qui sauve un certain nombre de personnes pendant la durée d'une peste très-meurtrière, condition qui seule a pu le soustraire aux suites funestes de la maladie. Aussi, sommes-nous autorisés à soutenir que le grand problème de la contagion ou non contagion de la fièvre jaune sera insoluble tant que cette probabilité continuera d'exister dans l'ordre des choses possibles.

Bien souvent l'inoculation de la petite vérole, maladie assurément très-contagieuse, n'a exercé aucune action. Ce fait irréfragable et généralement connu n'offre-t-il pas une nouvelle preuve du pouvoir des prédispositions individuelles, plus ou moins aptes à contracter ou à repousser telle ou telle autre maladie?

De pareilles observations font voir que, pour rendre concluantes, autant que possible, les expériences exécutées au Fort-Royal, il aurait fallu pratiquer les opérations indiquées sur bien des personnes saines à la fois, et, pour ce qui regarde l'inoculation, employer la matière morbifique fournie, non pas par un ou deux malades, mais par plusieurs, choisis parmi ceux chez lesquels la fièvre jaune aurait présenté les symptômes les plus alarmans. Si, en agissant de la sorte, aucune des personnes soumises aux expériences n'eût été atteinte de la maladie, c'est alors qu'on aurait pu affirmer, avec moins d'invraisemblance, que la fièvre jaune n'est pas transmissible, et par conséquent qu'elle n'est pas contagieuse.

On devrait procéder de la même manière pour vérifier si la fièvre jaune qui régnerait à bord d'un vaisseau a réellement le caractère contagieux; mais dans une épidémie, quoique commençante, où trouver, parmi la population entière d'une grande ville, quelques individus qui veuillent donner à l'autorité, en exposant leur vie, les gages précurseurs d'une incontestable sécurité?

D'ailleurs, en admettant même que l'expérience proposée fût entièrement favorable aux non contagionistes, il ne s'ensuivrait pas, pour cela, qu'ils eussent triomphé, car il n'a pas été reconnu, dans aucune école, que quelques exceptions prises dans le sens négatif pussent déroger à l'éternelle immutabilité des principes généraux universellement établis, surtout lorsque les circonstances de tems, de lieux et d'individus sont très-différentes, et peuvent apporter dans la nature des maladies les plus grandes modifications. Dans le rapport fait par les professeurs de la faculté de médecine de Paris (1), à la demande de S. Exc. le ministre de l'intérieur, relativement à la nécessité de prévenir la fièvre jaune par la voie des communications commerciales, on voit que cette célèbre faculté a résolu affirmativement les questions suivantes : La fièvre jaune est-elle contagieuse? La contagion peut-elle menacer nos climats? Est-elle susceptible d'être importée d'Amérique en Europe? Est-elle susceptible de se transmettre non-seulement par les hommes, mais encore par les marchandises? Les hommes et les marchandises doivent-ils être, en conséquence, soumis aux mêmes précautions de quarantaine et de moyens de désinfection qu'on emploie dans les ports de la Méditerranée contre la peste du Levant? Cette série

(1) *Voyez* le *Guide sanitaire des Gouvernemens européens.*

de questions annonce, dans son simple exposé, sous quel point philosophique l'objet en litige a été considéré; et certainement quand une faculté aussi célèbre que celle de Paris adopte une opinion que tant de médecins estimables combattent avec tant d'espoir de faire triompher ce système, l'homme le moins sceptique doit commencer par douter, et un examen plus approfondi le mettra bientôt à même de découvrir et de reconnaître la vérité. Ce n'est en effet qu'après avoir pesé avec autant de prudence que de sévère impartialité, que cette savante compagnie s'est hardiment déterminée à conclure *que le devoir de l'administration est de prendre, dans les circonstances dont elle vient de parler, les précautions nécessaires pour garantir nos ports de ce fléau, par le même genre de moyens qui ont été employés pour la peste du Levant, ces moyens étant les seuls sur l'efficacité desquels on puisse compter pour arrêter ces genres de contagion, c'est-à-dire, la communication de la fièvre jaune par les voies du commerce, soit par les hommes atteints de la maladie, soit par les marchandises pénétrées de miasmes contagieux* (1).

(1) Rapport des professeurs de la Faculté de Médecine de Paris à S. Exc. le ministre de l'intérieur. Séance du 16 août 1817.

D'après cette remarquable et solennelle déclaration, on ne doit pas être étonné si tout le monde est curieux maintenant de connaître les raisons pour lesquelles la même compagnie savante prononce aujourd'hui un jugement diamétralement opposé à celui qu'elle a prononcé d'une voix unanime en 1817.

Quoi qu'il en soit, la chicane se tait là où l'évidence parle ; conséquemment, tant que l'opinion, et non pas la vérité, sera l'unique guide du médecin, la science d'Esculape prendra toujours l'aspect d'un Protée, aussi variable que les êtres éphémères enfantés par les rêves d'une imagination exaltée. Ainsi donc, dans la crainte, malheureusement trop bien fondée, de voir le continent envahi par une maladie dont la fureur indomptable a déjà menacé d'anéantir le genre humain, nous souhaitons ardemment que tous les gouvernemens européens maintiennent et augmentent même les précautions sanitaires qu'une longue expérience a si utilement fait adopter pour la conservation des villes les plus florissantes, la tranquillité des nations, le bonheur général de la société.

Ce n'est jamais faire assez, lorsqu'il s'agit d'assurer d'une manière certaine le salut public.

TABLEAU

DES MOYENS ANTISCORBUTIQUES

EMPLOYÉS AVEC SUCCÈS PAR LE CÉLÈBRE LIND

DANS LE TRAITEMENT DU SCORBUT.

Ier PÉRIODE DE LA MALADIE.

Symptômes.	*Curation.*
Visage d'une couleur pâle ou jaunâtre, qui devient ensuite plus obscur et livide; répugnance pour toute action mécanique; lassitude universelle avec un engourdissement et une faiblesse des genoux dès que le malade fait quelque mouvement; difficulté de respirer; mélancolie profonde.	Respirer le bon air; faire de tems en tems un exercice modéré sans pourtant se fatiguer; se procurer des distractions agréables qui dissipent l'ennui et la tristesse; adopter une nourriture entièrement végétale. L'expérience a prouvé que les végétaux récens et les fruits mûrs sont non-seulement les remèdes les plus efficaces contre le scorbut, mais qu'ils en sont encore les meilleurs préservatifs.
Démangeaison, gonflement spongieux des gencives et vacillation des dents.	Tous les remèdes tirés de l'alun sont très-utiles pour arrêter le relâchement qui commence à s'emparer de ces parties.
Cours de ventre.	Entretenir cette évacuation de l'humeur acrimonieuse par des lavemens mucilagineux, par des végétaux récens, lorsqu'on peut en avoir, sinon, par les alimens qui puissent répondre à cette intention, tels que l'orge, les groseilles sèches, les prunes cuites, ou bien avec la décoction de tamarin, la crême de tartre, l'électuaire lénitif, l'eau de mer. Si le cours de ventre se change en diarrhée, il faut alors avoir re-

Symptômes.	*Curation.*
	cours à la teinture des roses rouges et aux autres stiptiques administrés suivant le besoin et avec circonspection.
Constipation.	Tous les purgatifs doux, atténuans et désobstruans, à petite dose, et souvent répétés, conviennent en pareil cas.
Putréfaction toujours croissante des gencives.	Gargarisme fait avec l'eau d'orge et le miel rosat acidulé par les acides minéraux, ou bien par l'élixir de vitriol. On préfère quelquefois l'esprit de sel comme moins dangereux pour les dents.
Chairs fongueuses des gencives.	Il faut les emporter en les coupant, s'il est nécessaire, et avoir soin de faire tenir la bouche très-propre en gargarisant fréquemment avec le miel rosat.
Taches de différentes couleurs à la surface de la peau. Jambes un peu enflées et œdémateuses.	Légères frictions à l'aide d'un morceau de flanelle ou d'une étoffe de laine parfumée avec le benzoin et l'ambre. Les parties enflées doivent être entourées d'une bande peu serrée de bas en haut.
Jambes fort enflées, roides et douloureuses.	Fomentation chaude matin et soir, ou bien exposer les jambes à la vapeur de cette fomentation sous une bonne couverture de laine, en ajoutant à l'eau un peu de vinaigre ou de sel ammoniac cru, oindre avec l'huile de palme les articulations après qu'elles ont reçu la vapeur de la fomentation pendant une demi-heure.
Continuation de l'enflure des jambes après avoir mis le malade à la diète végétale.	Exciter la sueur sur les parties enflées par la vapeur d'un liquide spiritueux enflammé, ou en les mettant dans des sacs remplis de sel.

DEUXIÈME PÉRIODE

Symptômes.	*Curation.*
Tendons des muscles fléchisseurs de la jambe sur la cuisse retirés, genou enflé et douloureux. Le malade est menacé de perdre l'usage de ces parties.	Frictions répétées souvent avec de la flanelle bien chaude; vapeur de l'eau pure, dirigée sous une couverture de laine vers les parties affectées.
Gencives extrêmement fongueuses, putrides, et répandant une puanteur insupportable.	Voyez ce qui a été prescrit pour cela au premier période de la maladie.
Commencement de carie.	Rincer souvent la bouche avec de l'eau rendue suffisamment acide par l'huile de vitriol, et s'il paraît à la surface interne des joues ou des lèvres quelques petits ulcères blancs et durs tout autour, y appliquer sur-le-champ la même huile de vitriol pure, car les endroits où ces ulcères se trouvent deviennent, comme le dit Poupart, en peu de tems noirs et fétides, et gâtent toutes les parties voisines.
Fréquentes langueurs, et même syncopes, lorsque les malades ont demeuré longtems sans faire aucun exercice.	Prendre bien garde de ne pas leur communiquer le moindre mouvement brusque, si l'on est dans la nécessité de les remuer, et de ne pas les exposer au grand air; autrement ils courent risque de mourir subitement.
Enflure des jambes quelquefois monstrueuse; taches livides semblables à des échymoses; tumeurs dures, extrêmement douloureuses dans plusieurs endroits de la jambe, le gras de celle-ci durci même entièrement sans aucune enflure.	Voyez ce que l'on a dit lorsque l'enflure des jambes continue après avoir mis le malade à la diète végétale.

Symptômes.	*Curation.*
Ulcères aux jambes.	Légère compression afin d'empêcher l'accroissement du *fungus*, application de l'onguent égiptiac ou du miel rosat acidulé avec l'esprit de vitriol. M. Lind déclare que tous les remèdes topiques indiqués jusqu'à présent sont inutiles, si les malades ne peuvent pas se procurer des fruits et d'autres alimens végétaux pour leur nourriture.
Salivation très-incommode. Elle est un symptôme du scorbut si le malade n'a jamais été soumis à l'action des mercuriaux.	Epipastiques sur différentes parties du corps, et sinapismes à la plante des pieds et aux jarrets pour obtenir une prompte révulsion des glandes salivaires. Lâcher le ventre à l'aide de lavemens et de purgatifs doux qui n'agissent que sur les premières voies ; déterminer les humeurs à se porter vers la peau en faisant prendre toutes les quatre ou six heures des bols de thériaque unie au camphre et à la fleur de soufre afin d'exciter la sueur : gargarisme d'oximel scillitique pour atténuer la salive épaisse et visqueuse. Si la salivation continue malgré cela, ce qui occasione une grande putridité de la bouche, on la diminue en tenant les couloirs des reins libres par des lavemens, ou par les diurétiques et les purgatifs, évitant toujours les forts cathartiques. Les remèdes visqueux et glutineux, tels que la gomme arabique, la colle de poisson dissoute dans la tisane qui sert de boisson ordinaire, sont quelquefois très-utiles. Les gargarismes astringens avec l'alun et la décoction de l'écorce de chêne sont indispensables, ainsi que l'usage intérieur du quinquina et de l'élixir de vitriol. Il faut soutenir en même tems les forces par le moyen du vin chaud brûlé avec

Symptômes.	*Curation.*
	du sucre, et lorsque les malades sont extrêmement épuisés, il convient de les mettre à l'usage du lait et des végétaux pour toute nourriture.
Hémorragies copieuses du nez, des gencives, des intestins, des poumons; les ulcères rendent aussi beaucoup de sang.	Prescrire les acides minéraux, l'esprit ou l'élixir de vitriol, par exemple, à petites doses et souvent; faire usage en même tems du quinquina, mais très-modérément, si l'estomac peut le supporter.
Violente dyssenterie, accompagnée d'une douleur vive qui réduit le malade à une extrême faiblesse.	Au traitement généralement adopté et convenable à la dyssenterie, on doit seulement ajouter l'usage des végétaux récens, et surtout des fruits acides et acerbes. L'infusion d'ipécacuanha dans l'eau-de-vie, donnée souvent et à petites doses, est aussi un excellent remède. La rhubarbe à doses purgatives, les écorces amères stomachiques, l'élixir de vitriol, quelque eau minérale légèrement ferrugineuse procureront ensuite un rétablissement parfait lors même que les malades auront été fort épuisés par les hémorragies et les évacuations colliquatives ordinaires dans le scorbut.

TROISIÈME PÉRIODE.

Symptômes.	*Curation.*
Ouverture des anciens ulcères; crevasses aux jambes dans les endroits où avaient existé d'abord des tumeurs molasses, douloureuses et livides. Ces crevasses dégénèrent en ulcères fongueux et sanguinolens.	Même cure que celle indiquée pour les ulcères qui paraissent au second période de la maladie.

Symptômes.	*Curation.*
Fièvre putride colliquative, accompagnée presque toujours de pétéchies ; sueurs fétides ; évacuations copieuses d'un sang corrompu soit par les urines, soit par les poumons, le nez, l'estomac, les veines hémorroïdales ou par d'autres parties.	Elixir de vitriol, pris souvent et à petites doses, ainsi que le quinquina administré pareillement à petites doses, si les forces de l'estomac ne s'opposent pas, en faisant usage en même tems d'un bon vin rouge. Ces remèdes sont ceux auxquels on doit le plus se fier pour guérir les fièvres putrides et colliquatives des scorbutiques.
Obstruction des viscères abdominaux, ce qui donne souvent naissance à la jaunisse, l'hydropisie, l'affection hypocondriaque ou la mélancolie, et un entier abattement d'esprit, avec de cruels roidissemens de nerfs.	Ces maladies demandent le même traitement que quand elles viennent d'autres causes ; il faut cependant mêler les antiscorbutiques avec les remèdes qui leur conviennent, pour plus de sûreté. Vapeur de l'eau chaude assaisonnée avec un peu de vinaigre ou du sel ammoniac cru dirigée vers les parties roidies.
Jambes restées enflées, œdémateuses et ulcérées à la suite de l'hydropisie scorbutique.	Si les ulcères sont anciens, purger le malade ; appliquer des cautères près des parties affectées ; prescrire un électuaire d'antimoine cru préparé et uni à l'étiops minéral ; boisson antiscorbutique en même tems. Si les ulcères sont opiniâtres, et que les gencives soient affermies, légères frictions de loin en loin de mercure éteint avec une petite quantité de baume de soufre térébenthiné ; prendre tous les jours une bouteille de décoction de bois sudorifique, et après avoir cessé ces remèdes, quelques grains de soufre doré d'antimoine en continuant la décoction sudorifique.
Constipation.	Voyez ce qui a été indiqué pour cela au premier période de la maladie.
Coliques et diarrhée.	Ne pas arrêter subitement les diarrhées scorbutiques, parce

Symptômes.	*Curation.*
	qu'il est nécessaire que l'humeur acrimonieuse soit évacuée, mais avec prudence. Pour cela, petites doses de rhubarbe, répétées suivant l'occasion; joindre à la rhubarbe un peu de thériaque ou de diascordium, afin d'entretenir la transpiration, point très-important : associer les bols de diascordium aux autres remèdes fortifians et diaphorétiques chauds et même l'opium dans les cas extrêmes, soutenir les forces du malade avec du vin rouge, fort, austère et trempé; nourriture mucilagineuse un peu astringeante. Si le malade rend le sang en grande quantité, quatre ou cinq grains d'alun cru dans un bol de diascordium. Lorsque ce remède n'altère aucunement l'estomac, il produit de très-bons effets. La teinture de roses rouges et les autres stiptiques sont utiles dans ce dernier cas.
Faiblesses qui réduisent quelquefois le malade à un état semblable à la mort.	Le placer le plus promptement possible dans un lit chaud, lui donner un verre de bon vin assez acidulé avec le suc d'orange ou de limon; lui faire prendre de forts stimulans, le soumettre à des frictions sèches et presque continuelles.
Douleurs vagues ou fixes dans la poitrine, dans les lombes et dans les autres membres, accompagnées d'une toux violente qui se termine souvent par la phthisie.	Oximel scillitique, pris dans une potion diaphorétique chaude où le vin soit mis à la place d'un cordial spiritueux; à l'heure du coucher quelques verres de gruau à l'anglaise uni au vinaigre simple ou thériacal; ne pas négliger, en pareil cas, la méthode antiscorbutique convenable.

RÈGLES GÉNÉRALES

A SUIVRE DANS LE TRAITEMENT DU SCORBUT.

1. Le scorbut ne supporte pas la saignée qu'à la première époque de son invasion et dans les constitutions pléthoriques. Elle est très-nuisible lorsqu'il est avancé, quand même les douleurs les plus aiguës des membranes, une fièvre portée à un haut degré et des hémorragies dangereuses sembleraient l'indiquer. Le malade meurt bientôt après cette opération.

2. Les forts purgatifs qu'on donne par imprudence dans le commencement du scorbut y sont contraires.

3. Il faut toujours tenir le ventre libre, mais par les moyens indiqués au premier période de la maladie.

4. Les vésicatoires exposent au danger de faire tomber en gangrène les parties sur lesquelles on les applique.

5. Les émétiques sont beaucoup à craindre, quoique plusieurs médecins aient éprouvé de bons effets de la scille.

6. Défendre aux malades de manger les fruits et les autres végétaux avec voracité, afin d'éviter les indigestions, autrement ils sont sujets à être attaqués de la dyssenterie, qui les met souvent au tombeau.

7. Les remèdes tirés du règne minéral, tels que le fer, l'antimoine, et surtout le mercure, sont absolument très-malfaisans.

8. Les narcotiques causent une faiblesse et un abattement inexprimables avec une oppression de poitrine. Lorsqu'ils sont nécessaires, comme dans le cours de

ventre, il faut toujours administrer les plus échauffans, et ceux-ci font plus de bien quand on procure une selle avant ou pendant leur opération. On doit ensuite fortifier le malade avec du vin. Dans le cas où la poitrine serait affectée, on les donnera dans un verre de potion scillitique, et si les selles ne sont pas fréquentes, on ajoutera quelques grains de tartre vitriolé au bol narcotique, afin d'obtenir une évacuation des premières voies.

Remèdes les plus efficaces.

Quinquina. — Le quinquina, si l'estomac peut le supporter, infusé dans le vin, en donnant en même tems une décoction de bois de gayac et de racine de réglisse, corrige le mauvais état des gencives en arrêtant la putréfaction. On reconnaît son utilité dans la salivation et les hémorragies, mais il ne convient nullement dans le cours de ventre. Quand le malade sue, après avoir fait usage de quelques verres de la décoction de gayac chaude, il se sent extrêmement soulagé, et c'est alors que le quinquina devient plus salutaire.

Oximel scillitique. — Il tient ordinairement le ventre libre, pousse par les urines, et évacue ainsi les humeurs acrimonieuses : il soulage dans les douleurs, et particulièrement dans celles de la poitrine, dont les scorbutiques sont rarement exempts.

Végétaux récens. — Lorsqu'un long séjour dans l'air humide de la mer (dit M. Lind), avec une nourriture visqueuse et trop solide, a disposé les humeurs à la corruption scorbutique, la nature indique le remède. L'ignorant matelot et l'habile médecin désirent avec une égale ardeur les fruits et les herbes récentes de la terre, dont la vertu atténuante et savoneuse peut seule détruire leurs maux. Ces personnes, dans le fort de leur maladie, pressées par les cris impérieux de la nature, s'occupent pendant tout le jour de cette pensée. Souvent leur imagination, échauffée dans la douce illusion d'un songe, les transporte sur la terre et leur fait goûter les plaisirs d'un repas tel qu'ils le souhaitent.

Il est étonnant combien le rétablissement en santé des scorbutiques est prompt et parfait lorsqu'ils s'abstiennent des provisions de mer, et qu'ils se nourrissent de végétaux récens sur le rivage ou d'herbes potagères, telles que les choux, les carottes, les navets, etc. On a vu des pauvres malades qu'on avait débarqués dans l'état le plus pitoyable, recouvrer la santé au bout de trois ou quatre jours sans autre secours que cette nourriture, au point d'être en état de se promener à quelques milles du bord de la mer.

A *Torbay*, lord *Berkeley*, commandant la flotte anglaise, résolut de faire dresser des tentes sur le rivage pour les malades. On débarqua plus de cent scorbutiques ; ils étaient de vrais squelettes vivans : à peine pouvaient-ils sortir de leurs vaisseaux. On leur donna des provisions fraîches avec des carottes, des navets et autres herbes potagères. Huit jours après ils commencèrent à se traîner, et, lorsque la flotte mit à la voile, ils regagnèrent leurs vaisseaux en bonne santé. C'est assez la coutume, en Hollande, de ne se nourrir pendant l'hiver que de lard et de bœuf salé ; aussi les habitans de ce pays se trouvent-ils infectés du scorbut sur la fin de l'hiver ; ensuite, l'usage des herbes récentes et des fruits pendant le printems corrige ce vice scorbutique, ou même emporte entièrement la maladie; mais elle reparaît de nouveau l'hiver suivant, parce qu'ils reprennent toujours leur première nourriture.

Quelques peuples du nord, instruits par leur propre expérience que les végétaux récens étaient le vrai remède et le plus efficace contre le scorbut, avaient trouvé l'ingénieux moyen de s'en procurer, en couvrant les toits de leurs maisons de bois de sapin et d'écorce de bouleau, qui soutenaient une couche de mottes de terre, sur lesquelles ils semaient de l'orge, de l'avoine et bien d'autres plantes propres à être mêlées avec leurs alimens, de sorte que ces toits, en étalant une agréable verdure, ressemblaient à autant de petits jardins potagers et en faisaient réellement l'office. Cet expédient salutaire ne devrait-il pas être pratiqué encore à présent dans toutes les villes qui seraient exposées au malheur de soutenir un long siége? Il est donc prouvé que les herbes et les végétaux récens sont les meilleurs remèdes et les préservatifs les plus certains de la maladie dont il s'agit.

Conservation des fruits et des végétaux récens à bord des vaisseaux.

La plupart des fruits peuvent se garder long-tems, lorsqu'ils sont cueillis avant leur maturité, dans des jours secs, où ils ont été exposés aux rayons du soleil, et lorsqu'on a eu soin de les mettre dans des pots de terre, ou plutôt dans des bouteilles sèches et bien bouchées, de sorte que l'air et l'humidité ne puissent point y pénétrer; on les trouvera, un an après, aussi frais que lorsqu'on les a cueillis.

Les capitaines de vaisseau peuvent faire provision de ces fruits dans tous les ports, après les avoir fait préparer d'une manière convenable pour qu'ils puissent se conserver. Les groseilles vertes, par exemple, se conserveront pendant des années entières, si, après les avoir mises dans des bouteilles sèches qui ne soient pas bien bouchées, on en fait exhaler l'humidité en plongeant ces bouteilles pendant quelque tems dans un pot d'eau presque bouillante. Il faut ensuite ôter la petite quantité de suc qu'on trouvera dans les bouteilles et bien fermer. Ces groseilles ainsi préparées fourniront un remède souverain, et lorsque les vaisseaux, dans les voyages de long cours, mouillent dans quelque endroit pour faire de l'eau et se ravitailler, ils peuvent par cette méthode faire leur provision de fruits.

On peut aussi conserver sur mer plusieurs herbes et racines salutaires, par le moyen de différens procédés qu'on trouve dans les ouvrages qui traitent de l'art de confire. On peut mariner de petits oignons avec du vinaigre et du sel. La plupart des végétaux récens, tels que les choux, les haricots et plusieurs autres, peuvent être conservés, en les rangeant par couches avec du sel, lorsqu'ils sont très-secs, dans des vases de grès secs et propres; ces couches doivent être minces, et lorsque le vase est plein, il faut couvrir le tout avec du sel, le bien presser et bien boucher l'orifice, afin que l'air et l'humidité ne puissent point y pénétrer. Quand on veut faire usage de ces végétaux, il faut les laver avec de l'eau chaude, et on les trouvera frais et verts, même après les avoir gardés un an. On dit que le cochléaria de Groenland, ce remède souverain pour le scorbut, qu'il ne manque jamais de guérir, conservé de cette manière, peut être transporté dans les ports, en Angleterre, entièrement frais et encore vert.

Végétaux antiscorbutiques par excellence.

Cresson des jardins. — L'observation que, parmi les habitans d'une ville assiégée depuis long-tems, ceux qui étaient attaqués du scorbut guérissaient assez promptement en mangeant tous les jours à leurs repas du cresson des jardins, et que par ce même moyen les autres qui jouissaient d'une parfaite santé se préservaient d'une si terrible maladie, a dû nécessairement faire regarder cette plante comme un très-bon antiscorbutique. Aussi, M. Lind a-t-il connu plusieurs capitaines qui avaient d'abondantes salades, quelques mois après être sortis du port, moyennant des caisses remplies de terre, et placées sur les galeries du vaisseau : un tonneau de terreau mis dans ces caisses sur la poupe, et ensemencé avec la graine de cresson, fournissait cette plante en tout tems. Tel était l'expédient hygiénique qu'ils prenaient pour se garantir du scorbut.

Cochléaria. — « Il n'y a point de vaisseaux, dit le chirurgien Thomas Maude, qui soient aussi bien équipés, tant pour la variété que pour la qualité des alimens, que ceux qu'on emploie à la pêche de la baleine; leur voyage est court, et les mariniers font beaucoup d'exercice; ainsi, il est très-rare qu'ils soient obligés de se nourrir de provisions gâtées et de mauvaise eau. Cependant tout le monde sait que les équipages des vaisseaux ne sont nulle part aussi sujets au scorbut que sous le cercle polaire. Ceux qui en sont affectés, lorsqu'ils commencent à entrer dans ce climat froid, éprouvent une augmentation de symptômes quand ils arrivent dans les glaces. Cette maladie paraît ici d'une manière plus subite, et fait des progrès plus rapides que partout ailleurs. Rarement le malade peut-il être guéri ou soulagé que le tems ne soit adouci. Le mois de juillet est très-modéré, et c'est presque le seul intervalle de l'hiver. Le *cochléaria* fait alors des cures merveilleuses; j'ai été témoin de la guérison de plusieurs scorbutiques réduits à un état qu'on aurait cru incurable : ils recouvraient la santé par l'usage copieux de cette plante mangée en salade. Les personnes en santé aiment cette salade avec autant de passion que les malades. Le cochléaria de nos jardins et de nos campagnes est amer et piquant; celui du Groenland est doux et bon à manger; il ressemble à notre cochléaria maritime. On dit même qu'il devient âcre lorsqu'on le transplante dans des pays chauds; mais je doute de cette circonstance. Quoi qu'il en soit, on éprouve tous les jours dans ce pays, d'une manière incontestable, l'efficacité de cette plante dans le scorbut, et on peut la regarder, avec raison, comme le plus puissant de tous les antiscorbutiques. Une nourriture végétale guérit le scorbut de mer partout; mais il ne faut pas plus d'heures au cochléaria du Groenland, pour rétablir les scorbutiques, qu'il faut de jours aux autres remèdes pour produire le même effet. Observons, avant de finir ces réflexions, la bonté de la Providence qui fait croître cette plante en abondance dans tous les pays, *ubi morbus*, *ibi remedium*. C'est une observation des anciens, et elle ne se trouve nulle part aussi justement vérifiée que dans cette occasion. Le célèbre Kramer affirme, après plus de mille expériences, que les sucs récens de cochléaria et de cresson, mêlés ensemble, ou donnés séparément à la dose de trois onces, deux ou trois fois par jour, dans un bouillon doux, guérissent très-efficacement le scorbut. Ils occasionent de légères rougeurs à la face, sont carminatifs, et excitent l'urine et la transpiration. »

Beccabunga. — En Hollande le peuple se guérit lui-même du scorbut par le moyen du cochléaria, du cresson et du bécabunga.

Forestus prescrivait un sirop fait avec les sucs de bécabunga et de cresson. L'usage de ce sirop prévient efficacement la maladie. Ce remède, devenu célèbre sous le nom de *sirop de Forestus*, conserva long-tems sa réputation dans toute la Flandre, le Brabant et la Hollande, pour la curation du scorbut. On s'en servait principalement pendant l'hiver, parce que dans cette saison on ne pouvait pas se procurer des plantes récentes.

Petite chélidoine. — Les Allemands ont donné à cette plante le nom de *schorbock*, l'ayant reconnue pour un excellent remède contre le scorbut.

Trèfle d'eau. — Le trèfle d'eau (*trifolium palustre*, ou *menyanthes palustre*) est la plante que les Danois estiment le plus pour guérir le scorbut : ils la donnent tantôt seule et tantôt avec le *cochléaria*.

Lapathum acutum. — Willis assure que la décoction de la racine de cette plante est un des meilleurs antiscorbutiques.

Hydro lapathum nigrum, ou *grande patience aquatique.* — La grande patience aquatique est, selon Montingius, la fameuse *herba britannica* des anciens qui guérit, d'après la relation de Pline, l'armée romaine commandée par César Britannicus, et qui était demeurée inconnue pendant plusieurs siècles. L'auteur cité lui prodigue les plus grands éloges, et rapporte plusieurs exemples de cures extraordinaires qu'on a faites dans le scorbut par le moyen de cette plante.

Graine de moutarde. — Les matelots hollandais font une grande provision de moutarde, à l'aide de laquelle ils se préservent et se guérissent du scorbut sur mer. On doit prescrire, en hiver, où on ne peut se procurer des plantes antiscorbutiques, une composition faite avec cette graine.

Oseille. — Les bons effets de l'oseille dans le scorbut ont été éprouvés par M. Morin à l'Hôtel-Dieu de Paris. En Groenland, où cette maladie est extrêmement fréquente, les naturels du pays se servent du cochléaria et de l'oseille qu'ils mêlent ensemble. Des bouillons faits avec ces plantes guérissent les scorbutiques en très-peu de tems, lors même qu'ils ont perdu l'usage des jambes.

Oignons. — Il serait nécessaire que tous les matelots fissent une provision d'oignons, car M. Lind assure qu'il n'a jamais vu attaqués du scorbut ceux qui en faisaient usage. Lorsque cette provision sera épuisée, les capitaines pourront avoir recours à leurs oignons confits, et avec de la volaille, du mouton, des choux pareillement confits, on pourra faire un bouillon aussi bon que celui donné dans nos hôpitaux de marine pour la guérison des scorbutiques.

Soixante et dix malades de l'équipage du *Guernesey* furent parfaitement guéris par une soupe faite avec ces plantes et de la viande fraîche, sans avoir été débarqués. Il ne faut pas attribuer leur guérison à la viande fraîche qui entrait dans leur soupe, mais aux végétaux dont nous venons de parler. Des malades auxquels on avait donné tous les jours une soupe faite avec du mouton frais n'étaient pour cela aucunement soulagés; mais arrivés au port, ils furent tous guéris sans autres secours que celui de cette soupe.

Sedum minus, ou *herba vermicularis*. — Le *sedum minus âcre*, ou *herba vermicularis*, possède, suivant *Below*, une grande vertu antiscorbutique. Cet auteur faisait bouillir dans un vaisseau fermé huit poignées de la plante ci-nommée avec huit pintes de vieille bière douce, réduites à moitié : il donnait trois ou quatre onces de cette décoction, chaude, tous les matins à jeun, ou de deux en deux heures, suivant les forces du malade. Ce remède produisait des effets si heureux qu'il guérissait presque tous les soldats de l'armée attaqués du scorbut, à l'exception de ceux que la rigueur de l'hiver précédent avait réduits à un état incurable. On observait que les malades qui vomissaient facilement et très-copieusement, après avoir pris ce remède, étaient le plus tôt guéris. Tous les malades avaient les gencives affectées et putrides, et on leur faisait user de cette décoction en gargarisme, en y ajoutant l'alun et le miel rosat. On guérit, par le moyen de ce simple remède, plus de soixante scorbutiques qui avaient déjà les tendons du jarret retirés. On appliquait sur cette partie la plante bouillie et encore chaude : on lavait les ulcères avec la même décoction, et l'on mettait la plante de la même manière.

Potions rendues éminemment antiscorbutiques par les sucs des principales plantes de ce nom indiquées ci-dessus.

1. Sucs de cochléaria, de cresson des jardins, de beccabunga, d'orange ou de citron, unis à la décoction des sommités de sapin.

2. La racine de *lapathum acutum* infusée avec le cochléaria, le cresson, des tranches d'orange ou de citron et les sommités de sapin.

3. Mélange de parties égales de suc de cochléaria, de cresson et d'une demi-partie de beccabunga avec un peu de canelle et du sucre.

On peut aussi faire bouillir ces plantes dans du lait, ou plutôt dans le petit-lait. Leur suc, mêlé avec du petit-lait, est préférable à la décoction.

Liqueurs tirées du règne animal, très-salutaires dans le Scorbut.

Lait et petit-lait. — Toutes les espèces de lait sont utiles dans le scorbut, pourvu que le malade puisse le supporter. C'est un vrai chyle végétal, une émulsion préparée des herbes les plus succulentes. Le petit-lait est cependant préférable, à cause de sa vertu plus diurétique et plus purifiante. Il sera très-avantageux d'y ajouter le sel polychreste : c'est un doux purgatif et un excellent diurétique. Lorsqu'on prend le sel à petites doses, dans une suffisante quantité de véhicule, il évacue copieusement par la transpiration ou par les urines, suivant qu'on dirige son action vers la peau ou vers les reins, par l'exercice ou par la chaleur du lit, en tenant le corps plus chaudement ou plus froidement.

La chèvre est de tous les animaux celui qui fournit le meilleur petit-lait et le plus antiscorbutique; il contient un baume végétal très-restaurant et très-précieux, lequel adoucit et corrige l'acrimonie scorbutique d'une manière particulière. Les sucs antiscorbutiques des pharmacopées d'Edimbourg et de Londres sont des remèdes très-bons dans la saison. Les parties âcres et volatiles des plantes les plus échauffantes y sont tempérées par une quantité convenable de suc d'orange de Séville. Ces sucs seront encore d'une plus grande utilité si on les rend plus diurétiques et plus purifians, en délayant avec le petit-lait. Le malade ne doit pas se contenter de prendre ces sucs ainsi préparés pendant le jour; il faut qu'il en prenne le matin, deux ou trois fois par semaine, quelques verres mêlés avec le petit-lait pour se faire suer. Cette méthode ne saurait être assez recommandée. La sueur est de toutes les évacuations celle que les scorbutiques supportent le mieux, et dont ils retirent le plus d'avantage. La nature l'a indiquée aux habitans des Indes-Septentrionales pour la guérison de cette maladie, qui est endémique parmi eux, et l'expérience confirme la grande efficacité de ce remède. Les chirurgiens du cap de Bonne-Espérance, qui sont le plus à portée de traiter des mariniers scorbutiques, y pratiquent cette méthode avec beaucoup de succès. Elle est recommandée par les premiers et les meilleurs auteurs qui aient écrit sur cette maladie, et il paraît que ç'a été la façon la plus ordinaire de donner ces sucs aux scorbutiques.

Tous les moyens antiscorbutiques dont on vient de démontrer l'efficacité produiront les bons effets énoncés, si l'habile praticien sait les employer à propos, c'est-à-dire d'après l'exacte interprétation des symptômes qui accompagnent la maladie, car on serait dans l'erreur en admettant une généralité absolue, surtout dans l'art de guérir.

Un médecin prudent, nous apprend M. Lind, après avoir considéré les causes d'une maladie, et en avoir examiné attentivement tous les symptômes, se détermine en conséquence sur ce qu'il y a à faire pour la guérir. Cependant, lorsqu'il emploie les remèdes que les causes et les phénomènes de la maladie lui ont indiqués, il observe avec une scrupuleuse attention si l'événement répond aux idées qu'il s'était formées, auquel cas il est assuré qu'il a véritablement connu la maladie; si, au contraire, le traitement ne lui réussit pas, c'est une marque qu'il ne connaît pas assez la nature de la maladie, et il apporte tous les soins et toute l'attention dont il est capable, pour tâcher de découvrir en quoi il s'est trompé, et c'est là cette fameuse règle des choses nuisibles et des choses profitables, règle qui est d'un si grand usage dans l'art, soit en confirmant le diagnostic et les indications, soit du moins en faisant apercevoir bientôt les fautes que l'on a faites.

FIN.

TABLE.

FIN DE LA TABLE.

NOTA.

Les expériences très-intéressantes commencées l'an passé à l'hôtel du ministère de la marine, et qui avaient pour objet la recherche d'un moyen propre à garantir de l'oxidation les caisses en fer où l'on garde l'eau potable à bord des bâtimens du Roi (*voyez* page 114), ont été couronnées d'un succès complet. L'invention du procédé très-simple par lequel on obtient un résultat si important, est due à l'auteur de cet ouvrage. Nul doute maintenant qu'une telle découverte ne soit de la plus grande utilité pour la marine royale, sous le double rapport de l'économie et de la santé des marins.

ERRATA.

Page 45. Qui y est chairé, *lisez* qui y est charriée.
Page 47. Milhos, *lisez* milhas.
Page 130. Les végétaux aux êtres organiques, *lisez* les minéraux, etc.
Page 604. Fort-Bourbon, *lisez* Fort-Royal.

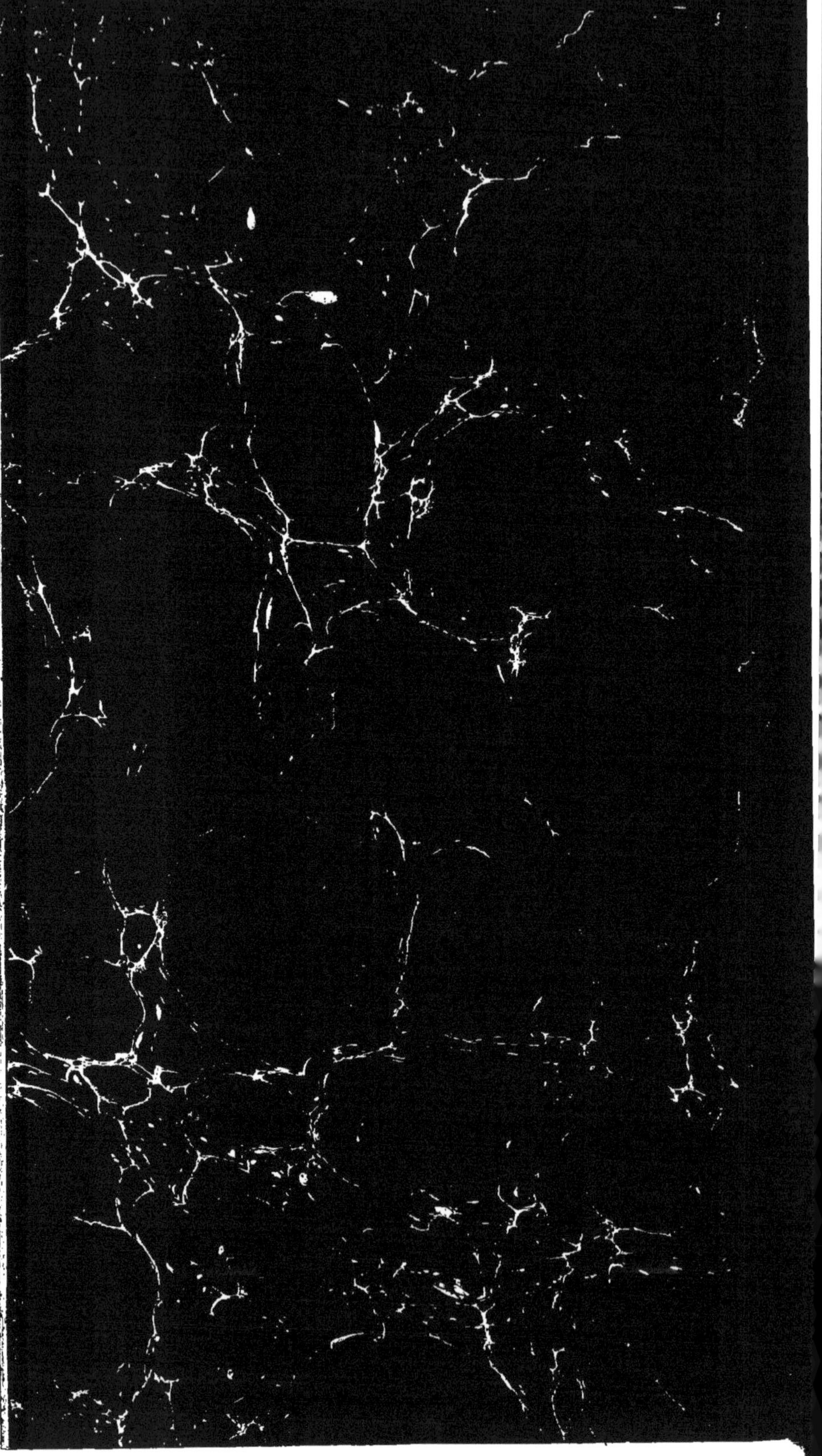

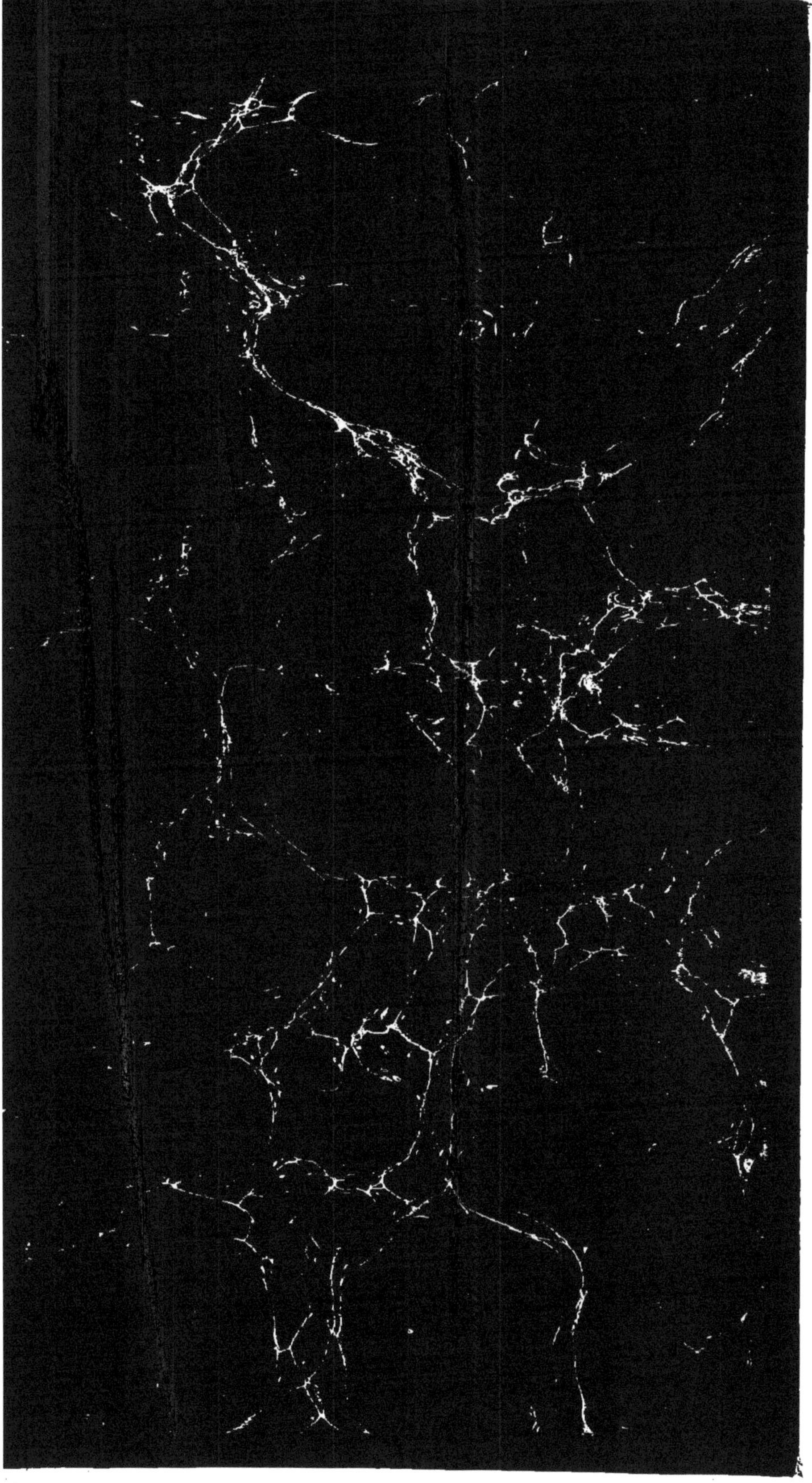

BIBLIOTHEQUE NATIONALE DE FRANCE
3 7531 03988276 7

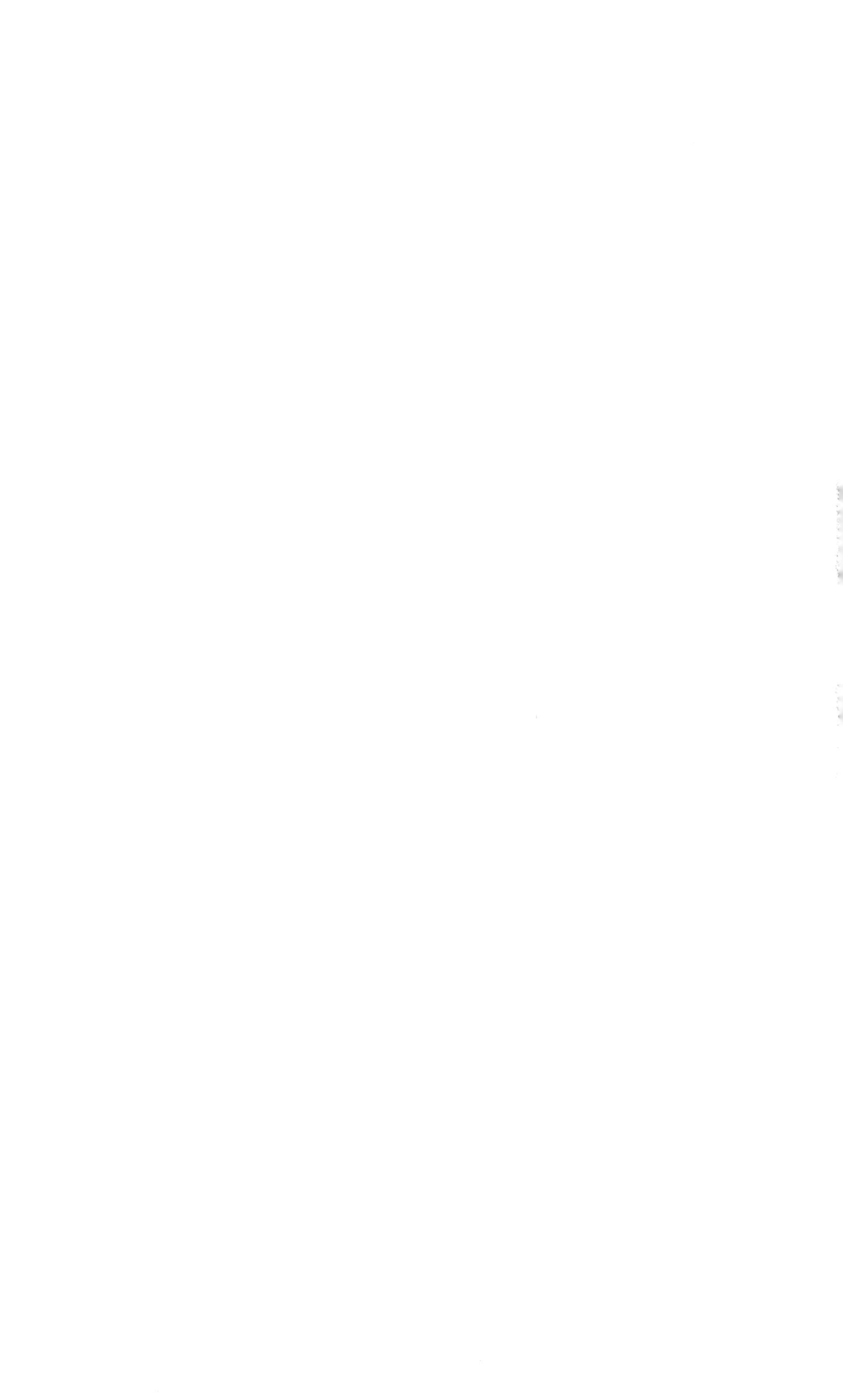

www.ingramcontent.com/pod-product-compliance
Ingram Content Group UK Ltd.
Pitfield, Milton Keynes, MK11 3LW, UK
UKHW022318190726
13856UKWH00001B/72

9 782011 922038